AF391150

Leçons d'histoire
de
la pensée médicale

OUVRAGES DE PHILIPPE MEYER

Physiologie humaine, Flammarion, 1977, 2ᵉ éd., 1982.
Hypertension artérielle, Flammarion, 1978 (traduction anglaise, italienne, japonaise).
L'homme et le sel, Fayard, 1982. Prix MEDEC de l'Humanisme médical.
La révolution des médicaments : mythes et réalités, Fayard, 1984 (traduction espagnole).
Le mythe de jouvence, Odile Jacob, 1987.
Sommeils indiscrets, Olivier Orban, 1990.
L'irresponsabilité médicale, Grasset, 1993.
L'illusion nécessaire. Biophilosophie I, Plon/Flammarion, 1995.
Art du sommeil, avec S. de Sivry, Les Empêcheurs de penser en rond, 1995.

Philippe MEYER et Patrick TRIADOU

Leçons d'histoire
de
la pensée médicale

Sciences humaines
et sociales en médecine

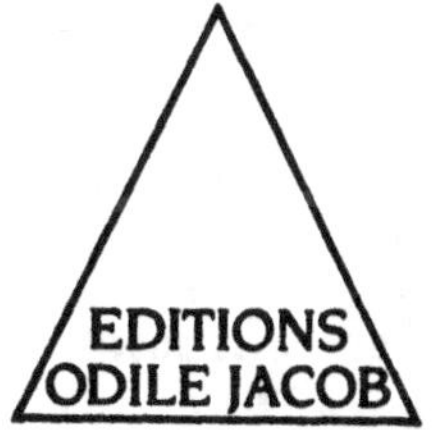

« La science moderne ne fait place que de mauvais gré à l'histoire des idées scientifiques. »

Gaston Bachelard

« Je sais que la plupart des découvertes scientifiques peuvent s'énoncer en quelques mots et que leur démonstration ne réclame qu'un petit nombre d'expériences décisives. Mais si l'on cherche à se rendre compte de leur origine, si l'on suit avec rigueur leur développement, on est frappé de la lenteur avec laquelle ces découvertes ont pris naissance. On peut dès lors adopter dans leur exposition deux méthodes différentes : l'une qui consiste à énoncer la loi et à la démontrer promptement dans son expression présente sans s'inquiéter de la manière dont elle s'est fait jour ; l'autre, plus historique, rappelle les efforts individuels des principaux inventeurs, adopte de préférence les termes mêmes dont ils se sont servis, indique leurs procédés toujours simples, et essaie de reporter par la pensée l'auditeur à l'époque où la découverte a eu lieu. La première méthode voit avant tout le fait, la loi, son utilité pratique. Elle masque aux yeux des jeunes gens la marche lente et progressive de l'esprit humain. Elle les habitue aux révolutions subites de la pensée et à une admiration sans vérité de certains hommes et de certains actes. La seconde méthode illumine l'intelligence. Elle l'élargit, la cultive, la rend apte à produire par elle-même, la façonne à la manière des inventeurs. Elle montre que rien de durable ne se fait sans beaucoup d'efforts. Elle donne à l'esprit des habitudes de modestie, invite la jeunesse au respect de l'autorité et des traditions. »

Louis Pasteur

Avant-propos

L'histoire de la médecine n'est pas seulement une présentation des médecins et des hommes de science, et une description des événements concernant l'amélioration de la santé. C'est aussi la perception du mécanisme du progrès et l'évaluation correcte de ses conséquences sur la vie humaine.

Une réflexion sur l'événement biologique et médical a plus de poids qu'une description factuelle, fût-elle précise et intransigeante.

C'est à cet exercice que les auteurs se sont livrés, sans en méconnaître les difficultés, dans le cadre de leur enseignement des Sciences humaines et sociales à la faculté de médecine Necker-Enfants malades (Université Paris-V). Ce manuel d'histoire de la médecine leur a paru indispensable, en période de croissance exponentielle de la science, pour comprendre pleinement le sens d'un progrès biologique ou d'une nouvelle découverte médicale tout en les situant dans la continuité du développement de la pensée humaine.

Le contenu de ce manuel reflète un enseignement voulu attrayant par un mélange de réflexions épistémologiques et de portraits médicaux, par la relation d'avancées scientifiques récentes qui sont insuffisamment traitées dans les livres d'histoire de la médecine, et par un petit nombre de références.

Nous remercions Geneviève Joublin de nous avoir aidés à mettre au point le manuscrit.

Philippe Meyer a écrit la première partie ; les chapitres I, II, VII de la troisième partie et la quatrième partie. Patrick Triadou a écrit la deuxième partie et les chapitres III, IV, V et VI de la troisième partie.

Introduction

Les réussites de la biologie et de la médecine sont volontiers présentées comme des chevauchées rectilignes et solitaires. Et ceux qui ont écrit l'histoire de la médecine l'ont souvent conçue comme une histoire *quantitative*, un empilement de talents individuels. L'Histoire se résumant alors aux biographies des médecins célèbres. Selon cette approche, le progrès médical est une fonction numérique, un produit des cerveaux et des moyens mis à leur disposition à des fins de découverte, la santé dépendant, en somme, de bataillons de chercheurs bien équipés pour qui tout est possible. Il n'est pas beaucoup de chercheurs biologistes et de médecins à s'exprimer autrement aujourd'hui, quelle que soit leur nationalité. Ce qui n'est d'ailleurs pas trop surprenant en raison de la puissance de la médecine contemporaine, de la brillance de la cohorte de savants dans une civilisation occidentale nostalgique de rêves prométhéens, anthropomorphe, anthropocentrique et simplificatrice.

En réalité, les découvertes qui font progresser la médecine procèdent exceptionnellement d'une seule idée et d'un seul homme. L'histoire de la médecine fourmille d'incongruités, de caprices, d'explosions et de soumissions à des circonstances de toutes sortes, qui légitiment des interrogations, une réécriture critique, et de la prudence dans les commentaires. A-t-on assez réfléchi à la pluralité des Hippocrates ou à celle des découvreurs de la circulation du sang du XIIIe au XVIIe siècle, d'Ibn Nafis à William Harvey, à l'influence de Magendie sur Claude Bernard, ou à la triple découverte de la Pénicilline, par Duchesne (élève de Roux) en 1897, par Flemming en 1929 et par Chain et Florey en 1940 ? Il ne peut être question de réfuter des influences individuelles, souvent fortes, parfois proches d'intuitions géniales, qui ont été décisives dans l'avancement des sciences médicales, mais il faut faire la part juste des collaborations, des modes et des conditions extérieures dans la genèse des changements conceptuels qui aboutirent aux découvertes.

Selon une expression en vogue aujourd'hui chez les historiens des sciences, l'histoire de la médecine est à la fois « internaliste » et « externaliste ». Les premiers traités d'histoire de la médecine – l'*Histoire de la médecine* de Daniel Leclerc (1696), le *Dictionnaire historique de la médecine ancienne et moderne* de Nicolas Eloy (1778), le *Dictionnaire de médecine de l'Encyclopédie méthodique* (1787-1830) ou le *Dictionnaire de médecine* de Panckoucke (1812-1822) – sont des catalogues de progrès, des hagiographies de tous ceux qui surent percer les secrets de la nature, bref des livres écrits pour satisfaire des médecins et leur ego. Il n'y est guère fait place aux incertitudes, aux dépendances fortuites et imposées de l'extérieur. La médecine est autonome, les chaires d'histoire de la médecine aussi, leurs titulaires sont plus médecins qu'historiens. En 1865, Claude Bernard, pourtant ouvert à toutes les sciences, fait bien peu de cas des contemplations nostalgiques du passé : « Il n'y a aucune espèce de raison d'aller chercher un accroissement de la science moderne dans les connaissances des Anciens. Leurs théories, nécessairement fausses puisqu'elles ne renferment pas les faits découverts depuis, ne sauraient avoir aucun profit réel pour les sciences actuelles. » Son contemporain, Charles Daremberg, avait pourtant publié, en 1851, son *Corpus Medicorum Græcorum* ; il se disait tout à la fois médecin, historien et philologue. La vocation de l'histoire de la médecine est clairement précisée dans son enseignement, le premier en France en la matière : « L'histoire de la médecine est la démonstration, siècle par siècle, de l'impuissance des théories et de la puissance des faits, de l'inanité de systèmes *a priori*, et de l'action aussi bienfaisante qu'irrésistible, quoique lente, de la méthode d'observation et de la méthode expérimentale dans l'établissement des lois de la pathologie et de la thérapeutique générale. » L'histoire de la médecine lui apparaît comme le produit d'une dynamique interne, scientifique, et d'une pression externe, fruit de circonstances. La médecine est, selon l'expression de Carl Havelange, professeur d'histoire de la médecine à l'université de Liège, « un miroir de la culture et l'expression privilégiée du social : comprendre comment s'établit collectivement la lutte contre la maladie, n'est-ce pas en effet comprendre aussi comment la société envisage à la fois son organisation et sa pérennité ? ». L'histoire de la pensée médicale est largement ouverte sur la sociologie, l'anthropologie, l'histoire générale et également sur la biologie la plus fondamentale, facteur moteur et limitant du progrès.

L'histoire de la médecine ne peut être écrite sans admettre une part d'indétermination liée aux destins individuels de ceux qui l'ont forgée et aux fluctuations des environnements. C'est la voie qui a été choisie dans ce manuel. De cette analyse épistémologique dépendent des enjeux importants. Tout chercheur se doit de connaître l'histoire de la science qui précède son action : celle-ci bénéficie, consciemment ou non, des stratégies de succès et d'erreur du passé. Tout chercheur doit apprendre que l'abondance du travail et la puissance d'analyse, si présentes dans le réductionnisme contemporain, sont nécessaires, mais insuffisantes lorsqu'elles ne conduisent pas à une hypothèse réfléchie. Tout médecin, également, sera aidé dans sa pratique clinique en connaissant l'origine du geste qu'il entend accomplir. L'histoire enseigne prudence et modestie, deux qualités essentielles à une époque où l'efficacité et le triomphalisme médical exposent au risque de déshumanisation de la médecine. Enfin les administrateurs de la recherche feraient bien de connaître les matériaux qui servirent à la construction du navire dont ils ont pris la barre ; leurs plans sont généralement élaborés dans une atmosphère fermée qui nuit à l'imagination, donc au succès. Tous devraient, selon T.S. Kuhn, apprendre à devenir « des historiens des sciences qui ont éprouvé des difficultés croissantes à remplir les fonctions que leur assigne [le] concept de développement par accumulation ».

Sur la figure, sont représentées diverses modalités schématiques de développement du progrès médical, ou plus précisément du progrès des connaissances biologiques et médicales (P) en fonction du temps (t).

La variante (A) correspond à la progression linéaire qui vient précisément d'être dénoncée ; mais si son improbabilité est réelle

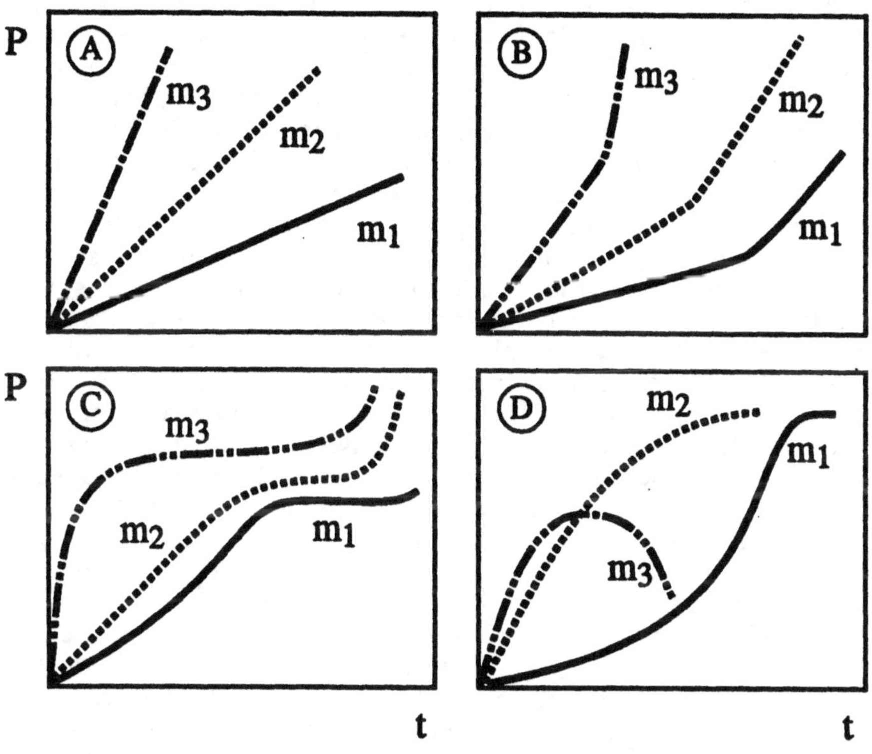

Figure

(A) Progression linéaire fonction directe de l'abondance des moyens de recherches en hommes et en matériel ($m_1 < m_2 < m_3$).

(B) Progressions d'abord linéaires, suivies de progressions exponentielles dues à une accélération de la vitesse de progrès par le progrès lui-même.

(C) Cinétique de progrès irréductible à des lois mathématiques.

(D) Exemples de cinétiques perverses : En m_2, malgré des moyens plus élevés, l'efficacité est la même qu'en m_1. En m_3, la progression est négative.

pour l'histoire de la médecine dans sa globalité, elle peut être constatée de manière isolée dans certains chapitres et quelques spécialités.

La forme (B) est une progression linéaire que le succès fait virer en exponentielle. De telles éventualités concernent de nos jours des domaines fortement instrumentalisés. La génétique moléculaire, premier exemple, où l'informatisation du séquençage des bases azotées et les procédés d'amplification de l'ADN (l'acide désoxyribonucléique, molécule transférant les caractères héréditaires) ont permis de répertorier l'essentiel des gènes humains avant les prévisions les plus optimistes. La cardiologie est une spécialité qui progresse à ces rythmes grâce à une pléiade d'instruments qui observent, mesurent et traitent l'athérome des artères du cœur, ou qui évaluent le retentissement hémodynamique de la pathologie des valves cardiaques ; grâce à l'informatique, qui permet d'ajuster avec précision la dose des médicaments correcteurs du rythme et de la force du cœur. Mais, considérée dans son ensemble, la science médicale ne progresse pas de manière linéaire, elle n'est pas fonction mathématique du premier degré, produit de cerveaux brillants de plus en plus nombreux et de procédés d'investigation de plus en plus performants. Elle s'élève avec des discontinuités, des brisures imprévisibles, des changements de cap et de vitesse. L'ensemble est chaotique, avec des accélérations et des pauses, des abandons conceptuels et des reprises insolites.

Le modèle (C) de la figure, de loin le plus fréquent, correspond à cette avance imprévisible dont on trouvera maints exemples dans les chapitres suivants. La non-linéarité est telle, en matière de recherche médicale, que (C) peut devenir (D) avec deux caractéristiques : l'effet maximal reste constant et une productivité négative peut conclure une évolution souhaitée positive par une augmentation de moyens. Un exemple de stagnation de la productivité est donné par l'histoire de la thérapeutique antihypertensive : dans les années 1960, la recherche industrielle aboutit à la production de diurétiques et de médicaments sympatholytiques (qui s'opposent aux effets du système nerveux sympathique) ; tous deux abaissent avec efficacité la tension artérielle, mais leurs effets ne sont guère additifs ; tous deux, surtout, ont le même effet à terme, ils préviennent la fréquence et la gravité des hémorragies cérébrales (par l'abaissement tensionnel) mais n'améliorent aucunement la deuxième grande complication de l'hypertension, l'atteinte des artères coronaires et leur terme ultime, l'infarctus du myocarde. L'une des deux classes thérapeutiques aurait été suffisante, selon les analyses rétrospectives. Une vingtaine d'années sera nécessaire pour comprendre cette erreur d'interprétation et de contre-productivité ; il faudra pour cela découvrir de nouvelles molécules thérapeutiques.

Revenons à la courbe (C), la plus représentative du progrès médical, où l'irrégularité et l'imprévisibilité occultent tout effet franc des moyens et relèvent d'un processus multifactoriel, associant de façon inégale événements sociaux et capacités individuelles.

Des circonstances extérieures ont eu une influence particulièrement nette sur l'histoire de la médecine. Des *circonstances philosophiques et religieuses* qui aboutirent, entre autres, à l'épanouissement de la médecine hippocratique à partir d'une philosophie milésienne, laïque, naturelle et matérialiste, et d'une médecine imaginative au sein de l'islam tolérant du Moyen Âge, ou inversement à l'acceptation d'une circulation sanguine délirante – et ce pendant quinze siècles – parce qu'elle avait reçu l'approbation de l'Église. Des *circonstances politiques* ont conduit aux absurdités génétiques du communisme et du nazisme ; d'autres, heureuses, amenèrent par exemple le gouvernement français en 1958 à écouter Monod et lancer un programme de recherche en biologie moléculaire. La France avait alors un retard considérable sur les États-Unis : Morgan avait conçu sa théorie du gène en 1936, la Sorbonne créa sa première chaire sur l'hérédité en 1945. Le plaidoyer de J. Monod et de B. Ephrussi en 1958, écouté par la Fondation Rockefeller et par le gouvernement français, contribua pour une large part à l'essor de la génétique contemporaine. Des *circonstances purement fortuites* aboutirent à une concentration de moyens : Jacques Monod était biochimiste, François Jacob et André Lwoff, généticiens ; la convergence de ces talents a contribué à la splendide découverte des gènes régulateurs. À cet égard, les concentrations scientifiques sur campus (Cambridge au Royaume-Uni, Bethesda aux États-Unis, Instituts Pasteur) ont donné maintes preuves d'efficacité. En bref, la recherche progresse à l'aide de catalyses extérieures – liberté de penser et démocratie, intéressements public et privé, argent et volontés politiques – qui sont éminemment changeantes.

Mais le désordre de la croissance de la recherche s'explique aussi, et ce pour une grande part, par la complexité des séquences cognitives qui se déroulent dans les cerveaux des chercheurs, avec successivement : observation, vérification, imagination, vérification, et éventuellement application. Que l'ordre de ces activités mentales soit inversé ou que la séquence s'interrompe en un point, et la recherche devient improductive ! Que la puissance d'imagination soit affaiblie et l'idée de découverte disparaît. Les aléas de l'organisation neuronale individuelle sont des éléments d'imprévisibilité encore plus forts que les circonstances extérieures.

La recherche biomédicale procède d'abord, en effet, d'une stéréotypie empirique où les phénomènes naturels et leur observation priment sur l'hypothèse qui peut en découler pour accéder à un nouveau concept. L'idée est exceptionnellement première, contrairement à ce qui a pu se produire en physique. L'observation est à l'avant-garde de la médecine hippocratique. Elle a été reprise par l'école anatomoclinique de Paris à la fin du XVIIIe siècle, et en particulier par Corvisart, puis au siècle suivant par Magendie et Claude Bernard dans la méthode expérimentale. Elle est encore à la base de la médecine moléculaire contemporaine, aidée par une instrumentation de plus en plus performante. La première étape de la recherche, et peut-être de la découverte en médecine, consiste donc à repérer une caractéristique, une propriété, jusque-là méconnue du Vivant sain ou pathologique.

L'étape de l'observation n'est simple qu'en apparence. De nombreux phénomènes sont laissés pour compte, plongés dans les oubliettes de l'exploration du monde vivant. Ils n'ont pas eu l'éclat nécessaire pour capter l'œil du chercheur ou ils sont trop étrangers aux schèmes en vigueur. La vitesse d'individualisation de caractéristiques inédites a été considérablement amplifiée par la technologie de la science moderne et nombre de phénomènes, isolés mais non identifiés, ne serait-ce que faute de temps nécessaire pour appréhender leur masse, risquent d'être abandonnés sur le bord du chemin.

En somme, la réussite de l'observation, temps inaugural de la découverte, est fragilisée par le chatoiement du monde vivant, l'attirance du chercheur pour un phénomène prometteur et éloquent, et par la synchronisation des processus cognitifs du monde de la recherche et des procédés exploratoires. Les circonstances d'un rendement optimum ne se décrètent pas, on peut simplement essayer de les favoriser.

L'observation phénoménologique conduit à la découverte lorsqu'elle donne lieu à la construction d'un nouveau système de représentation du Vivant, même si la fraction concernée est de minime importance. De l'imagination et de la raison de l'observateur naît un concept original, qui ne devient un nouveau *paradigme* (selon l'épistémologue T.S. Kuhn) que lorsque la nouvelle vision du Vivant exploré satisfait la communauté scientifique parce qu'elle améliore le niveau de connaissance que l'on peut en avoir. La découverte peut se définir comme étant le remplacement d'un paradigme par un autre et l'ontologie de la découverte se conclut par la vérification de l'adéquation du nouveau concept au réel, vérification qui se doit universellement admise. « Le modèle scientifique, écrit J.-P. Changeux dans *Raison et Plaisir*, se veut représentation unique, cohérente, efficace et universelle d'un objet ou d'un processus naturel, validable par expérience et éventuellement révisable. »

Il est temps de se débarrasser du cliché communément admis du scientifique ratissant le fouillis naturel avec méticulosité et avec la tristesse que procure la répétition d'un geste plus souvent vain que glorieux. Seule l'observation première peut être monotone. Toute découverte scientifique exige au contraire l'imagination passionnée et poétique d'une construction encore inconnue. « L'imagination, selon Max Perutz [*in La Science est-elle nécessaire ?*], est à la source de la création artistique et scientifique – ce qui en fait une même culture, plutôt que deux –, mais tandis que l'artiste n'est limité que par les barrières que lui-même et la culture de l'époque lui imposent, le scientifique est soumis à la surveillance continuelle de la nature et de ses collègues. » Si Newton, Einstein, Claude Bernard ou Pasteur n'avaient pas existé, les théories de la gravitation universelle et de la relativité, la fonction glycogénique du foie et les vaccinations auraient été acquises par d'autres savants. Mais avec des démarches et des formulations différentes, car les pensées et les hypothèses sont évidemment assemblées par des cerveaux dissemblables et parce que les lois scientifiques ne sont que des approximations plus ou moins précises du réel par l'intelligence humaine. En biologie surtout, mais dans les autres sciences aussi, la réponse ne peut pas être celle que la question permettait d'attendre.

L'histoire de la découverte des activités des cellules endothéliales des artères, de ces cellules qui tapissent leur face interne, est assez caractéristique de la difficulté de la mise en place d'un paradigme neuf et des différences de comportement des scientifiques qui s'intéressent à ce développement. En 1914, un pharmacologue britannique de renom, Henry Dale, observe que la réponse d'une artère de chien exposée à l'acétylcholine est biphasique, contraction suivie d'un relâchement. À cette époque, les cellules endothéliales, c'est-à-dire le revêtement intérieur des artères, étaient considérées comme des éléments n'ayant qu'une fonction passive de filtration permettant aux molécules de petite taille de quitter le secteur vasculaire et s'opposant à la sortie des molécules de grande taille. Dale ne s'est pas souvenu du principe de Bichat, alors déjà vieux d'un siècle, qui veut que la fonction d'un organe dépende de la moyenne des fonctions des divers tissus qui le composent. La pensée scientifique n'était pas mûre pour l'acceptation d'un nouveau paradigme. Il fallut attendre soixante-douze ans pour rediscuter du rôle de l'endothélium. Furchgott découvrit enfin, aux États-Unis, que le relâchement de l'acétylcholine ne survient que si les cellules endothéliales sont intactes, suggérant ainsi que ces dernières sont des éléments actifs sécrétant une substance ayant une activité relâchante. Les expériences de Furchgott, conduites avec diverses molécules, toutes concordantes, furent convaincantes.

Un changement de paradigme exige que la nouvelle hypothèse s'impose par une démonstration sans faille. Une confirmation absolue fut apportée par la caractérisation chimique des produits de sécrétion de l'endothélium. Furchgott et Ignaro en 1986, Moncada en 1987, démontrèrent que la sécrétion dilatant les muscles artériels de voisinage est un gaz, le monoxyde d'azote. Masaka en 1988, isolant un polypeptide constricteur, l'*endothéline*, également sécrété par la cellule endothéliale, acheva la révolution de la physiologie circulatoire, la plus grande peut-être depuis Harvey.

Entre ses révolutions, éloignées les unes des autres, la science ne s'arrête pas, l'observation se poursuit. Kuhn dit que la science reprend sa *normalité*, une activité de vérification, de copie et d'observation. Vérification, parce que la prise de conscience de la fragilité des hypothèses conduit au doute systématique, voire à la suspicion. Copie, parce que le nombre de combinaisons expérimentales prouvant l'hypothèse en question est limité et parce que la méfiance entraîne nécessairement des duplications. « C'est à des opérations de nettoyage, conclut Kuhn, que se consacrent la plupart des scientifiques durant toute leur carrière. Elles constituent ce que j'appelle ici la science *normale* qui, lorsqu'on l'examine de près, soit historiquement, soit dans le cadre du laboratoire contemporain, semble être une tentative pour forcer la nature à se couler dans la boîte préformée et inflexible que fournit le paradigme. La science *normale* n'a jamais pour but de mettre en lumière des phénomènes d'un genre nouveau ; ceux qui ne cadrent pas avec la boîte passent même souvent inaperçus. Les scientifiques n'ont pas non plus pour but, normalement, d'inventer de nouvelles théories, et ils sont souvent intolérants envers celles qu'inventent les autres. Au contraire, la recherche de la science normale est dirigée vers l'articulation des phénomènes et théories que le paradigme fournit. »

Ainsi, à la difficulté du discernement phénoménologique, à la complexité des assemblages de concepts et à la subjectivité inhérente à leur essence, s'ajoute un troisième obstacle à la découverte. Celui engendré par la « post-crise » des paradigmes, par le retour à une normalité de la science, dominée par la nécessité de la copie. Rares seront les occasions de nouvelles découvertes puisque l'observation suit les routes tracées par l'acquisition du paradigme précédemment acquis.

Si remarquablement puissante soit-elle, l'intelligence humaine a des limites irréductibles. Elle explore les mondes vivant et inorganique jusqu'à des détails de plus en plus fins mais ne parvient pas à une compréhension complète de leurs phénomènes. On sait beaucoup sur le Big Bang, sur l'origine de l'espèce humaine, sur la formation des premières protéines et les galaxies qui entourent la nôtre, mais nos connaissances reposent autant sur des théories que sur des faits. Bref, le cerveau humain projette ses conceptions sur une Nature qui se prête mal à un décryptage complet. Les caprices de l'histoire des sciences en général, de la médecine et des sciences médicales particulièrement, proviennent en grande part des réajustements de l'imagination humaine à la réalité.

Les scientifiques ont appris depuis longtemps à être modestes. Mais, encouragés par leurs victoires passées et les gains de capacité que donnent les progrès de la connaissance située en amont de leur domaine d'intérêt et les techniques mises à leur disposition, ils ne se débarrassent pas facilement de leur triomphalisme. Les erreurs sont vite oubliées, les spéculations obsolètes ne figurent pas dans les livres d'histoire. L'approche moléculaire de la médecine de la fin du XXe siècle ne porte-t-elle pas en germe le triomphe de la génétique et de la cancérologie ?

La science, de Laplace et Claude Bernard à Einstein ou Monod, s'accommode fort bien du déterminisme, doctrine selon laquelle, explique Popper, « l'état de tout système physique clos à tout instant futur du temps peut être prédit, même de l'intérieur du système, avec n'importe quel degré de précision stipulé, en déduisant la prédiction de théories, en conjonction avec des conditions initiales dont le degré requis de précision peut toujours être calculé dès lors que le projet de prédiction est donné ».

L'ordre du monde des philosophes, régi par des lois naturelles dont la connaissance permet de déduire le futur à partir du présent et du passé, a été accepté et est toujours accepté par la plupart des scientifiques. Il est conçu en termes physico-chimiques, les phénomènes organiques consistant en des enchaînements d'événements moléculaires accomplis dans des directions déterminées. La connaissance de l'un d'eux, *a fortiori* de plusieurs d'entre eux, permet de prévoir ceux qui suivent. Il n'y a donc aucune impossibilité théorique à ce que la science vienne à bout des mystères naturels. Le Vivant, façonné par des lois à l'instar de la mécanique, de l'électricité, du magnétisme ou de l'optique, est accessible à l'investigation. Kant allait jusqu'à prétendre qu'une connaissance psychologique complète devait permettre de pouvoir « calculer la conduite future d'un homme avec autant de certitude qu'une éclipse de lune ou de soleil ». Des neurobiologistes contemporains ne s'expriment pas différemment. Le déterminisme satisfait bien évidemment l'appétit triomphaliste et le positivisme de la science, son ambition de façonner, à la manière de Laplace, un Démon doué d'une connaissance infinie. Son corollaire est que l'exploration du Vivant, sans en méconnaître la complexité, peut s'accomplir selon une stratégie parfois monotone mais confiante. Et dans cette hypothèse, l'histoire des sciences biologiques et médicales ne serait qu'une somme de découvertes attendues et d'une certaine manière stéréotypées. Les zigzags du progrès médical, auxquels il a été précédemment fait allusion, procéderaient d'une inaptitude temporaire à lire les lois de la nature plus que d'une inaptitude fondamentale à les découvrir.

Depuis quelques années, pourtant, principalement à la suite d'interrogations émanant de physiciens et de quelques chimistes, le caractère approximatif de la découverte scientifique s'affirme de plus en plus. Il manque quelque chose pour affirmer l'intangibilité de certaines lois et théories. Celles-ci paraissent concerner davantage des valeurs moyennes que des valeurs expérimentales individuelles. La physique quantique est une physique de probabilité, personne ne le conteste, mais il est d'autres exemples d'incertitude dans la physique d'Einstein et même dans la physique newtonienne. Après l'observation des phénomènes et l'acquisition d'une certitude de leur existence, la science consiste à expliquer présence et enchaînement des faits par une théorie dont la cohérence est testée à son tour. Les théories apparaissent comme des stratégies recherchant la vérité. Ce ne sont pas des manœuvres parfaites qui obtiennent une représentation complète de tous les aspects du monde réel, même si elles sont très réussies et même si elles semblent donner d'excellentes appréciations de la réalité. La théorie de Newton, sa loi de l'inertie et sa loi de la pesanteur, sont peut-être vraies, mais elles peuvent aussi n'être que très approximativement vraies. « Il se peut que le monde corresponde à ce qu'en dit la théorie », écrit Popper.

Le caractère approximatif de la connaissance scientifique s'est avéré particulièrement net dans le domaine des sciences de la vie, ce qui explique que le nombre de théories fausses y ait été très élevé et que les hypothèses présentement acceptées y soient fragiles. L'indéterminisme du monde vivant est secondaire à la multiplicité des structures, des fonctions de régulation, et à l'interaction permanente de l'inné et de l'environnement qui font du Vivant un système typiquement ouvert. Cette complexité est maximale dans les neurosciences qui visent à comprendre le fonctionnement cérébral. Elle laisse place à l'événement fortuit, au hasard, et rend difficile une prédiction du développement du Savoir.

La médecine moléculaire offre de nombreux exemples d'indéterminations issues du progrès technique et instrumental. Ainsi, l'endocrinologie a été conçue comme une discipline faite de trois éléments séquentiels, glande endocrine ou tissu qui produit l'hormone, cheminement dans la circulation sanguine, et action sur un récepteur situé dans un organe cible, ce qui induit une rupture d'équilibre fonctionnel, un effet hormonal. Or, il apparaît aujourd'hui que la plupart des hormones peptidiques et des transmetteurs du système nerveux interagissent avec plusieurs classes et même sous-classes de récepteurs responsables de fractions spécifiques de l'effet hormonal. La physiologie et la pathologie endocriniennes conçues sur l'existence d'un récepteur unique et initiant la globalité de la réponse hormonale vont nécessairement changer de visage, d'autant plus que le nombre de sous-classes de récepteurs, aux fonctions encore indéterminées, ne cesse d'augmenter.

En bref, le Vivant est, pour reprendre une expression du philosophe Karl Popper, largement « irrésolu ». Irrésolution qui compte naturellement très fort parmi les causes de fluctuation et d'hésitation de la pensée médicale.

Une histoire de la pensée médicale est avant tout concernée par la mise en place de nouveaux concepts et par les différentes conditions scientifiques, philosophiques, sociales et religieuses qui ont permis l'éclosion de nouveaux paradigmes. Les phases de médecine inter-critique, de médecine *normale* peuvent être laissées dans l'ombre pour la clarté de l'exposé, même si elles furent animées par des esprits de qualité et même si elles ont contribué, par la perception de détails inexpressifs, à la confection du terreau qui permet le changement. L'histoire des hommes qui ont contribué au progrès médical fait donc place ici à une histoire des étapes du progrès. Ni les intuitions fulgurantes, ni les déductions géniales ne peuvent pour autant être négligées mais la vérité s'impose : l'histoire de la médecine procède largement de coups de dés, de volte-face, et de soumission passive à des idées portées par des vents inattendus. Les découvertes doivent être remises dans leur temps sans crainte de leur porter ombrage par la constatation de certaines soumissions. Une ontogenèse du progrès médical doit porter la marque de son irrésolution. Son écriture ne saurait être destinée à satisfaire seulement la fierté des corporations médicales. La vérité historique véhicule des messages d'assistance, des leçons pour l'avenir et il est heureux que depuis peu (1994) l'enseignement de l'histoire de la médecine soit devenu obligatoire dans les premières années des études médicales françaises.

La connaissance des circonstances d'une découverte est un facteur appréciable de pondération de la pratique médicale : connaître les raisons d'une efficacité thérapeutique et savoir dans quel contexte elles ont été trouvées aide à en poser les indications. Admettre que la reconnaissance de cette efficacité puisse avoir été initialement incertaine, délicate, représente une aide à la prise de conscience de certaines limites de la médecine. L'apprentissage de l'évolution de la pensée médicale constitue donc un procédé d'atténuation de la brutalité d'une médecine dominée par la technologie.

L'histoire de la pensée médicale a une profonde valeur éthique. Dès qu'ils réalisèrent qu'ils œuvraient dans le cadre d'une discipline devenue science à part entière, conscients du péril éthique que fait courir chaque progrès scientifique, les biologistes et médecins du XIXe siècle ont prôné l'histoire de la médecine comme référence permettant d'évaluer les errances morales. Ce fut, entre autres, le cas de Claude Bernard, d'Auguste Comte (dans son *Cours de Philosophie positive*) et de Pasteur. Ce dernier a écrit que « les grandes découvertes introduisent dans le corps social tout entier l'esprit philosophique ou scientifique, cet esprit de discernement qui soumet tout à une raison sévère, condamne l'ignorance, dissipe les préjugés et les erreurs » (*OC*, tome VII, p. 216).

La connaissance des conditions positives, et aussi négatives, d'une découverte est une grande aide pour prévoir sa potentialité de progrès et de destruction.

Le dernier intérêt d'une histoire de la médecine, et non des moindres, est de tenter de prévoir des stratégies de recherche d'avenir à partir d'une analyse du passé. L'histoire de la médecine a montré que le progrès des connaissances a été largement acquis sans véritable programme, sans prévision réelle, que le ronronnement d'une période de science normale, dans la terminologie de Kuhn, mène à des paradigmes totalement inédits, et que les conditions favorables à l'éclosion d'une imagination créatrice ne sont pas connues. En d'autres termes, cette histoire traduit ce que nous avons désigné comme une recherche irrésolue, non programmable. C'est ce fait, et non un inexplicable besoin de se placer au-dessus des lois, qui explique pourquoi les chercheurs prétendent à la liberté du choix des thématiques de recherche et pourquoi les actions sectorielles programmées n'aboutissent qu'inconstamment à une franche réussite.

RÉFÉRENCES

T. S. Kuhn, *La structure des révolutions scientifiques*, Paris, Flammarion, 1983.
K. Popper, *L'Univers irrésolu*, Paris, Hermann, 1984.

LA FORMATION
D'UNE SCIENCE MÉDICALE

Chapitre I

Le paradigme hippocratique

Dans les premières civilisations de l'Occident, santé et maladies sont voulues par des dieux ; la pensée médicale est pratiquement nulle, laissant place à des rites religieux et incantatoires. La philosophie ionienne, au Vᵉ siècle av. J.-C., a changé drastiquement cette situation en prétendant qu'une connaissance absolue de l'univers est à la portée du cerveau humain.

L'école médicale d'Hippocrate est un produit de cette philosophie matérialiste, naturelle et laïque. Elle entend reconnaître et classer des signes cliniques à des fins diagnostiques et pronostiques et faire la part de la constitution et de l'environnement dans les différences individuelles. L'homme est devenu sujet d'intérêt à part entière. Son esprit mérite le même respect que son corps. La médecine hippocratique se veut scientifique et éthique et appartient aux philosophies humanitaires.

A. Une médecine incantatoire

Les débuts de la médecine se confondent sans doute avec ceux de *Homo sapiens* (– 100 000 av. J.-C.) et peut-être même avec ceux de ses lointains ancêtres *erectus* et *habilis* lorsque le cerveau acquit la capacité de prendre conscience de la condition humaine. Mais la médecine ne s'individualise réellement qu'à l'époque néolithique (10000 à 4000 av. J.-C.), la concentration des populations dans des villes et la découverte des premières écritures permirent alors de confronter des balbutiements cliniques et thérapeutiques.

L'efficacité dérisoire de cette médecine conduisit naturellement les hommes, bien que devenus deux fois *sapiens*, à se tourner vers les créatures surnaturelles, supracélestes et cosmiques, qui régissent le monde et le destin des êtres. L'imploration des dieux complète une pratique médicale limitée à quelques gestes réglementés mais inopérants.

1. Seuls les dieux guérissent

L'alignement des fragments d'os cassés est pratiqué dans le Néolithique, des règles de réduction de fractures sont indiquées sur le papyrus Edwin Smith qui date du début de l'ancien Empire égyptien (3000 av. J.-C.), de nombreuses plantes médicinales sont inventoriées sur les tablettes d'argile de Babylone (2000 av. J.-C.), une tradition obstétricale s'est établie et une nosologie hésitante est apparue. Mais tout ceci ne permet pas de croire réellement en l'efficacité des médecins. Mieux vaut s'attirer la bienveillance des puissants, des dieux que l'on séduit par des prières, des sacrifices et des incantations. Mieux vaut aussi se faire soigner par un médecin qui possède une efficacité exceptionnelle d'origine divine ; se confier à un dieu ou à un demi-dieu, n'est-ce pas se donner une chance supplémentaire ? Le médecin et architecte Imhotep, Premier ministre du pharaon Djeser de la troisième dynastie memphite et architecte de la première pyramide à degrés de Saqqarah (2696 av. J.-C.), fut aussi grand prêtre d'Héliopolis puis divinisé comme descendant du dieu Ptah. Touéris est une déesse à tête d'hippopotame qui préside aux accouchements. Le dieu des Juifs n'est pas en reste : dans le *Pentateuque*, Myriam, sœur de Moïse et complotant contre lui, est frappée de la lèpre, la femme de David, qui ne respecte pas son mari, devient stérile et les Philistins, idolâtres, sont décimés par la peste à laquelle les Hébreux échappent.

Dans la Grèce antique, des dieux peuvent guérir si on les implore correctement : Zeus, bien sûr, tout en haut de la hiérarchie, mais aussi Apollon et l'immortel Chiron, le plus célèbre, le plus sage et le plus savant de tous les centaures, qui enseigne la médecine et pratique la chirurgie sur le mont Pelion en Thessalie. Chiron a élevé Asclépios (Esculape), fils d'Apollon et de Coronis, et lui a enseigné l'art de guérir par la parole, les herbes et le couteau. Sa descendance, qui compte de nombreuses générations dont le grand Hippocrate, se voua à la médecine.

2. Le bric-à-brac médical antique

Pendant plus de trois millénaires, la médecine antique paraît ainsi inorganisée, hasardeuse, impuissante et incantatoire. Hérodote, admirateur de la médecine égyptienne comme tant d'autres voisins, y trouve des médecins qui se considèrent comme des spécialistes et les descendants d'Asclépios auraient créé de véritables centres de santé, mais la pratique médicale est en fait exercée de façon tout à fait hétérogène. Dieux, demi-dieux, guérisseurs, mages, docteurs consultant leurs tablettes et leurs papyrus, bonnes âmes de voisinage, tout le monde s'en mêle avec l'espoir de résultats improbables. La société antique est encombrée de docteurs et de médecine mais la nullité des résultats s'oppose à la naissance d'une véritable profession médicale.

Les Égyptiens connaissent caries dentaires, ostéites, gibbosités, bilharzioses, ankylostomiases, ou tout au moins savent reconnaître les symptômes de ces affections, sans avoir la moindre notion thérapeutique. Les injections pratiquées en gynécologie contre des infections locales et des séquelles d'accouchement, les purgations et autres fumigations aromatiques ont dû être conçues en fonction de quelque expérience mais les résultats durent être assez aléatoires pour que leur composition exacte ne figure pas sur les papyrus médicaux. Sur les argiles babyloniennes, l'énumération des plantes à soi-disant vertu thérapeutique ne contient pas d'indication sur leur emploi. Les thérapeutiques majeures sont l'opium et la belladone mais que penser de l'utilisation de fientes, fiels, amulettes et exorcismes couramment prônée en Mésopotamie et en Égypte ?

Certains historiens se sont interrogés sur l'immobilisme de la médecine égyptienne pendant quelque trois millénaires. La présente description, bien que simple survol, permet de l'imputer à la stratégie fébrile qui a été suivie, dépourvue du moindre souci de vérification expérimentale, et à une croyance intégriste en des divinités. Les médecines assyrienne, égyptienne et juive (celle-là s'étant inspirée de l'une et de l'autre) n'ont pas progressé parce qu'elles n'ont pas quitté un état préscientifique.

B. La médecine ionienne

Cette médecine, figée par sa nature même, s'est constituée en une *techne*, terme grec qui recouvre deux notions encore indissociables à cette époque, l'art et la science. Trois circonstances ont contribué à ce changement : la longue tradition médicale issue d'Asclépios avec l'émergence d'(un) homme(s) exceptionnel(s), Hippocrate ; la pratique du voyage, et le foisonnement de la philosophie ionienne du Ve siècle (av. J.-C.).

1. Les dieux amis des hommes

La mythologie de la Grèce antique, qui fut contemporaine pendant plus d'un millénaire des croyances religieuses assyriennes, juives et égyptiennes, a une spécificité remarquable. Pour tous les peuples des rivages méridionaux de la Méditerranée orientale, les hommes sont soumis à la volonté de leurs dieux. La Mésopotamie ancienne dépend entièrement de Marduk, l'Égypte d'Amon-Rê, dieu suprême, et d'Isis, déesse-mère protectrice. Les populations sont assujetties à des pouvoirs surnaturels détenus par des divinités inassimilables à l'humanité, à de véritables monstres hybrides, avec une tête d'animal et un corps humain ou l'inverse.

Chez les Grecs, particulièrement dans la civilisation ionienne, les dieux, déesses, ou semi-dieux sont aussi nombreux, mais ils sont amis des hommes dont ils ont adopté les comportements et les passions. Homère suggère encore (vers le IXe siècle av. J.-C.) que la peste est répandue par quelque dieu, mais Hermès, fils de Zeus et petit-fils d'Atlas, est ami de tous les Grecs et Héraclès sauve les Thébains. Les statues divines ont retrouvé une morphologie entièrement humaine et les religions sont des émerveillements laïques. À partir du VIIe siècle av. J.-C., les très populaires épopées homériques deviennent la bible des Grecs païens.

2. La philosophie grecque

C'est dans ce contexte de restauration de la personne humaine qu'est née la philosophie grecque. Du VIIIe au VIe siècle av. J.-C., l'Ionie fut le berceau de la Cité grecque, et des méthodes et des valeurs qui caractérisent la pensée occidentale. Les penseurs antérieurs à l'époque athénienne de Socrate et de Platon sont ioniens même lorsqu'ils œuvrent dans d'autres régions. La première école de pensée, qui est installée à Milet, a été créée par trois hommes : Thalès (fin du VIIe au début du VIe siècle av. J.-C.), Anaximandre (610-546 av. J.-C.) et Anaximène (550-480 av. J.-C.). Leur propos est d'observer faits et phénomènes naturels et de comprendre la nature. Ils s'intéressent surtout à la cosmologie mais aussi au monde vivant, aux corps et aux âmes. Ils sont convaincus de parvenir à une connaissance objective du réel. Le problème d'une théorie de la connaissance ne se pose pas pour eux. Leur philosophie consiste d'abord en une passion pour les faits (telle qu'elle ressurgit plus tard aux XVe et XVIe siècles chez un Léonard de Vinci), une *science* qui étudie la façon dont le monde est organisé et composé. Thalès a confectionné un calendrier, sait calculer la hauteur d'une pyramide (en comparant son ombre et la sienne) et la distance d'un bateau en mer et Anaximandre invente le gnomon, une tige qui permet de calculer la hauteur du soleil. Leur philosophie ne comporte aucune place pour des dieu(x) et des religion(s) faisant intervenir un dialogue avec un phénomène surnaturel, un Au-delà immesurable et donc inconcevable. La philosophie grecque à ses débuts est matérialiste, naturelle et laïque.

Au milieu du VIe siècle, l'Ionie est envahie et asservie par les Perses. Ses philosophes émigrent en Sicile et en Italie du Sud, dans la Grande Grèce. Pythagore, Empédocle, Parménide, Zénon s'installent à Crotone, Syracuse, Agrigente, Élée. Pythagore s'éloigne des Milésiens parce qu'il aime s'entourer d'obscurité, croit en l'âme et en un Au-delà mais il reste grec et ionien par une curiosité universelle, par le maniement des mathématiques, de la cosmologie et le respect des éléments naturels, l'eau, l'air, le feu.

Hippocrate naît en 460 av. J.-C. Il est contemporain des sophistes et de Socrate, né en 470. Les deux hommes, Socrate et Hippocrate, atteignent la quarantaine lorsque Empédocle et Anaxagore, partisans d'explications matérielles du monde physique, laissent la place à l'atomisme défendu par Leucippe vers 430 et par Démocrite, plus jeune, né vers 460-450. En d'autres termes, même si Socrate, puis son élève Platon (né en 427) professent une philosophie qui n'est plus celle des phénomènes naturels, mais celle de l'homme, de la conduite humaine, d'un art de vivre moral et du bonheur, même si Socrate et Platon soumettent l'homme à des valeurs d'essence supérieure, la médecine hippocratique ne saurait échapper à une influence de quatre à cinq siècles d'études du cosmos et de la nature. Le *Corpus* résulte en partie de l'addition de textes postérieurs à la mort d'Hippocrate, mais sa base repose sur le sens de l'explication concrète développée en Ionie.

3. Les échanges

La deuxième condition favorable à l'éclosion de la médecine ionienne fut la pratique du voyage, essentielle à l'instruction de soi-même dans la mentalité ionienne. Les Milésiens furent de grands voyageurs. Xénophane de Colophon (né en 575), en près de cent ans de vie, œuvra à Catane, Messine et Syracuse, Pythagore né à Samos (petite île au large de Milet) enseigna à Crotone. Trois siècles plus tôt, Homère, né à Smyrne en Ionie selon Hérodote, a séjourné à Ithaque, Colophon, Cumes et Chio. Un siècle après Xénophane, Hippocrate parcourt les provinces grecques, l'île de Thasos où il séjourne plus de trois ans, les villes de Thrace et de Thessalie au nord de la Grèce, Cyzique sur la côte asiatique de la mer de Marmara et peut-être l'Égypte et la Scythie. Il compare les médecines et constate que « la santé et les maladies, les différents états du corps, sont conçus comme étroitement liés aux conditions générales, climatiques et géo-graphiques, de l'endroit habité ».

Le virage scientifique de la médecine est favorisé par la découverte des talents lointains, la comparaison des expériences individuelles et l'analyse des fluctuations du pathologique sous l'effet de la personnalité humaine et de son milieu. La médecine contemporaine n'a imprimé que des changements quantitatifs : augmentation stupéfiante du volume et mondialisation des échanges médicaux, mais les lignes d'action sont inchangées par rapport aux temps hippocratiques. Les talents scientifiques se développent au contact d'autres talents dans des laboratoires qui ont pour règles l'excellence et l'émulation. Il en est d'ailleurs ainsi pour toutes les activités intellectuelles et artistiques de l'homme.

4. Hippocrate

Hippocrate a eu un destin facilité par son appartenance à une famille aristocratique détentrice d'un pouvoir et d'un savoir dans le domaine médical. Les indications de Platon à ce sujet sont certaines (Hippocrate est mentionné dans *Protagoras* et dans *Phèdre*), celles qui suivirent le sont moins, mais l'histoire d'Hippocrate est finalement assez vraisemblable.

Les Asclépiades prétendaient descendre d'Héraclès et d'Asclépios. À la suite de la guerre de Troie, ils essaimèrent dans trois sites : l'île de Rhodes, l'île dorienne de Cos et Cnide sur le promontoire de l'Asie Mineure. La branche de Rhodes s'éteignit. Les familles de Cos et de Cnide adoptèrent un comportement autocratique, fières de leurs prétendues ascendances et de leur savoir médical d'essence divine transmis de génération en génération. La lignée de Cos aurait joué un rôle politique essentiel lors de la seconde guerre médique.

C'est dans cette glorieuse famille qu'Hippocrate naquit en 460 av. J.-C., et, perpétuant la tradition, enseigna lui-même, dès qu'il fut en âge de le faire, la médecine reçue de ses pères. Son grand-père, déjà nommé Hippocrate, a été son premier maître et son père, Héracléidas, le second. Ses deux fils médecins se nomment Thessalos et Dracon.

La réputation des Hippocrate, et bien sûr celle du grand Hippocrate, vient non seulement de la pratique de la médecine, mais aussi de son enseignement. Des écoles de médecine furent installées à Crotone en Italie du Sud et à Cyrène, colonie grecque de Libye, au VIᵉ siècle, selon Hérodote. À Cos et à Cnide, au siècle suivant. Mais la Cité-État n'organisait pas d'enseignement médical, ne délivrait pas de titres autorisant l'exercice de la médecine. L'enseignement, quoique urbain, restait donc fortement marqué par les structures familiales et aristocratiques.

Le mérite d'Hippocrate tient à l'ampleur qu'il donna à l'école de Cos. Sa pédagogie, ses écrits, son charisme et son humanité contribuèrent à sa renommée. À une date et pour des raisons qui nous sont inconnues, Hippocrate quitta Cos pour séjourner dans plusieurs villes thessaliennes où il mit ses connaissances médicales au service de son pays, la Grèce. Comme il avait refusé d'aider une armée barbare en proie à une pestilence, il repoussa la demande d'aide des princes barbares d'Illyrie et de Péonie pour combattre une nouvelle pestilence venue du Nord et, ayant prédit la marche de la maladie vers la Macédoine et la Grèce, il en prévint les autorités pour qu'elles mettent en œuvre des mesures prophylactiques. Hippocrate, malgré les voyages et les honneurs, resta fidèle à son île natale. Il intervint dans un différend qui opposa Athènes et Cos en 413, vers la fin de la guerre du Péloponnèse, en demandant personnellement l'aide des Thessaliens, en envoyant son fils Thessalon en ambassade auprès des Athéniens et en conseillant le gouvernement de Cos. Le roi de Perse Artaxerxès voulut mettre Hippocrate à son service mais celui-ci refusa de quitter son pays, insensible à l'honneur qui lui était fait. Selon ses biographes, il mourut à Lahissa, en Thessalie, à un âge avancé, entre quatre-vingt-cinq et cent neuf ans.

Hippocrate fut patriote et nationaliste. Fierté d'Asclépiade, appétit pour la philosophie hellénique, souci de son œuvre et de son école, attachement à ses malades, ces éléments peuvent expliquer son comportement. Sa patrie, en tout cas, ne l'oublia pas. La cité de Cos célébra chaque année l'anniversaire de sa naissance. Des petites monnaies en bronze ont été frappées pendant l'époque romaine. On y reconnaît le buste d'Hippocrate ou sa silhouette assise. Une mosaïque de l'époque romaine, conservée au musée de Cos, montre le vieil Hippocrate et un insulaire accueillant le jeune Asclépios débarquant dans l'île. La médecine l'avait mené à la célébrité.

C. Le *Corpus hippocraticum*

Sous le nom d'Hippocrate, la tradition a conservé une soixantaine d'écrits médicaux de langue ionienne que l'on peut lire dans la monumentale édition en dix volumes d'Émile Littré (texte grec avec traduction française). La plupart de ces écrits rassemblés sous les noms de Collection hippocratique ou de *Corpus hippocraticum* sont antérieurs à Aristote (384-322 av. J.-C.), et nombre de chapitres paraissent dater des dernières décennies du Ve siècle et des premières du IVe, mais on ne sait quelle fut la part du grand Hippocrate.

1. L'origine des textes

L'ensemble des traités, malgré une unité indéniable qui tient surtout au dégagement de la médecine de toute magie, ne peut pas avoir été écrit par un seul homme. Les textes sont inégaux, présentant parfois des contradictions dans les doctrines ; certains sont des publications parfaitement rédigées, d'autres des notes ou des compilations construites à partir de traités perdus. Quelques témoignages anciens prouvent en toute certitude que certains traités ne sont pas de la main du maître. Dans son *Histoire des animaux*, Aristote cite une longue description des vaisseaux sanguins qu'il attribue à Polybe. Or, cette description est en fait extraite du traité hippocratique intitulé *Nature de l'homme*. Dès lors, c'est à Polybe, disciple et gendre d'Hippocrate, que doit être attribué cet ouvrage, et non à Hippocrate. Or, c'est dans ce traité qu'est exposée la fameuse théorie des quatre humeurs, sang, phlegme, bile jaune et bile noire, considérée dans la pensée occidentale, depuis Galien, comme la pierre angulaire de l'enseignement d'Hippocrate. On a donc attribué au maître ce qui appartenait au disciple. Le même Aristote, dans le même passage de l'*Histoire des animaux*, cite également une courte description des vaisseaux sanguins qu'il attribue à Syennésis de Chypre. Cette description se lit également dans la *Collection hippocratique*. Or, ce Syennésis était aussi, comme nous l'avons vu, un disciple d'Hippocrate. Ainsi donc, les deux seuls passages de l'œuvre hippocratique sur lesquels on puisse appliquer à coup sûr un nom d'auteur, grâce à un renseignement ancien et fiable, ne proviennent pas du maître, mais de deux de ses élèves.

Les aléas de la transmission des manuscrits, de la période hellénistique au Moyen Âge, ont aussi contribué à la disparité de la collection, mais il ne faut pas pour autant douter trop de l'origine du *Corpus* : il y eut bien un noyau d'écriture primitif issu d'Hippocrate et de l'école de Cos auquel furent adjoints des traités postérieurs et étrangers à cette école.

Érotien, médecin du temps de Néron, auteur d'un *Glossaire hippocratique*, a pensé qu'Hippocrate était l'auteur des deux tiers de la liste actuelle.

Au XIXe siècle, Littré ne lui attribue que onze traités. Les difficultés d'interprétation ont conduit depuis un siècle environ à classer les chapitres du *Corpus* selon leur provenance vraisemblable, leur appartenance à l'école de Cos, de Cnide ou d'ailleurs (voir annexe). Il faut néanmoins être prudent sur une distinction trop nette entre les écoles de Cos et de Cnide, en particulier sur celle qui ne verrait dans l'école de Cos que le souci du pronostic (et non du diagnostic), ou qui opposerait la théorie des quatre humeurs de Cos, exprimée par exemple dans *De la nature de l'homme*, aux quatre humeurs des Cnidiens, incluant l'eau.

Les titres des chapitres s'accordent avec l'ampleur de l'écriture, et expliquent au moins en partie pourquoi le *Corpus* est resté une référence médicale pendant plus de vingt siècles : diagnostic, pronostic, épidémiologie sont associés aux premières règles morales de la médecine. En 1804, Laennec écrit encore une thèse de médecine sur *La doctrine d'Hippocrate*.

Des manuscrits conservés dans les bibliothèques des principales villes européennes, datant du Xe siècle, ont fourni les bases des premières impressions. L'édition *princeps* française date de 1526. En 1839, paraît la traduction française des œuvres complètes par É. Littré. En Allemagne, de nouveaux travaux hippocratiques (J. Illberg, 1887, et H. Diels, 1905) aboutissent à de nouvelles éditions du *Corpus*. L'une d'elles paraît dans la Collection des Universités de France.

2. La pensée hippocratique

« Par-delà les oppositions, les contradictions et les différences, une certaine unité de pensée se dégage de la *Collection* que l'on peut qualifier de « pensée hippocratique » au sens large du terme : souci de l'observation des faits, grande importance accordée aux signes, conception rationnelle de la maladie qui n'exclut pas une pensée religieuse, réflexion à la fois philosophique et technique sur la médecine en tant qu'art (*techné*), respect d'une déontologie exigeante » (Hippocrate, *La Consultation*, p. 12).

La médecine suit la philosophie ionienne. Pour comprendre, il faut observer, et classer des faits bruts dégagés de toute perception subjective. Un corps humain s'étudie comme une voûte céleste, il faut en connaître la facture avant d'en comprendre le mouvement.

De la succession des symptômes, de l'enchaînement des faits dépendent diagnostic et pronostic. L'intervention des dieux, le recours à des procédés thérapeutiques magiques (interdits, purifications, incantations) sont proscrits. Le texte de la *Maladie sacrée*, qui se réfère à l'épilepsie, élimine formellement toute intervention surnaturelle. Ce traité, d'une importance extrême, dénonce d'abord dans une vive polémique les médecins qui attribuent les différentes formes de la maladie sacrée à différents dieux, et qui prétendent la soigner par la magie ; cette maladie s'explique par des causes naturelles et le déclenchement de la crise est provoqué par le changement des vents.

Le *Corpus* hippocratique est une somme logique de l'exercice médical qui n'omet pas le rôle, parfois déroutant, de la *constitution* particulière de chaque malade et celui de l'environnement. La médecine se joue à trois acteurs, maladie, médecin et malade. C'est également une œuvre complète qui ne néglige pas les devoirs moraux inhérents à l'exercice de la médecine, vis-à-vis du malade et à l'encontre des autres membres de la profession médicale.

Les *Épidémies*, qui sont écrites avec de grands talents de plume et de présentation (il n'est pas impossible qu'elles proviennent directement du grand Hippocrate), contiennent d'admirables descriptions de *symptômes*, toux, hématuries, fièvres, douleurs, de *maladies* parfaitement identifiables selon la séméiologie contemporaine et d'*entités morbides* dont l'équivalent nosologique moderne n'est pas précisable. Les *Épidémies*, comme *Airs, Eaux, Lieux*, précisent que la santé et la maladie sont des entités fluctuantes, sensibles aux conditions générales, climatiques et géographiques de l'endroit habité.

La partie médicale de *Airs, Eaux, Lieux*, destinée au médecin venu s'établir dans une ville inconnue de lui, expose les facteurs externes devant être observés pour connaître les maladies, les prévoir et les soigner, c'est-à-dire l'orientation des lieux par rapport aux vents, les eaux utilisées par les habitants et le climat. Cette partie se prolonge par un développement ethnographique où la méthode médicale est appliquée à l'étude des peuples, dans une comparaison fort célèbre entre les Européens et les Asiatiques : les différences physiques et morales y sont expliquées par la nature du climat et des lieux, accessoirement par le régime politique et les coutumes ; de plus, en rejetant l'intervention divine, Hippocrate fonde une ethnographie rationnelle.

La dynamique hippocratique consiste donc à « connaître les conditions habituelles, apprendre à prévoir les troubles engendrés par les déséquilibres, saisir les troubles annonciateurs de leurs aggravations, les fausses guérisons, les moments décisifs, les pentes fatales. La science des jours critiques et celle du pronostic y trouvent leur véritable source ».

La philosophie de la médecine hippocratique s'affirme encore plus clairement dans les *Traités nosologiques* que l'on dit d'origine cnidienne. Ici, le malade perd sa nature, son identité, et la maladie est une entité, insensible aux pressions extérieures. Les exposés sont froids et secs, peut-être conçus comme des aide-mémoire. Les acteurs ne sont plus des êtres humains, mais des faits morbides : la toux, la fièvre et les frissons que le médecin doit reconnaître pour arrêter le tourment du corps.

Les chapitres des *Traités chirurgicaux* et des *Traités gynécologiques* répondent au même dessein. Le *Pronostic* dépend à l'évidence de l'expérience, de la reconnaissance des enchaînements symptomatiques néfastes et de ceux qui se terminent par une guérison. Une évolution objective peut être déduite d'une analyse séméiologique. C'est là qu'on lit la description du visage du malade altéré par la maladie et annonçant la mort, le *faciès hippocratique*.

Une clinique aussi vigoureuse ne saurait être menée par un médecin mal instruit, un médecin implorant des dieux insouciants, un médecin distrait par des querelles avec des confrères ou un médecin dépourvu du sens des responsabilités. Raison et cœur ont inspiré de nombreuses lignes de la *Collection hippocratique*. Le *Serment* fut probablement prêté, au sein de l'école médicale, par les disciples liés par un contrat d'association à des membres extérieurs à la famille des Asclépiades et ceci à l'époque où l'école s'est ouverte. Les célèbres *Aphorismes* ont notablement contribué à la diffusion du savoir hippocratique : on devait les apprendre par cœur et surtout les réciter en chœur à une époque où la transmission écrite restait difficile.

3. Les traités

Enfin, des traités indépendants de l'école de Cos ou de l'école de Cnide sont venus grossir la *Collection*. Les plus importants sont des traités médicaux à tendance philosophique. Ils affirment, comme préalable à la médecine, la nécessité d'une connaissance des éléments constitutifs de la nature humaine qui se confondent avec ceux de l'Univers. Les deux grands traités sont les *Chairs* et le *Régime*. Ils sont contemporains d'Hippocrate. Plus récent, bien que sa date soit discutée, est le traité des *Semaines*. Contre cette médecine à tendance philosophique, deux traités ont réagi avec vigueur. Ils sont connus d'Érotien et donc contemporains d'Hippocrate. L'un appartient en toute certitude à l'école de Cos. C'est la *Nature de l'homme* de Polybe. L'autre, intitulé *L'Ancienne médecine*, ne se rattache pas directement au groupe des traités attribués traditionnellement à l'école de Cos, bien qu'il présente des liens avec le *Régime dans les maladies aiguës*.

Parmi les traités non retenus par Érotien et présentés par les manuscrits médiévaux, certains sont franchement postérieurs à Hippocrate. Le traité du *Cœur* témoigne d'une connaissance anatomique bien supérieure à celle de l'époque d'Hippocrate. La précision de la description de cet organe, donnée dans ce traité, restera inégalée jusqu'au XVIe siècle. Trois traités déontologiques, *Bienséance*, *Préceptes* et *Médecin*, prônent, malgré leur caractère récent, une éthique médicale qui se situe dans le droit fil de l'idéal hippocratique : horreur des charlatans et respect du malade. « Là où est l'amour des hommes, là aussi est l'amour de l'art », dit l'un d'entre eux.

La *Collection hippocratique* constitue un ensemble très vaste, difficilement classable et analysable. Mais, par-delà les oppositions, les contradictions ou les différences entre les traités, une unité se dégage dans l'art médical et la philosophie. L'exégèse de la médecine hippocratique a été excellemment faite dans de nombreux livres. Il ne sera question ici que des évolutions fondamentales qu'elle a imprimées à la pensée médicale et qui constituent les fondements de la médecine occidentale.

D. La rationalisation de la médecine

La médecine hippocratique, rationnelle, laïque et démystifiée, ne s'est pas installée en bloc dans la civilisation hellénique et *ex nihilo*. Elle a longtemps coexisté avec une médecine miraculeuse s'exerçant dans les temples d'Asclépios à Corinthe, Athènes, Épidaure et Cos. Au IVe siècle av. J.-C., le recours à l'imploration sacrée est toujours prôné dans le théâtre d'Aristophane ou dans des épigraphes de stèles trouvées à Épidaure. La médecine hippocratique est née dans une école privée de médecine, dans une famille influencée par une philosophie ionienne en plein essor. La philosophie ionienne s'est voulue dominée par l'étude de la nature et étrangère aux thèses sophistes. La médecine de Cos et de Cnide, ainsi que le prouvent les textes de la *Collection*, s'en est inspirée en chassant toute soumission du morbide et du pathologique au divin et toute trace de charlatanisme religieux. Le sens de l'observation concrète en médecine est introduit avec puissance, ce qui aboutit à ignorer les sorciers de santé qui avaient prospéré dans les temples, notamment à Épidaure.

1. Le développement de l'observation clinique

Entre ces deux médecines, l'une miraculeuse, l'autre rationnelle, la différence est tellement évidente qu'on ne peut pas donner crédit à la tradition selon laquelle Hippocrate aurait eu recours aux thérapeutiques inscrites sur les *ex-voto* du sanctuaire d'Asclépios à Cos. La médecine rationnelle des Asclépiades n'est pas sortie des temples d'Asclépios.

La conséquence naturelle d'une rationalisation de la médecine est que la médecine doit s'en prendre aux théories trop spéculatives. L'une des caractéristiques essentielles de l'hippocratisme, par voie de conséquence, tient au développement extrême de l'observation clinique. Tout ce qu'il est possible de percevoir sur les manifestations de la maladie est noté, car le moindre détail peut avoir la valeur d'un signe. Le pronostic comme le diagnostic ne peuvent résulter que d'un ensemble de signes. Certains textes donnent des conseils aux médecins sur la façon d'observer. « Prendre le corps du malade comme objet d'examen : vue, ouïe, odorat, toucher, goût, raison. »

La vue est le sens qui permet le plus grand nombre d'observations et qui est sollicité en premier lorsque le médecin parvient au chevet du malade. L'auteur du *Pronostic* a laissé à cet égard des descriptions qui n'ont rien perdu de leur actualité.

L'observation par l'ouïe a mené certains médecins de la *Collection hippocratique* à pratiquer l'auscultation immédiate dans le cas de pneumopathies, c'est-à-dire en collant directement l'oreille contre la poitrine du malade et en écoutant les bruits intérieurs (« bruit du vinaigre », « bruit du cuir neuf »). Ces médecins ne se sont pas contentés d'une auscultation passive, mais ont provoqué des bruits internes en secouant le malade avant l'auscultation, pour déterminer l'endroit où pratiquer une incision et provoquer l'évacuation d'eau ou de pus. Ce procédé d'auscultation immédiate, qu'il soit accompagné ou non de succussion du malade, a été ensuite oublié ou méconnu pendant fort longtemps. Il a fallu attendre le début du XIXe siècle avec Laennec pour qu'il soit à nouveau utilisé.

2. Une étape conceptuelle

La médecine hippocratique, par la répétition de l'observation, la classification des signes, est parvenue au niveau d'une séméiologie, ce qui par rapport au flou magique des pratiques religieuses antérieures constitue un tournant épistémologique majeur. Elle n'a aucune idée sérieuse sur le monde invisible sous-jacent (la dissection sur l'homme est inconnue), n'a rien d'anatomoclinique. Sa thérapeutique est dépourvue de fondement rationnel, elle n'est que la continuation des prescriptions d'antan : saignées, cataplasmes, décoctions et tisanes sont administrés sans retenue, sans discussion majeure sur leur inefficacité. Seules la chirurgie des fractures (contention) et l'obstétrique bénéficient de savoir-faire anciens associant expériences manuelles et analgésie par des plantes repérées depuis longtemps : mandragore, jusquiame, morelle et pavot.

La médecine hippocratique ne connaît rien non plus (ou très peu) aux événements qui sous-tendent l'expression symptomatique. L'anatomie est confuse ; le mot « organe » date d'Aristote, nerfs, tendons et aponévroses sont confondus comme veines et artères, l'artère est d'ailleurs synonyme de trachée ; on ne sait où situer le cœur que Polybe – l'un des plus illustres disciples d'Hippocrate – ne mentionne même pas dans son schème circulatoire. L'appareil génital de la femme se livre à des voyages fantaisistes à travers le corps. Enfin, la physiologie est limitée à la connaissance de flux et de quatre humeurs, sang, phlegme, bile jaune et bile noire.

Le paradigme séméiologique n'est que le premier virage d'une longue route en lacets. Mais, si la médecine hippocratique du Ve siècle av. J.-C. a représenté davantage une étape conceptuelle qu'un progrès réel en termes de guérison ou de santé, elle a contribué à transformer l'idée que peut se faire l'homme sur l'homme. Pour l'opinion préionienne, l'humanité n'était qu'une pièce du monde comme une autre, soumise aux volontés des divinités qui mènent le jeu. Les penseurs de Milet, en réduisant, voire supprimant, les influences divines et la religion, ont du même coup donné une responsabilité, jusque-là inconnue, à l'homme. Il y a eu transfert de puissance des cieux vers la planète. L'homme devient sujet d'intérêt à part entière. L'anthropocentrisme de la pensée occidentale naît en même temps. Le philosophe, qui se propose de connaître et de comprendre, ne peut plus désormais se désintéresser de la nature humaine, vise à la saisir et à l'aider, et devient médecin ; le médecin, d'autre part, au cours et au terme de son étude, ne peut éluder les interrogations sur le destin des hommes et sur leurs relations entre eux-mêmes et avec l'environnement : ici le médecin devient philosophe.

3. Une médecine au service de l'homme

En somme, sous la double influence des Thalès et des Hippocrate, une médecine philosophique et une médecine humanitaire apparaissent. Il n'y a plus dans ces conditions de place pour l'*à-peu-près* et pour une mesure abstraite qui se désintéresse de l'homme qui souffre. (Il n'est pas inintéressant de remarquer que d'autres disciplines ont subi la même évolution sous l'influence des philosophes de Milet : par exemple, l'histoire d'Hérodote, né au début du Ve siècle et mort quand meurt Platon, est écrite en des termes que l'on dirait aujourd'hui inspirés par une école des sciences humaines et sociales.)

Dans le *Traité de l'art*, le médecin demande que l'on réfléchisse à la qualité de ses soins, de son propre art, de sa *techné*. L'épistémologie est née avec la médecine hippocratique. Il en est de même de la philosophie, on l'a dit, et de l'éthique. Car exercer la médecine, c'est rechercher les causalités : la médecine hippocratique découvre le déterminisme. « Le spontané est manifestement convaincu de n'être rien ; car, pour tout ce qui se produit, on peut découvrir un pourquoi (*dia ti*), et dans la mesure où il existe un pourquoi (*dia ti*), le spontané n'a manifestement aucune réalité, si ce n'est en tant que nom. Au contraire, la médecine, elle, dans la mesure où elle est de l'ordre du pourquoi (*dia ti*), et de la prévision, a et aura manifestement toujours une réalité » (*Traité de l'art*).

Pour l'école hippocratique, le médecin se doit d'être disponible pour tous ses malades, indépendamment de leur sexe, de leur âge, de leur statut social, de leur origine grecque ou barbare. Il est également demandé au praticien d'être utile et de ne pas nuire.

L'art médical comprend la maladie, le médecin et le malade : « Le médecin est le serviteur de l'art : le malade doit s'opposer à la maladie avec le médecin », trouve-t-on dans *Épidémies*. La lutte contre la maladie est donc menée par le médecin et par le malade. Le médecin, allié et ami du malade, aide seulement à combattre la maladie. Il doit être un auxiliaire modeste, dévoué et compréhensif qui ne recherche pas sa réussite mais l'intérêt de son malade. Sa responsabilité est pourtant entière vis-à-vis de son malade et il encourt la honte si sa *techné* s'avère insuffisante.

On a beaucoup dit que le *Serment*, texte fondateur de la déontologie et du secret médical, était la preuve de la qualité des médecins formés dans les écoles hippocratiques. On peut croire à la sincérité et à l'humanisme de celui qui l'a proposé.

« J'utiliserai le régime pour l'utilité des malades, suivant mon pouvoir et mon jugement ; mais si c'est pour leur perte ou pour une injustice à leur égard, je jure d'y faire obstacle. Je ne remettrai à personne une drogue mortelle si on me la demande, ni ne prendrai l'initiative d'une telle suggestion. De même, je ne remettrai pas non plus à une femme un pessaire abortif. C'est dans la pureté et la piété que je passerai ma vie et exercerai mon art. Je n'inciserai pas non plus les malades atteints de lithiase, mais je laisserai cela aux hommes spécialistes de cette intervention. Dans toutes les maisons où je dois entrer, je pénétrerai pour l'utilité des malades, me tenant à l'écart de toute injustice volontaire, de tout acte corrupteur en général, et en particulier des relations amoureuses avec les femmes ou les hommes, libres ou esclaves. Tout ce que je verrai ou entendrai au cours du traitement, ou même en dehors du traitement, concernant la vie des gens, si cela ne doit jamais être répété au-dehors, je le tairai, considérant que de telles choses sont secrètes » (*Serment*, 2-3).

RÉFÉRENCES

M. Bariéty, C. Coury, *Histoire de la médecine*, Paris, Fayard, 1963.
A. Debru, *La Consultation*, Paris, Hermann, 1986.
J. Jouanna, « La naissance de l'art médical occidental », *in* : M.D. Grmek, *Histoire de la pensée médicale en Occident*, t. 1, Paris, Seuil, 1995.
J.-F. Revel, *Histoire de la philosophie occidentale, de Thalès à Kant*, Paris, NIL, 1994.
J.-C. Sournia, *Histoire de la médecine*, Paris, La Découverte, 1992.

ANNEXE

LE *CORPUS HIPPOCRATICUM*
(Table des matières)

École de Cos
- Traités chirurgicaux
- Épidémies I-III.
- Airs, eaux, lieux
- Maladie sacrée
- Pronostic
- Régime dans les maladies aiguës
- Aphorismes
- Prénotions coaques
- Serment

École de Cnide
- Sentences cnidiennes
- Maladies II, Maladies I, Affections internes
- Nature de la femme
- Maladies des femmes

Provenance indéterminée
- Vents
- Régimes
- Semaines
- Chairs
- Nature de l'homme
- Ancienne médecine

Chapitre II

La circulation du sang de Galien à Harvey

La circulation du sang est l'exemple d'une découverte majeure, longtemps contrariée par la religion et la politique et qui fut l'œuvre de plusieurs hommes. L'interprétation initiale erronée de Galien a perduré treize siècles. Les événements qui la condamnèrent enfin furent la levée de l'interdiction des dissections humaines et la création des premières universités. Plusieurs médecins de l'université de Padoue comprirent comment le sang circule dans le corps humain mais c'est à William Harvey que revient le mérite de la synthèse.

A. ARISTOTE (384-322 av. J.-C.)

Il ne faut pas imaginer, à l'instar de quelques historiens naïfs, que le coup de tonnerre éclata dans un ciel serein d'une belle journée du XVIIe siècle, que le sang fut méconnu par les hommes pendant des millénaires de la protohistoire, de la préhistoire et de l'Antiquité méditerranéenne. Comment ignorer ce liquide rouge et rutilant ou rouge foncé qui retire la vie lorsqu'il s'épand à l'extérieur des corps ? Comment ne pas s'intéresser à la provenance de ce fluide de vie qui s'échappe, selon la blessure, de façon pulsatile ou de manière continue ? Hippocrate connaît l'anatomie d'un cœur mal placé et se trompe dans son interprétation fonctionnelle en plaçant de l'air dans le ventricule droit et l'intelligence dans le ventricule gauche. Les médecins sont là pour examiner des malades et les soigner mais non pour faire progresser l'anatomie et la physiologie. Ce sont les philosophes qui s'en chargent, tout au moins dans l'Antiquité grecque, mais aussi beaucoup plus tard, lors de la Renaissance.

1. La description de la « circulation artérielle »

Aristote a compris les leçons de son maître Platon (427-347 av. J.-C.) colligées dans le *Timée*. Dans son traité des *Parties des animaux* (écrit en 330 d'après des recherches menées de 347 à 342), il consacre une part importante au sang parmi les parties homéomères, c'est-à-dire les tissus, au cœur et aux vaisseaux dans les parties anoméomères. L'exposé commence tout naturellement par le cœur, organe même de la vie. Car, explique Aristote, c'est du cœur, placé dans la partie nécessaire du corps, que partent les vaisseaux qui distribuent le sang dans tout le corps. Le cœur est aussi le principe de toutes les sensations et sa conformation a une influence sur le caractère. Après quelques observations sur les maladies qui atteignent le cœur, Aristote décrit les vaisseaux s'éloignant de cet organe qui en sont à la fois partie et origine. Le sang s'écoule dans ses grands vaisseaux, tandis qu'il n'arrive de nulle part ailleurs. Les deux sangs, artériel et veineux, empruntent l'aorte et la grande veine (la veine cave inférieure et la veine cave supérieure) selon des directions parallèles et centrifuges. Les différences de couleur et de chaleur des deux sangs s'effacent devant la similitude de la motion. Les ramifications vasculaires se perdent également dans la chair comme les canaux d'irrigation dans un jardin. « Les dieux ont creusé des canaux au travers de notre corps comme on en fait dans les jardins, afin qu'il fût arrosé comme par le cours d'un ruisseau. » Toutes les parties du corps sont formées à partir du sang et il faut donc que le sang traverse et baigne tout. « Ce fait est très visible chez les êtres particulièrement amaigris : on n'y voit plus que les vaisseaux, comme sur les feuilles de vigne, de figuier et autres plantes de ce genre : lorsqu'elles sont desséchées, il ne reste que les nervures » (p. 83). Plus on s'éloigne du cœur, plus les vaisseaux deviennent étroits au point de ne plus pouvoir être vus et d'être imperméables au courant sanguin. Les hémorragies naissent de canaux sanguins possédant un calibre au-dessus d'une certaine largeur. « C'est pourquoi des hémorragies se produisent par les narines, les gencives, le fondement, parfois même la bouche. » Les vaisseaux, au calibre si réduit qu'ils ne permettent plus l'écoulement du sang, « permettent la sécrétion de l'humeur que l'on appelle la sueur, et cela, lorsque le corps est plein de chaleur et que l'orifice de ses petits vaisseaux se dilate. D'ailleurs, il arrive à certaines gens d'avoir des sueurs sanglantes à cause de leur mauvais état de santé » (p. 83-85).

Aristote a donc donné une description quelque peu fantaisiste, mais correcte dans les grands principes, de la « circulation artérielle ». Inversement, la « circulation veineuse » est totalement méconnue : le sang circule à partir du cœur mais rien n'indique comment le cœur est rempli, l'aorte et les veines caves ne se distinguent que par leur profondeur dans le corps humain (celle-ci étant plus antérieure que celles-là), et les poumons ne servent qu'au refroidissement des animaux sanguins (les mécanismes de transfert de la chaleur hors du sang sont totalement inconnus). Au IVe siècle av. J.-C., le citoyen d'Athènes connaît l'existence d'un réservoir sanguin cardiaque en ignorant tout de son remplissage et de son renouvellement.

Pendant les quelque trois cents années qui séparent la période hippocratique de l'ère chrétienne, la haute médecine a suivi le progrès social, l'essor culturel général et les conquêtes militaires. Les triomphes d'Alexandre, le déclin d'Athènes et de l'Ionie, le libéralisme des Ptolémées ont fait bouger les meilleurs Grecs.

Aristote eut recours à la dissection animale, mais non à la dissection humaine, car il estimait que la mort dénature les organes, leur laissant un air de ressemblance mais non de similitude avec ce qu'ils sont à l'état vivant. « ... aucune des parties d'un cadavre ne reste inchangée et... entre ces parties et les organes d'un corps vivant il n'y a qu'un rapport d'homonymie ». Pendant deux siècles, la médecine resta donc dans la tradition hippocratique, observation de surface et négligence de l'intérieur, vaste boîte noire où se mélangent confusément des humeurs.

D'après le témoignage indiscutable de Celse, les premières dissections furent réalisées dans la première moitié du IIIe siècle par deux médecins, Hérophile de Chalcédoine (330/320-260/250 av. J.-C.) et Érasistrate de Céos (330-250 av. J.-C.), pourtant tous deux formés par des maîtres hippocratiques. Ceci se passe dans l'Alexandrie des Ptolémées, dotée par protection royale d'une institution pédagogique, le Musée, et d'une somptueuse bibliothèque. Cette école soutenue par l'État n'avait aucune parenté avec les « écoles » hellénistiques de Cos et de Cnide, simples centres de rayonnement de praticiens formés par apprentissage en famille. La tradition clinique n'y fut pas bousculée mais l'enseignement s'ouvrit et s'institutionnalisa : Alexandrie devint rapidement un site d'excellence et de créativité.

Nombre d'historiens ont parlé de « rupture », de « nouvelle frontière culturelle », de « rénovation épistémologique » avec l'avènement des Ptolémées qui au début du IIIe siècle exercèrent un pouvoir éclairé sur toute la mer Égée, Cos et Cnide compris.

En réalité, l'histoire de la dissection humaine réclame davantage de nuances sur la contribution réelle de l'école d'Alexandrie. En premier lieu, les premières autopsies conduisirent à des résultats erronés, sources de confusion et de fantaisie ; les modèles de circulation sanguine en témoignent. En deuxième lieu, les chercheurs, peut-être peu conscients de l'importance de l'étude anatomique, ne surent pas – à moins qu'ils ne purent pas – convaincre les autorités royales : la période pendant laquelle on a pu disséquer le corps humain, mort ou vivant, n'a pas dépassé cinquante ans ; à partir de la deuxième moitié du IIIe siècle, la dégradation du climat de la première Alexandrie des Ptolémées rendit à nouveau impossible l'utilisation du corps humain. Il en fut ainsi pendant toute la durée du monde antique. Galien lui-même dut recourir à la dissection et à la vivisection animale. Pour l'observation du corps humain, il a même suggéré à ses élèves des pratiques clandestines allant jusqu'à la profanation de tombes. Il leur a aussi conseillé de se rendre à Alexandrie où l'observation de squelettes humains restait possible.

2. Le « pneuma », héritage encombrant de la biologie aristotélicienne

Aristote n'a fait aucune différence entre les artères et les veines, les nerfs et les tendons et imagina un paradigme thermo-cardiocentrique reliant les organes des sens au cœur et conférant au cerveau le simple rôle de dissipateur de la chaleur cardiaque. Une chaleur « innée » fut placée dans le foyer cardiaque ainsi qu'un *pneuma* également considéré comme inné.

Le problème du *pneuma* fut sans doute le plus ambigu de tout l'héritage laissé par Aristote à la médecine. Le *pneuma* était une substance organique semi-matérielle, un air inné et donc différent de l'air extérieur. Il était réchauffé par une chaleur également innée, non assimilable au feu, une sorte de mystérieuse « vapeur » cardiaque.

La biologie aristotélicienne parvenue à sa maturité a mis en jeu le *pneuma* pour expliquer tout d'abord la transmission des perceptions des organes des sens au cœur, par des « conduits pleins de *pneuma* inné ». Elle l'utilisera ensuite pour traduire, autrement que par métaphore, la formation et la transmission aux muscles des impulsions destinées à produire les mouvements volontaires provoqués par l'apparition d'états psychiques particuliers comme le désir. Enfin, le *pneuma* permettra d'expliquer la transmission de l'âme, présente dans la semence du père, à la matière embryonnaire fournie par la mère. En cela, le *pneuma* est défini par Aristote comme étant analogue à l'éther, la matière quasi divine dont sont constitués les astres. Plus il devient difficile à observer, et plus on lui trouve une « potentialité presque miraculeuse » permettant d'expliquer les processus psychophysiques les plus complexes et les plus secrets.

Le *pneuma* finira par représenter l'un des héritages les plus importants (et encombrants) de la philosophie aristotélicienne de la nature. D'une part, en raison des parentés qu'il suggère entre le monde de la vie et la sphère du cosmos divin, le *pneuma* jouera un rôle central dans la « cosmobiologie » stoïcienne. D'autre part, du fait de son extraordinaire capacité à expliquer les processus psychophysiques, il deviendra pour la médecine post-aristotélicienne un héritage incontournable. Au cours de la deuxième moitié du IVe siècle, le *pneuma* fut une donnée communément acceptée par tous les médecins, qu'ils soient adeptes des théories cardiocentriques ou des théories encéphalocentriques. Praxagore de Cos, le maître d'Hérophile (dont l'acmé se situe vers l'an 300 av. J.-C.), distingua les veines et les artères ; les premières contenant du sang et les secondes, ainsi que le cœur gauche, du *pneuma*. Les modèles circulatoires suivants vont aboutir à l'immuable théorie de Galien et apparaissent comme des divagations fantaisistes s'accommodant des vaisseaux, du cœur et du *pneuma*.

3. « *Pneuma* » psychique et « *pneuma* » vital

Hérophile relie le cœur, les veines et les artères, ces vaisseaux étant différenciés pour la première fois sur des bases anatomiques, grâce à la variation d'épaisseur de leurs tuniques respectives. Les veines sont tout naturellement des vaisseaux sanguins, distribuant la nourriture au corps. En revanche, les artères contiennent, comme l'avait dit Praxagore, du *pneuma*. Il est probable, mais non certain, qu'à la différence d'Érasistrate, Hérophile admettait, comme allait le faire plus tard Galien, la présence dans les artères d'une certaine quantité de sang pour nourrir leurs parois. Le *pneuma* artériel, contrairement au *pneuma* sensoriel, venait du cœur et non du cerveau. C'est le début de la distinction, devenue canonique par la suite, entre *pneuma* psychique et *pneuma* vital. Cette distinction fut imposée par la nécessité presque axiomatique d'attribuer des fluides différents à des conduits différents, comme le sont les nerfs sensitifs et les artères.

Il est intéressant de remarquer qu'Hérophile n'a pas pensé que le cœur pompe du *pneuma* dans les artères, mais que celles-ci l'attirent par dilatation. Il utilisa à ce propos un autre modèle assez primitif : le soufflet. Le *pneuma* n'étant pas attiré uniquement à partir du cœur, mais provenant aussi de l'extérieur, aspiré directement par les pores de la peau. Les artères et le *pneuma* étaient responsables des mouvements involontaires, et en particulier des pulsations résultant des systoles et des diastoles artérielles.

Érasistrate, qui s'est débarrassé des idées fortes du vitalisme aristotélicien (chaleur innée, *pneuma* inné, paradigme thermo-cardio-centrique), a également le mérite de placer des valvules dans les cavités cardiaques.

B. GALIEN (131-201 apr. J.-C.)

Le monde méditerranéen a évolué rapidement en trois siècles. Athènes a perdu son influence et sa suprématie. La puissance romaine, à son tour, provoque le déclin d'Alexandrie à partir du Ier siècle avant l'ère chrétienne. Un incendie, dû à une émeute, détruit partiellement la magnifique bibliothèque en 47 av. J.-C. ; les médecins grecs gagnent Rome. Ils y sont essentiellement praticiens, parfois très prisés. Quelques-uns enseignent, se réclamant de la tradition de Cos. Parmi eux, Celse au Ier siècle qui laissa un *De re medica* très complet ; Arétée de Cappadoce, à la même époque, a écrit un *Traité* des signes, des causes et de la cure des maladies aiguës et chroniques. Mais quels que soient leurs talents, ces médecins ne changent rien en profondeur à l'héritage hippocratique. Ils ne font que se diviser lors de querelles d'influences et d'écoles.

Au IIe siècle après J.-C., Galien doit son succès à sa personnalité et à son écriture, mais la médecine qu'il professe est également stagnante. Son schéma de la circulation sanguine est assez proche de celui d'Hérophile ; ses nombreuses erreurs ne le condamnent pas, Galien l'emporte par sa personne et non par sa science. Sa théorie circulatoire va perdurer pendant une quinzaine de siècles d'immobilité médicale.

1. Galien, médecin à Rome

Ayant appris la médecine à Pergame, Smyrne et Alexandrie, Galien réside à Rome où il a été invité par Marc-Aurèle en 163. Son activité médicale est considérable avec des recherches expérimentales sur l'uretère et la moelle épinière. Il dissèque des singes, invente des potions thérapeutiques complexes, exprime l'idée d'une nature bien-veillante, maîtresse des guérisons, *natura medicatrix*, est sceptique, par voie de conséquence, sur l'intervention humaine, soutient que chaque trouble provient de la lésion d'un organe et adopte la théorie hippocratique des quatre humeurs, le sang, le phlegme, la bile jaune et la bile noire, dont l'équilibre conditionne la santé. Les tempéra-ments sont aussi au nombre de quatre, ce qui, joint aux quatre éléments, débouche sur une sorte de médecine arithmétique.

Galien a essayé d'interpréter les rêves, a cru en l'astrologie et fait une brillante synthèse des doctrines philosophiques de la médecine. Il aurait rédigé six cent quarante ou cinq cents ouvrages dont cent vingt-cinq non médicaux, et a proposé une conception originale de la circulation. Originale mais erronée et durable, et qui, d'un point de vue épistémologique, pose le double problème des origines de cette conception et du bon accueil qui lui fut réservé pendant si longtemps, jusqu'au XVIIe siècle.

2. La théorie des deux états du sang

Les théories de Galien sur la circulation sanguine sont énoncées dans *De Usu Partium*. Le sang existerait sous deux états, veineux et artériel, respectivement distribués dans l'ensemble du corps à partir du foie et du cœur par l'intermédiaire de veines et d'artères. Le sang artériel jaune, bondissant, léger et bouillonnant, chargé de *pneuma*, transporte la chaleur, le sang veineux qui provient des aliments, distribue des nutriments. La partie utile des aliments digérés dans l'estomac et dans les intestins est transportée au foie où elle subit la coction, sorte de cuisson qui la transforme en sang veineux. Les excréments solides sont le résidu de la digestion gastro-intestinale, et les urines, le résidu de la formation hépatique du sang. Dès qu'il est produit par le foie, ce sang sombre et épais s'écoule dans les veines et est distribué par elles à tous les organes et à tous les membres. Une partie de ce sang passe par la veine cave dans la moitié droite du cœur et, de là, une fraction continue le cheminement et parvient par la « veine artérieuse » (c'est-à-dire l'artère pulmonaire) aux poumons où elle est consommée.

Une autre partie suinte à travers les pores de la paroi interventriculaire dans la moitié gauche du cœur. Le ventricule gauche est le siège de la chaleur innée. Une nouvelle coction du sang s'y opère. Celui-ci devient plus rouge, écumeux. Il est mélangé avec de l'air qui vient des poumons par l'« artère veineuse » (c'est-à-dire la veine pulmonaire). Par ce même vaisseau sont éliminées les matières fuligineuses, résidus de la formation cardiaque du sang clair et chaud. La valvule mitrale possède deux valves seulement et n'obture donc pas complètement l'entrée du ventricule gauche, c'est-à-dire qu'elle permet le double trajet dans la veine pulmonaire. Par l'intermédiaire de l'aorte et des artères, le sang clair et chaud, dit précisément artériel, est distribué à l'ensemble du corps.

3. La pérennité des erreurs de Galien

Les aberrations de ce schéma circulatoire (voir figure) sont énormes et nombreuses : individualisation d'un système hépatoentérique entièrement veineux, et fluctuant au gré des repas, consommation pulmonaire du sang, perméabilité de la cloison interventriculaire, incontinence de la valve mitrale, mélange de sang et d'air dans le cœur gauche, circulation de *pneuma* (naturels, vitaux et animaux). Toutes relèvent d'un manque d'observation et peut-être de l'extrapolation d'études animales incomplètes et rapides. Certaines sont construites à partir de croyances anciennes et récurrentes. Ainsi le *pneuma*, concept platonicien, énergétique et immatériel, appartenant à l'air et au feu, formant le souffle vital qui donne un mouvement aux organes et assure leurs fonctions. Cette philosophie dogmatique persiste d'ailleurs encore au XVIIe siècle. Elle a été soutenue par l'école d'Alexandrie pour laquelle chaque corps, animé ou non, possède son propre souffle vital régissant sa destinée. Le dogmatisme a été adopté au Ier siècle par de nombreux médecins grecs de Rome.

Les erreurs de Galien s'expliquent donc. Plus difficile est l'interprétation de la persistance de l'erreur. Plusieurs facteurs, et ce ne sont sans doute pas les seuls, peuvent être recensés, et fournissent un excellent exemple de l'immixtion de phénomènes religieux, politiques et corporatistes, dans la constitution du progrès scientifique.

Galien sut construire une carrière en manifestant un souverain mépris pour toutes les théories qui n'étaient pas les siennes, en

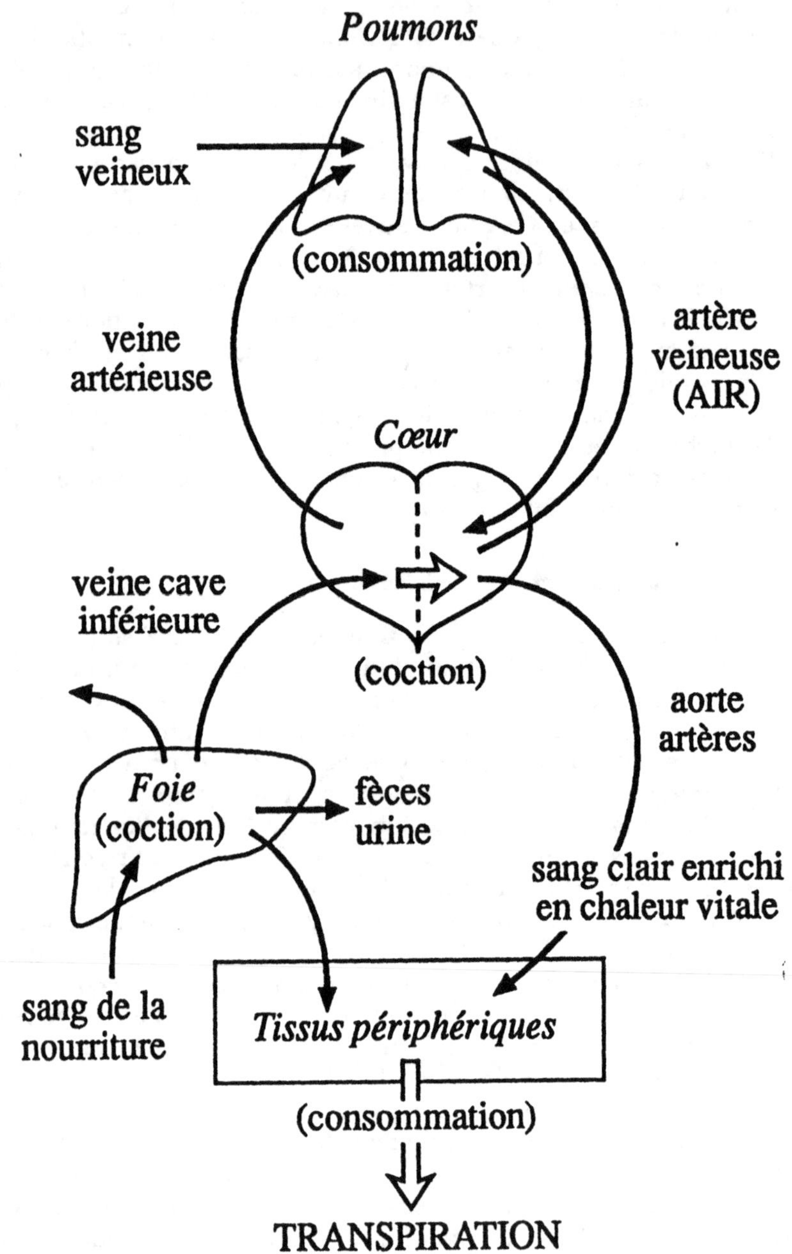

Poumons
sang veineux
(consommation)
veine artérieuse
artère veineuse (AIR)
Cœur
veine cave inférieure
(coction)
aorte artères
Foie (coction)
fèces urine
sang clair enrichi en chaleur vitale
sang de la nourriture
Tissus périphériques
(consommation)
TRANSPIRATION

n'exprimant que sarcasmes vis-à-vis des empiristes et des autres dogmatistes, atomistes et matérialistes. Mais surtout il eut une exceptionnelle production médicale, fruit d'un travail hors du commun. Il a abordé tous les chapitres de la médecine naissante du IIᵉ siècle, structure du corps, physiologie, pathologie, étude critique des grands systèmes médicaux et thérapeutique.

Il était impossible pour les médecins de cette époque et pour ceux qui suivirent de passer outre une telle somme que Galien présenta, de surcroît, avec des défauts qui le servirent, vanité, méchanceté et autoritarisme, fondés sur le postulat orgueilleux de son infaillibilité.

La philosophie de Galien s'allia à la science, à la pédagogie et à l'appétit de puissance. Il crut en un dieu unique au moment où le monothéisme s'imposait, ou était sur le point de s'imposer, sur toutes les rives de la Méditerranée. Dieu est l'intellect et l'architecte suprême, céleste, créateur de toute vie terrestre et détenteur de puissance, sagesse et beauté. Il faut connaître et révérer la sagesse, la toute-puissance, l'amour infini et la bonté du créateur de l'Être. La foi de Galien s'accorde avec l'essor du christianisme, et ne déplaît pas aux gardiens de la religion hébraïque rencontrée pendant ses voyages à Chypre, en Alexandrie, au Moyen-Orient ou déjà à Rome. Les Pères de l'Église, dépourvus de science médicale propre, adopteront sans réserve Galien dont la position spirituelle se rapproche de leurs propres aspirations. D'un autre côté, Juifs et Arabes islamisés adoptent aussi la médecine qui se réclame du monothéisme, et la pensée médicale de Galien sera soutenue autant par l'Occident que par l'Orient. Partout, Galien devient un être légendaire : des rumeurs prétendent qu'il a connu le Christ, l'apôtre Paul serait son neveu, des Juifs l'auraient identifié à Rabban Gamaliel, prince des médecins chez les Arabes.

La pérennité de Galien s'explique également, dans une certaine mesure, par l'instabilité politique. La prise de Rome par les Barbares, en 476, après plusieurs siècles de décadence, n'est pas une circonstance favorable à la remise en cause d'un dogme médical. À Byzance, la situation n'est guère plus favorable : les traditions sont sauvées par l'empereur Constantin en 330 mais l'insécurité ne tarde pas. Galien fut protégé par une barbarie hostile par essence au progrès scientifique.

Les médecins du Bas-Empire romain, bousculés par les envahisseurs du Nord et de l'Est, par un christianisme naissant et par l'échappée culturelle vers Byzance, n'apportèrent aucune contribution notable. Ce sont des compilateurs, vivant sur la pensée de Galien (et d'Hippocrate) et la diffusant. Ils se nomment Oribase (325-403), Aétius d'Amida (575-502 av. J.-C.), Alexandre de Tralles (605-525 av. J.-C.) ou Paul d'Égine (690-525 av. J.-C.). Les manuscrits de Galien rédigés en grec furent recopiés et traduits en syriaque puis en arabe ou directement en arabe. Au IXe siècle, un traducteur officiel du nom de Honein Ibn Ishak aurait traduit cent vingt-neuf traités !

La mise à sac de Constantinople en 1204 cantonne la culture aux mondes arabe et juif. Dans l'Occident naissant du VIIe siècle, l'invasion arabe propage l'islam sur la rive sud de la Méditerranée et la presque totalité de la péninsule Ibérique ; des médecins juifs coexistent avec des médecins arabes qui ont, souvent, des connaissances médicales supérieures. L'Occident va à son tour subir l'influence de cette médecine judéo-arabisante : au Moyen Âge, des œuvres de Galien sont traduites de l'arabe en latin par Gérard de Crémone (1114-1188) ou M. de Tolède. Le texte original de Galien a souffert de ces allers et retours linguistiques mais rien n'a changé dans le fond. Le médecin juif Assaph de Tibériade, au VIe siècle, imprégné de galénisme, assure que le sang circule, distingue les artères qui battent des veines immobiles et, contrairement au Talmud, fixe le siège principal du sang dans le cœur et non dans le foie. Il écrit en langue hébraïque que « le sang circule dans tous les vaisseaux, par les artères il arrive dans le corps tout entier », et il décrit plusieurs drames de la circulation sanguine. Les grands médecins juifs qui le suivent, les Ibn Suleiman al Israeli Ishaq (début du Xe siècle), Hasdaï ibn Shaprout (915-970) ou Moïse ibn Maïmoun dit Maimonide ou Maimonides (1135-1204), n'apportent que des détails sur les traitements et les relations médecin-malade. Galien résiste toujours.

C. DE GALIEN À HARVEY : DES SIÈCLES POUR UNE REMISE EN CAUSE

Du VIIIe au XIIe siècle, le monde arabe émerge, produisant ses propres médecins qui enrichissent la pratique médicale mais ne la bousculent pas. L'un d'eux, né à Damas, échappe pourtant à l'immobilisme général.

1. Ibn-Al-Nafis ébranle le dogme

À Bagdad comme à Damas, les médecins arabes connaissent, grâce aux traductions, la médecine grecque, Hippocrate, Dioscoride ou Galien, et la respectent. D'un autre côté, les califes – ceux qui succèdent à Mahomet, mort en 632, puis les califes omeyyades et abbassides – ont rassemblé les savants dispersés dans leur empire et stimulé les concertations multidisciplinaires, en construisant des écoles et des hôpitaux. Cette ambiance enrichissante a sans doute facilité la découverte d'Ibn-Al-Nafis (1211-1288 ou 1296). En son temps, Damas est splendide, avec une immense bibliothèque, un grand hôpital et une célèbre école. Ibn-Al-Nafis, remarqué par le sultan, est invité à diriger l'hôpital Al Mansouri au Caire où il restera toute sa vie. Ce fut un grand médecin, humaniste, enseignant, penseur, qui écrivit, comme Galien, trois cents à quatre cents traités de médecine. On le dit admirateur d'Hippocrate et d'Avicenne (médecin arabe, 980-1037) et critique de Galien. Son aversion pour le système circulatoire galéniste apparaît en tout cas dans son *Commentaire anatomique du canon d'Avicenne*, où il décrit clairement pour la première fois la circulation pulmonaire. Voici ce qu'il en dit :

« Quand le sang a été raffiné dans le ventricule droit, il lui faut passer dans la cavité gauche où se forment les esprits vitaux. Cependant, il n'existe entre ces deux cavités aucun point de passage. À ce niveau, la substance du cœur est particulièrement solide et il n'existe ni passage visible, ni passage invisible pouvant permettre le transit de ce sang comme l'a cru Galien. Bien au contraire, la substance est épaisse et il n'y a pas de pores perméables. Donc, ce sang, après avoir été raffiné, doit nécessairement passer dans la veine artérieuse, aller ainsi jusqu'au poumon, se répandre dans sa substance et s'y mélanger avec l'air pour que sa portion la plus subtile soit purifiée et puisse passer dans l'artère veineuse pour arriver dans la cavité gauche du cœur, devenu apte à former les esprits vitaux. »

Et encore : « Il n'y a point de passage entre les deux ventricules. La cloison entre les deux ventricules est plus épaisse que dans toutes les autres parties du cœur, et cela afin qu'il ne puisse y avoir interpénétration et perte du sang ou des esprits. L'opinion de celui qui prétend que cette partie est très poreuse est donc archifausse. Ce qui l'a induit en erreur est son opinion préconçue, à savoir que le sang qui se trouve dans le ventricule gauche serait passé par ces porosités et cela est faux. Le passage du sang dans le ventricule gauche se fait par les poumons après que ce sang a été chauffé et remonté du ventricule droit, comme nous l'avons déjà dit plus haut. »

2. Un contexte favorable

Personne ne peut être surpris que la grande découverte de Ibn-Al-Nafis ait été faite dans un haut Moyen Âge arabe extraordinairement fertile en inventions de toute nature. Les logarithmes, l'algèbre et la trigonométrie s'affirment avec Al Khwarizmi, le sinus et la tangente avec Al Fargani. L'astronomie s'affranchit de l'astrologie, Al Idrissi dresse des cartes géographiques avec longitudes et latitudes, l'opticien Alhacen établit l'égalité des angles d'incidence et de réflexion et conclut à l'organisation de l'espace et du ciel en neuf cercles concentriques. Al Birouni étudie l'Asie et calcule le poids de l'eau chaude et celui de l'eau froide.

Pendant plusieurs siècles (du VIIIe au XIIe), la paix règne, la tolérance religieuse est grande. La médecine en profite : pour la première fois, on s'attaque au fixisme des théories de la circulation sanguine. L'un des principaux dogmes de l'ordre galiéniste, la porosité de la cloison interventriculaire, est battu en brèche par une curiosité laïque, libre et stimulée. Mais l'évasion sera de courte durée : Bagdad est prise en 1258 par les Mongols puis passe sous la férule des Ottomans. La Méditerranée occidentale prend le relais de la créativité. À partir du XIe siècle, principalement en Espagne, en Andalousie surtout, mais aussi sur les rivages méridionaux du continent, dans une grande effervescence culturelle, des médecins arabes, juifs et chrétiens comparent leur savoir. Les grands échanges culturels ne se sont pas produits à l'occasion des croisades, contrairement à ce qu'il est souvent dit, entre 1099 et la chute de Saint-Jean-d'Acre deux siècles plus tard, mais en Espagne pendant les cinq siècles de la *Reconquista*. Les innombrables voyageurs du nord vers le sud de l'Espagne traversent des frontières qui ne sont qu'épisodiquement le siège de combats et apprennent vite l'arabe et l'hébreu. Avec le souci de faire profiter leurs successeurs de leurs connaissances et de leurs voyages, ils traduiront en latin les vieux livres grecs dont ils reçoivent le texte en arabe. L'utilisation de plusieurs langues, qui expose naturellement à l'erreur, ne rebute personne. Gérard de Crémone passe la plus grande partie de sa vie à Tolède et non en Italie, Constantin, dit l'Africain parce que musulman de Tunis, parcourt le monde avant de mourir comme moine au mont Cassin. Les Normands et l'empereur Frédéric II de Hohenstaufen, après avoir conquis la Sicile et Naples, s'entourent de savants et de médecins musulmans. Ces échanges ont duré près de quatre siècles : grâce aux Arabes, l'Occident chrétien connaît les auteurs grecs anciens, Hippocrate et Galien comme Platon et Aristote. À partir du XIVe siècle, les Grecs de Constantinople émigrent vers les pays chrétiens et y introduisent une littérature ancienne originale.

Dès le début du XIe siècle, dans le petit port italien de Salerne, des médecins de toutes origines et de toutes confessions se sont réunis pour comparer leurs expériences personnelles, discuter les textes anciens et enseigner en latin aux étudiants venus d'Europe. Frédéric II au XIIIe siècle accorde à cette école le droit exclusif de diplômer les médecins. La première université européenne naît, libre de toute pression de l'Église catholique contemporaine. Le XIIIe siècle est d'ailleurs une période de grand éveil en Occident : les armées catholiques prennent Constantinople aux Byzantins orthodoxes en 1204 ; en 1212, le nord chrétien de l'Espagne écrase le sud musulman à Las Navas de Tolosa ; en 1258, les Mongols investissent Bagdad et facilitent la mainmise du pouvoir turc sur l'ancien monde arabe. Les grandes villes européennes se dotent d'universités, institutions destinées à propager le savoir universel : Bologne (1188), Valence (1209), Oxford (1214), Paris (1215), Montpellier (1220), Naples (1224), Padoue (1228).

Au Moyen Âge, la médecine occidentale a été largement contrôlée par l'Église. Dans les abbayes, des moines recopient des textes anciens, cultivent des plantes médicinales et les prescrivent. L'Église de Rome a même pu s'inquiéter du prestige, de l'autorité et des richesses de certains membres de son clergé régulier. L'éclosion d'universités représentait une menace pour l'infaillibilité des textes anciens d'Hippocrate, Galien, Aristote et Avicenne que l'Église avait acceptés. On assista à une lutte de pouvoir entre l'immobilisme théologique et philosophique d'un millénaire et le révisionnisme issu de la découverte de la réalité de l'Univers. L'Église a tenté de créer ses propres universités mais ne réussit pas à s'opposer à la soif généralisée de savoir : les premières dissections de cadavres humains furent faites à Bologne vers 1281, soit un siècle après l'ouverture de l'université, et à Montpellier vers 1340.

Ces dates sont des étapes fondamentales de l'histoire de la circulation sanguine. Elles marquent l'introduction d'une méthode sans laquelle une connaissance objective des faits est impossible, le passage d'une imagination invérifiable à une réalité reproductible, la transformation d'une ère pré- ou peu scientifique en période scientifique. La dissection anatomique a fourni aux médecins une vision de l'intérieur assurant la découverte incontestable du normal et du pathologique. Sa pratique s'est généralisée à toutes les universités à partir du XVe siècle.

3. La théorie de Galien invalidée par l'anatomie

La première dissection humaine a sans doute eu lieu à Bologne en 1281 et une bulle de Boniface VIII frappa aussitôt d'excommunication les « découpeurs de cadavres ». Le XIVe siècle est un peu plus tolérant. En 1302, Bartolomeo de Varignana fut, semble-t-il, le premier à faire une autopsie médico-légale sur le corps d'un certain Azzolino, suspect d'avoir été empoisonné. Mondino dei Ouzzi, Florentin d'origine, se hasarde à disséquer quelques cadavres à partir de 1315 en tant que lecteur d'anatomie à Bologne. Malgré la fièvre universitaire du Moyen Âge, les premiers amphithéâtres d'anatomie apparaissent tard et chaque université reçoit un contingent de cadavres, limité à trois ou quatre (Padoue 1490, Montpellier 1551, Bâle 1588, Paris 1606).

L'Église n'est pas seule responsable. Les médecins laïques de Salerne (dès le IXe siècle) et de Montpellier (où la première faculté de médecine est créée le 17 avril 1220) n'ont pas été plus actifs que les moines cultivant des simples. Pour tous, l'anatomie fut trop balbutiante. Elle ne devint préoccupation majeure qu'aux XVIe et XVIIe siècles, mobilisant alors nombre de talents médicaux et artistiques dans toute l'Europe, en Italie surtout. André Vésale (1514-1564), Gabriel Fallope (1523-1562), Fabrizio d'Acquapendente (1533-1619) ont découvert le corps humain, et Harvey (1578-1657) la circulation sanguine, tandis qu'Ambroise Paré (1510-1590) s'enhardissait à opérer des vivants.

Léonard de Vinci (1452-1519) ne pouvait ignorer le cœur, organe de vie. Dès l'enfance, il s'est intéressé aux mouvements des poinçons enfoncés, lors de l'abattage, dans des cœurs de porc et avait constaté la coïncidence de la systole et du pouls. Il illustre ensuite ces souvenirs par des dessins. Une cinquantaine de planches sur le cœur et les vaisseaux, conservées dans la bibliothèque du château de Windsor, expliquent à la perfection l'anatomie des quatre cavités cardiaques, cordages, valvules et anatomie coronarienne compris. Léonard étudia aussi l'hydraulique des sigmoïdes en s'inspirant probablement des travaux de Jacopo Berangario Da Carpi (1470-1530) qui avait imaginé d'injecter de l'eau tiède dans les artères pour en suivre le trajet. Il mesura le pouls en fonction du temps et calcula à sept onces le volume de sang présent dans les cavités cardiaques.

André Vésale (1514-1564) prit la suite, sans dessin cette fois (il fit composer ses planches par Jean Calcar, élève du Titien) mais avec des textes remarquablement descriptifs. Le plus important ouvrage d'anatomie du XVIe siècle, son *De corporis humani fabrica*, publié en 1543, relate un extraordinaire travail de dissection mené à Louvain et Paris, puis dans la chaire d'anatomie de l'université de Padoue, déjà illustre. Vésale parachève la description anatomique du cœur et pose quelques bases physiologiques de la fonction cardiaque, en particulier de l'automatisme et de la contractilité. Il précise le mouvement du sang d'une cavité cardiaque à l'autre et confirme l'absence de pores interventriculaires visibles.

Une nouvelle conception de la circulation sanguine aurait pu naître de ces travaux, près d'un siècle avant Harvey. Mais l'âme de Galien veille. Vésale n'élimine pas que du sang puisse passer des cavités droites aux cavités gauches par des orifices invisibles. « La cloison des ventricules ayant été formée de l'épaisse substance même du cœur, aucune de ces cavités, autant que l'on puisse en juger, ne pénètre du ventricule droit dans le ventricule gauche. Nous sommes alors forcés de nous étonner du travail du Créateur qui fait exsuder le sang du ventricule droit vers le gauche par *des passages qui échappent à la vue ...* », peut-on lire dans *De corporis humani fabrica*. Par ailleurs, Vésale conserve les principes fonctionnels du dogme : « Le cœur attire l'air et aspire une grande quantité de sang du ventricule droit dans le ventricule gauche [...]. Le cœur utilise donc l'air pour faire l'esprit vital [...]. Le cœur dilaté prend l'air du poumon dans le ventricule gauche mais en se contractant il propulse l'esprit vital dans la grande artère avec le flux impétueux du sang... » La vue de l'anatomiste restait brouillée par quatorze siècles de foi absolue.

La découverte des valvules veineuses ramena le doute sur la théorie de Galien parce que leur disposition générale est telle qu'elles s'opposent à l'écoulement du sang vers la périphérie. Or, ceci était contraire au modèle de Galien, dans la mesure où le sang aussi bien veineux qu'artériel est destiné à toutes les parties du corps. Charles Estienne (1505-1564) a découvert les valvules dans les veines sushépatiques, Amatus Lusitanus (1511-1568) et Giovanni Battista Canano (1515-1579) dans la grande veine Azygos, tandis que quelques années plus tard Salomon Alberti (1540-1600) et Fabrizio d'Acquapendente (1533-1619) démontrent indépendamment l'un de l'autre la présence de valvules dans les veines périphériques. Ces observations déclenchent des réactions de méfiance, des expériences de vérification étudiant la propagation de l'air ou de l'eau dans une veine disséquée et isolée. La propagation vers la périphérie est à l'évidence contrariée mais la conception de Galien tient bon : on évoque des artefacts ou des singularités anatomiques sans étendre l'observation à d'autres veines, on fait des erreurs d'interprétation (l'air est bloqué en aval mais il est passé jusque-là...). Ainsi, Fabrizio d'Acquapendente pense-t-il encore que les valvules ont une fonction régulatrice et qu'elles ne font pas obstacle à la circulation.

L'étanchéité de la cloison cardiaque interventriculaire et la présence, l'orientation de valvules veineuses sont des constatations essentielles, invalidant le schème de Galien. Vésale change légèrement de ton entre la première (1543) et la seconde (1555) édition de *De corporis humani fabrica* : les pores de la cloison médiane, d'abord *invisibles*, deviennent *inexistants* et le sang qui « transpire à travers la cloison » devient seulement « réputé transpirer à travers la cloison ». Mais pour tourner le dos à Galien, il fallait davantage, l'esprit de contestation et le courage de le faire connaître, deux qualités encore peu appréciées.

Le travail et les conclusions d'Ibn-Al-Nafis, disparues dans la tourmente qui s'est abattue sur le Moyen-Orient, n'avaient pu atteindre l'Occident. La révolution devait y être totale. Deux médecins, l'Espagnol Miguel Serveto (Michel Servet) et l'Italien Realdo Colombo furent les premiers à contester Galien en termes clairs, intelligibles et énergiques.

4. La contestation radicale de Michel Servet et Realdo Colombo

a) Michel Servet (1511-1553)

Il s'emporta contre Galien comme il s'opposa aux catholiques et aux réformistes. Dogmes et ordres l'exaspèrent. Le passage du sang du ventricule droit au ventricule gauche par les vaisseaux pulmonaires trouve place entre des questions relatives à la nature de Dieu, dans le livre *De Christianismi restituto* qui l'expédia sur le bûcher et qui l'accompagna dans la mort.

Servet a donné de la circulation pulmonaire une description

parfaite qui fait sauter le système de Galien. Les cavités cardiaques droites et gauches ne communiquent que par le long circuit de l'artère et des veines pulmonaires qui, au sein des poumons, s'unissent par des rameaux et des ramifications vasculaires intriquées. « La communication n'a pas lieu comme on le croit communément par la cloison mitoyenne du cœur » [...] mais par une « conjonction multiple et une communication de l'artère avec la veine pulmonaire ». Le sang régénéré revient en abondance au cœur par des veines de gros calibre. Le sang qui parvient aux poumons est chargé de la matière de l'âme. Le contact de l'air génère un principe vital, le sang étant agité, préparé, et devenant jaune pendant la traversée pulmonaire. Dans le ventricule gauche, le sang veineux est devenu subtil et artériel, prêt à diffuser le principe vital dans toutes les parties de l'organisme. « La transfusion de la veine artérieuse à l'artère veineuse [se fait] pour le service de l'esprit. Celui qui voudra bien comparer cela à ce qu'en écrit Galien, aux livres VI et VII de l'*Usage des organes*, celui-là comprendra peu à peu la vérité qui n'a pas été comprise par Galien lui-même. »

Servet est un contestataire universel et incorrigible. Il a attaqué le pape et l'Église romaine, la Sainte Trinité puis Calvin et trucidé l'infaillible père des médecins et de la médecine. Il a étudié la médecine à Paris et fut déclaré docteur en cette discipline à Padoue vers 1542. Mais il se comporta davantage en philosophe et théologien qu'en médecin. Il a peut-être fait plaisir à son maître d'anatomie Gonthier d'Andernach chez lequel il étudia en même temps que Vésale mais *Christianismi restituto* n'est pas un livre de médecine. Servet n'y aborde l'anatomie circulatoire qu'à propos de l'âme parce que les Saintes Écritures (*Genèse* IX, *Lévitique* XVII, *Deutéronome* XII) ont placé l'âme dans le sang. L'âme, explique Servet, est soufflée par Dieu à travers la bouche et les narines, et va se loger dans le ventricule gauche. Pour comprendre les pérégrinations de l'âme, il faut donc connaître la marche de l'air et du sang. « Afin, lecteur, que tu aies l'explication entière de l'âme et de l'esprit, j'ajouterai ici une divine philosophie que tu comprendras aisément, pourvu que tu sois versé en anatomie... » Et de distinguer l'esprit naturel dans le sang, l'esprit vital dans le cœur et l'esprit animal dans le cerveau.

Servet fut brûlé vif, avec ses livres, à Genève à l'instigation des calvinistes. Trois exemplaires de ses ouvrages furent sauvés par une main inconnue, l'un d'eux a achevé une course compliquée à la Bibliothèque nationale. Il est possible que d'autres exemplaires aient diffusé en Europe. Des copies manuscrites ont pu circuler sous le manteau. Mais il n'est pas certain que W. Harvey ait connu l'existence et la pensée de M. Servet.

b) Realdo Colombo (1510-1560)

Les œuvres de Servet sont-elles parvenues à l'université de Padoue et ont-elles influencé les nombreux anatomistes préoccupés de circulation sanguine qui y travaillent ? Nul ne peut aujourd'hui répondre à cette question.

L'ouvrage de Realdo Colombo publié après sa mort en 1560, sept ans après celle de Servet, propose en tout cas une description parfaite et complète de la petite circulation. *De re anatomica*, en décrivant la boucle veino-artérielle pulmonaire et le synchronisme de la contraction systolique et de l'expansion artérielle, condamne définitivement la conception de Galien. Vésale, hésitant sur la porosité interventriculaire, parlant dans *De corporis humani fabrica* de « trous inaccessibles », partage le même sort : « Lorsque les choses sont autrement qu'ils [Galien et Vésale] ne les ont décrites, la vérité [...] me force à me séparer d'eux », avertit Colombo. Celui-ci produit un chef-d'œuvre expérimental, la somme des années d'études menées à la suite de Vésale dans l'illustre chaire d'anatomie de Padoue. « Le sang... porté par l'artère pulmonaire au poumon, rendu plus léger par mélange à l'air... » Les quatre éléments anatomiques et physiologiques soutenant le concept d'une petite circulation sont l'étanchéité de la cloison interventriculaire, la présence de sang (et non d'air, comme le voulait Vésale) dans la veine pulmonaire, le calibre de l'artère pulmonaire (trop important pour uniquement servir à nourrir le poumon) et le fonctionnement parfait de la valve mitrale. Harvey rend hommage à Colombo en première page de son traité.

Selon certains, Servet a pu influencer indirectement Colombo. L'antériorité de la publication, 1553 par rapport à 1559, est en tout cas manifeste (L. Chauvois, 1953). Pour d'autres, discuter l'antériorité de la découverte de la circulation est dépourvu de sens à une époque où tout le monde ne pense qu'à cela : « *The time was ripe for discovery* » (C.D. O'Malley, 1953). Pour de nombreux historiens cependant, Colombo est le véritable découvreur (A. Chéreau, 1879). Voici les principaux arguments qui militent en sa faveur.

– Servet a rencontré Colombo en 1530 (il a alors dix-huit ans) lorsque, servant de secrétaire à Jean Quintana (confesseur de Charles Quint), il accompagne ce dernier à Bologne où a lieu le couronnement. Colombo enseigne déjà et Servet l'a écouté (comme Jean-Baptiste Lombardus et François Litigatus).

– Vers 1542, Servet, exclu de la faculté de Paris, devient docteur de la faculté de Padoue. Il y a étudié pendant deux ans, ne pouvant manquer l'enseignement de Colombo. À quarante-six ans, ce dernier est déjà très connu et obtient une chaire en 1544.

– L'édition de *De re anatomica* est posthume et date de 1560 mais le livre est commencé depuis plusieurs années. Il est dédié au pape

Paul IV (élu le 23 mai 1555 et décédé le 18 août 1559), ce qui implique une écriture de cinq ans au moins.

– Colombo a fréquenté depuis une vingtaine d'années des centres de dissection prestigieux, Padoue, Pise, Rome, Florence (à l'hôpital Sainte-Marie Nouvelle), devant les plus grands personnages de l'État tels que R. Farnèse, prieur de Venise, B. Salviat prieur de Rome, des évêques et archevêques. L'expérience de Servet est par contre limitée. Colombo est méthodique, expérimental. Servet est passionné, chimérique, agressif, orgueilleux, passionné d'astrologie judiciaire et obligé de renoncer aux grades scolaires. Servet est un isolé, Colombo fait partie d'un centre qui compte les noms italiens les plus illustres de l'anatomie de l'époque : Lombard, de Padoue, Litigatus, Vésale, Giuducius, Fallope, Maynard, et les Espagnols, Vails et Montidocia.

– Servet ne parle pas de sa découverte anatomique qui est enfouie sous un épais fatras philosophique et théologique. Colombo est au contraire fier de la sienne : « C'est moi qui ai découvert que le sang, parti du ventricule droit pour se rendre au ventricule gauche, passe, avant d'en arriver là, par les poumons où il se mélange avec l'air et est ensuite porté par les rameaux de la veine pulmonaire au ventricule gauche. Cela était facile à constater ; néanmoins, personne avant moi ne l'a marqué par écrit. »

– L'anatomiste espagnol Valverde, qui fut élève de Colombo, connaissait la circulation pulmonaire en 1554. Il ne mentionne pas le nom de Servet. Pas plus d'ailleurs que les autres anatomistes de l'époque, Colombo, Césalpin, Sarpi et Rudio.

Il ne peut donc être exclu que Michel Servet ait seulement écrit ce qu'il avait découvert pendant sa visite à Padoue. D'ailleurs, il n'a peut-être décrit la circulation sanguine que pour commenter les caractéristiques de l'âme. Servet et sa description de la petite circulation auraient pu disparaître de l'Histoire si Calvin n'en avait fait un martyr. Servet a vécu et est mort comme un théologien, non comme un médecin.

D. WILLIAM HARVEY (1578-1657)

Colombo n'a pas réussi à convaincre tout le monde. À Paris, Ambroise Paré (1510-1590), célèbre chirurgien, et Guido Guidi (1508-1569), premier lecteur de médecine au Collège Royal à Paris, restent sceptiques. L'Église n'admet pas que l'on puisse abandonner la théorie de Galien. L'archiatre papal Arcangelo Piccolomini (1525-1586), du haut de sa chaire universitaire romaine, accuse l'école de Padoue.

Pourtant les médecins italiens continuent. Césalpin (Andrea Cesalpino, 1519-1603) enseigne dans son livre *Questiones peripateticæ* (1571) que la totalité du sang circule dans le corps humain. Le terme *circulatio* est utilisé pour la première fois, il concerne manifestement la grande et la petite circulation. Harvey a-t-il été devancé ? On l'a souvent affirmé du temps même de Harvey. Il reprit à son compte, en tout cas, certaines expériences de Césalpin comme celle de l'occlusion veineuse qui ne distend la veine qu'en amont. Mais si Césalpin est en avance sur son temps en anatomie, il conserve certaines interprétations mécanistiques de la période galénique, voire prégalénique. La « circulation » du sang est encore confondue avec « un processus alchimique périodique » fait de phases d'échauffement et de refroidissement. « Tout cela, écrit Grmek, fut brouillé par un raisonnement philosophique tortueux et confus, par l'usage physico-chimique et non mécanique de la notion de circulation et par le retour à la très vieille supposition, prégalénique, selon laquelle les artères contiennent un air particulier, le *pneuma*, et non du sang. »

1. La synthèse de W. Harvey

La description de la circulation sanguine que donne William Harvey en 1628, *De motu cordis et sanguinis*, apparaît donc aujourd'hui comme une synthèse des travaux de l'école d'anatomie de Padoue et non pas comme le trait de génie d'un seul homme. Le mérite de Harvey reste entier par son application au travail et son engouement pour la science médicale et la pédagogie, mais il ne peut être considéré comme seul auteur, père exclusif d'une découverte. Oublions Michel Servet à propos duquel demeurent de grandes incertitudes. Restent, incontournables, Colombo et Césalpin, qui, en comprenant la petite circulation, ont fait tomber la plupart des dogmes galéniques. Harvey d'ailleurs l'a reconnu en rapportant un argument de Colombo dès l'introduction de son livre :

« La veine artérieuse et l'artère veineuse étant deux vaisseaux de même calibre et de même grandeur, pourquoi destiner l'une à un usage spécial, la nutrition des poumons, et l'autre à un usage général, la nutrition de tout le corps ? Et comment peut-on supposer, ainsi que l'a remarqué Realdo Colombo, que les poumons ont besoin d'une si grande quantité de sang pour leur nutrition, quand le vaisseau qui les nourrit, c'est-à-dire la veine artérieuse, dépasse en dimension les deux veines crurales, branches terminales de la veine cave descendante ? »

Le choix d'étudier à Padoue, de 1588 (ou 1600) à 1602, fut donc décisif. Le jeune Harvey se retrouve dans l'une des meilleures universités d'Europe, au sein de la meilleure école d'anatomie particulièrement intéressée par l'appareil circulatoire, dans la cité pensante de la République de Venise, ouverte à tout courant culturel, tolérante et indifférente aux jésuites, protégée des doges. Harvey, protestant inquiet de l'Inquisition et des contre-réformes, ne pouvait espérer mieux : liberté d'expression et de pensée si près de Rome ! On y commente sans trop d'inquiétude les « lettres sur les taches solaires » de Galilée (1564-1642) qui soutiennent Copernic (1473-1543). Harvey a pour maître Fabrizio d'Acquapendente, éminent spécialiste des valvules veineuses.

Les qualités intellectuelles de Harvey, entretenues par la rigueur familiale et par des études au King's School de Canterbury puis au Caius College de Cambridge, s'accordent facilement avec cet environnement exceptionnel.

La réussite ultérieure de Harvey au St Bartholomey Hospital où il fut *fellow*, *fellow elect* et lecteur (*Lumleian lecture*) en témoigne et souligne de réelles qualités de direction, d'organisation et de synthèse. La description de la circulation sanguine est donc un produit d'études expérimentales personnelles et d'une remarquable capacité d'assimilation et d'intégration des travaux des autres.

2. La théorie de la grande circulation

Les premiers commentaires sur la circulation apparaissent dans ses *Prælectiones anatomiæ universalis* (Notes préparatoires sur l'anatomie universelle) construites à la manière de Fabrizio sur l'anatomie comparée. Ils ont fait l'objet des leçons des 16, 17 et 18 avril 1616 : « Il résulte de la structure du cœur que le sang est envoyé continuellement à travers les poumons vers l'aorte comme par les deux clapets d'une pompe à élever l'eau. Il est établi par l'application d'une ligature que l'écoulement du sang se fait des artères aux veines. D'où il suit que le mouvement du sang est constamment circulaire et qu'il est entretenu par les battements du cœur. La question se pose si cela est pour raison de nutrition ou plutôt par la conservation du sang et des membres en état de chaleur, le sang qui s'est refroidi en chauffant les membres s'en allant à son tour se réchauffer au cœur. »

En 1628, paraît *Exercitatio anatomica de motu cordis et sanguinis in animalibus*, le grand livre de Harvey, publié chez Fitzer, à Francfort. Harvey y reprend d'abord les arguments plaidant pour l'individualisation de la circulation pulmonaire (absence de communication interventriculaire et d'air dans le sang, diamètre de l'artère pulmonaire, valvules sur les gros troncs veineux) mais il a mieux à faire avec la grande circulation. Il reprend les arguments quantitatifs de Colombo et les applique à l'aorte et aux veines caves.

Comme ce fut démontré pour l'artère pulmonaire, le volume du sang qui est éjecté dans l'aorte dépasse largement les besoins nutritifs. Par un calcul simple, il montre que la quantité de sang chassée par le cœur dans l'aorte dépasse en une demi-heure la quantité totale de sang qui se trouve dans l'organisme.

« Admettons par le raisonnement ou par l'expérience que le

ventricule gauche, dilaté et rempli de sang contienne une, deux ou trois onces de sang ; j'en ai, pour ma part, trouvé sur un cadavre plus de trois onces. Nous pouvons admettre que le cœur, en se contractant, perd une quantité quelconque de sang : en effet, le ventricule, en se contractant, contient moins de sang qu'auparavant ; ainsi une certaine quantité de sang passe dans l'artère aorte... Il est légitime d'admettre comme vraisemblable qu'il passe dans l'artère ou la quatrième, ou la cinquième, ou la sixième, ou au minimum, la huitième partie du sang contenu dans le ventricule dilaté [...]. Ce sang ne peut revenir dans le cœur à cause de l'obstacle que lui opposent des valvules [...]. On voit qu'en une demi-heure, il passe par le cœur dans les artères [...] une quantité de sang beaucoup plus considérable que celle qu'on pourrait trouver dans tout le corps. »

Harvey conclut que le sang circule de manière continue, poussé par la contraction du ventricule gauche du cœur et que les veines le ramènent au ventricule droit. S'il n'en était pas ainsi, les veines seraient vite asséchées et les artères distendues, voire déchiquetées par la pression. En bref, tout le sang est continuellement poussé par le cœur dans les artères ; il passe ensuite des artères aux veines en pénétrant au passage dans les tissus périphériques de l'ensemble du corps et enfin, il revient dans le cœur par les veines.

Des expériences viennent à l'appui du raisonnement, observations de cœurs d'animaux (surtout à sang froid parce que les battements cardiaques sont lents), ligatures veineuses et artérielles, mais la proposition de la théorie circulatoire leur est visiblement antérieure. Elle est à la fois un produit des recherches de Padoue et de la pensée logique de William Harvey.

Les livres de Colombo et de Césalpin annonçaient à brève échéance un énoncé définitif de la circulation sanguine. Harvey trouva la formulation irréfutable d'une fonction capitale de l'organisme, d'un mouvement physiologique essentiel à la vie. Les bases correctes, reproductibles et vérifiables d'une hémodynamique étaient posées pour la première fois.

Le style de *De motu cordis et sanguinis* est à la mesure de l'esprit de Harvey, clair, précis, et sans redondance ni hésitation. Pourtant Harvey ne parvint pas à convaincre tout le monde. En France, les opposants furent Jean Riolan fils (1577-1657) et Guy Patin (1600-1672). Ailleurs, en Europe, ils se nomment Jacques Primerose, Hofmann, Schlegel, Conrig, Sténon, Lower, Vieussens, de Wale et de La Boë (dit Sylvius). Le roi de France Louis XIV, irrité par les tumultes universitaires et les tergiversations sur une question que de nombreux experts pensaient résolue, décide d'y mettre fin en chargeant Dionis d'enseigner la circulation du sang au Jardin du roi. Ce fut en 1672, quarante-quatre ans après la parution du *De motu cordis*. Il aura donc fallu quelque quinze cents ans pour que l'erreur d'une croyance aveugle en une théorie fausse fût rectifiée. L'histoire des sciences abonde en délais de même ampleur ; on peut s'interroger sur le nombre et la nature des dogmes erronés qui sous-tendent encore le savoir des hommes.

L'histoire de la découverte de la circulation du sang fut une longue suite d'erreurs, de croyances infondées, et de soumission à des décisions extérieures au domaine scientifique. Elle montre à la fois l'importance du climat social, des idées et de la culture, et celle de plusieurs inventeurs obstinés. La découverte s'est avérée le produit de situations nombreuses et compliquées dominant le talent indivi-duel ; les capacités innovantes n'ont pu s'exprimer que dans une atmosphère particulière. Harvey démontre que la découverte de la circulation sanguine a exigé, en sus d'une fermentation généralisée, l'intervention d'une catalyse ciblée et puissante. Une conceptualisation originale exige une voix forte.

Les périodes qui ont précédé et suivi la mise en place du nouveau paradigme circulatoire, relativisant la puissance de l'intelligence humaine, jettent quelque doute sur les prétentions prométhéennes de l'homme occidental. Un ralliement aveugle à un concept *a priori* et un désintérêt pour le réel furent causes de la lenteur du progrès. Avec aussi, sans doute, un certain degré de naïveté. Pour remédier à leur fragilité, les hommes peuvent avoir tendance à se satisfaire de tout ce qui ressemble à une certitude. Cette interprétation vaut sans doute aussi pour la période post-critique. Le nouveau paradigme circulatoire ne semblant souffrir d'aucune imperfection, satisfaisant en tout cas le milieu scientifique, les recherches concernent désormais les questions résiduelles et dérivées qu'il soulève.

RÉFÉRENCES

Aristote, *Les parties des animaux*, Paris, Les Belles-Lettres, 1956.

M. D. Grmek, *La Première révolution biologique*, Paris, Payot, 1990.

P. Gorny, *Histoire illustrée de la cardiologie*, Paris, R. Dacosta, 1985.

W. Harvey, *De motu cordis – De circulatione sanguinis*, Londres, Nonesuch Press, 1953.

M. Vegetti, « Entre le savoir et la pratique : la médecine hellénistique », in M.D. Grmek, *Histoire de la pensée occidentale*, Paris, Seuil, 1995.

Chapitre III

Le renouveau de la médecine clinique

Le XVIIe siècle est une période de transition. De grands cliniciens s'affirment, surtout dans le nord de l'Occident, et le microscope commence timidement à jouer un rôle dans la recherche médicale. Mais l'élan constaté ne concerne que la séméiologie.

A. LES PRÉCURSEURS

La Renaissance a été accompagnée d'un essor de l'anatomie et donc de la chirurgie qui en est la fille aînée. Le XVIIe siècle est l'époque d'un renouveau de la médecine clinique, étayée par une anatomie assez sûre désormais, par des progrès physiologiques, et débarrassée (ou tentant de se débarrasser) des fioritures d'une période ignorante.

Quelques grandes figures de cliniciens rigoureux, savants, rationnels, émergent alors. Leur efficacité pratique dépasse à peine celle des médecins du siècle passé mais ils ont gagné en raison et en sobriété. En cela, ils respectent des valeurs que l'on trouve chez les grands cliniciens des XIXe et XXe siècles et ils apparaissent comme des précurseurs méritant reconnaissance.

1. Thomas Sydenham (1624-1689)

Après des études à Oxford, Cambridge et Montpellier, Thomas Sydenham professe à Londres. C'est un homme brillant, ami de Boyle, un naturaliste, et du philosophe Locke. C'est un homme honnête, loin du pédantisme et de la grandiloquence médicale de son époque. Son œuvre couvre de nombreux domaines, les pathologies nutritionnelles et métaboliques surtout. Ses plus célèbres descriptions concernent d'abord les maladies qui l'affectent personnellement, la goutte et sa crise aiguë et la lithiase rénale ; la première peut céder spontanément à « l'heure où chante le coq », mais sa douleur atroce exige l'ingestion de la médecine analgésique qu'il a préparée à cette intention, son *laudanum*, un mélange opiacé. Les maladies infectieuses, la coqueluche, l'érysipèle, la chorée, le préoccupent également. Il consigne ses observations dans des livres rédigés en latin selon l'usage de l'époque : *Methodus curandi febris* (1666), *Observationes medicæ* (1675), *Tractatus de Podo gra et Hydrope, Opera universa* (1685). Son fils William, également médecin, en a tiré un excellent manuel, écrit, à la mémoire de son père, en anglais et intitulé, *La Pratique de la médecine du docteur Sydenham*, qui eut un grand succès.

L'originalité et le mérite de Sydenham tinrent à l'exactitude et la finesse des descriptions cliniques, à la précision des cadres nosologiques, à la clarté de son interprétation des maladies qui naissent en dehors de l'organisme et l'envahissent secondairement. Tant que les mécanismes qui aboutissent à l'apparition de symptômes sont inconnus, il est illusoire de vouloir traiter : diète, purgatifs (plutôt que saignée), écorce de quinquina contre les fièvres intermittentes, laudanum, font alors l'affaire. Sydenham s'en tient à une médecine encore hippocratique mais complétée par une longue expérience et débarrassée de toute invention. Il s'en tient à la séméiologie et la nosologie mais il les veut propres.

2. Hermann Boerhave (1668-1738)

Médecin et enseignant à Leyden, Hermann Boerhave s'inspira beaucoup de Sydenham et adopta sa philosophie. Homme de cœur et enseignant hors pair avec des connaissances encyclopédiques et structurées, il fut un consultant très renommé, même au-delà des frontières européennes. Il délaissa les constructions théoriques et exigea aussi la plus grande clarté dans les observations anatomocliniques. Ses contributions majeures furent un enseignement avec des livres, *Elementa chemica, Institutiones medicæ* (1708), *De usu ratiocinii mechanici in medicina* (1703) parmi les plus cités, et des leçons célèbres au « Collegium practicum medicum » de sa ville ; une recherche nosologique distinguant maladies des organes solides et maladies des humeurs ; des découvertes cliniques sur la valeur pronostique du pouls plus grande, selon lui, que celle de la fièvre, bien que celle-ci, en accord avec Hippocrate, comporte un effet bénéfique.

Sa personnalité compta peut-être davantage que ses travaux originaux comme la formation d'une école de médecine de renom international. L'un de ses disciples les plus actifs fut Gérard van Zwieten (1700-1772) appelé à Vienne par Marie-Thérèse pour qu'il la soigne dans tous les sens du terme, pour qu'il veille à la santé publique et organise l'enseignement médical ; on lui doit la première description de l'aphasie (1753).

3. La diversité des contributions cliniques

Des foyers médicaux concurrents et puissants se constituèrent aux XVIIe et XVIIIe siècles dans nombre de villes européennes.

La liste des grands cliniciens de l'époque est assez longue (voir annexe) et les contributions cliniques, concernant des domaines d'intérêt diversifiés, ne sont pas négligeables. Chacune apporte une précision supplémentaire à la description de la pathologie, elle vient en quelque sorte combler une lacune de la cartographie des symptômes morbides. Mais aucune ne change profondément la démarche exploratoire de la médecine qui demeure essentiellement descriptive.

Pourtant la mise au point d'un microscope convenable par Antoine Van Leeuwenhoek dans les années 1670 aurait pu être une source considérable de progrès. L'instrument est resté longtemps loin du lit du malade, dans les mains de naturalistes et d'anatomistes. Il est vrai qu'Antoine Van Leeuwenhoek (1632-1723), commis drapier de son état, ne s'était mis à l'optique que pour mieux apprécier la qualité des fils de ses toiles. Par ailleurs, les tentatives d'utilisation, en biologie, de verres grossissants ont été peu nombreuses et peu convaincantes (évidemment par insuffisance d'amplification de l'image).

La découverte de l'agent de la gale en 1590 par Thomas Mouffet (1553-1604), celle du bacille pesteux par le Père jésuite Athanase Kircher (1602-1680) de Wurtzbourg en 1671, ou celle des soi-disant microbes de maladies infectieuses en 1762 par Marc-Antoine von Plenciz (1705-1786), restaient des événements sans grand lendemain.

Les « opticiens » n'intéressèrent donc pas les médecins cliniciens qui s'étaient détournés d'une technique de progrès. Quelques hommes, au penchant naturaliste, se servirent du microscope pour parfaire leur connaissance du corps humain ; ils furent les aînés des histologistes et des anatomopathologistes. Quelques brillants succès leur sont dus, même s'ils s'avéraient sans conséquence pratique pour la clinique quotidienne.

Tout d'abord, Leeuwenhoek, avec l'exaltation que procure un instrument neuf qui fonctionne bien, explore tous les tissus de l'organisme. Il découvre avec son microscope les cellules du sang et les spermatozoïdes, confirme la découverte de follicules sur l'ovaire faite antérieurement par Nicolas Sténon (Niels Steensen, 1638-1687) et par Régnier De Graaf (1641-1673), et démontre l'existence des capillaires.

Des tissus sains, on passe sans transition nette aux tissus lésés. Giovanni Borelli (1608-1679) essaie de quantifier le fonctionnement du corps humain. Marcello Malpighi (1628-1694) confirme l'observation de Robert Hooke (1635-1702) qui constate l'architecture cellulaire des tissus vivants végétaux et animaux et commence à ce niveau d'observation la description du rein, du foie, de la peau et de maints autres tissus.

Richard Lowen (1631-1691) reste, quant à lui, dans la tradition physiologiste de Harvey. Il montre que le sang veineux devient rouge par son mélange avec l'air inspiré dans les poumons. Il démontre également l'existence d'anastomoses entre les deux systèmes artériels du cœur, prouve la justification et l'efficacité de la saignée dans les grandes défaillances du ventricule gauche, observe les liens entre les troubles pulmonaires et les troubles cardiaques et la réparation d'obstructions artérielles par du sang vicariant.

Les progrès de l'anatomie micro- et macroscopique vont s'emparer de la médecine. Ils permettent en toute logique de faire des corrélations entre des signes cliniques et des lésions anatomiques. Ils favorisent l'apparition d'un paradigme nouveau, la *médecine anatomoclinique*.

Les pionniers en sont Albertini, Lancisi, Malpighi, Baglivi en Italie, Vieussens à Montpellier (1641-1715), Wepfer en Suisse. Ils n'établissent peut-être pas encore des causalités, mais des correspondances entre l'observation clinique et anatomique. Cette nouvelle médecine comprend les répercussions entre insuffisances pulmonaires et cardiaques, les conséquences des lésions des valvules cardiaques, la différence entre anévrismes et dilatation du cœur, ainsi que les mécanismes des hémiplégies.

Le XVIIᵉ siècle fut avant tout une période d'éveil, d'intérêt pour le corps humain et la médecine, un temps intermédiaire et charnière entre l'ignorance et la connaissance, une époque préparatoire à l'action.

B. LEIBNIZ, AVOCAT DE LA MÉDECINE

Le philosophe allemand Gottfried Wilhelm Leibniz (1646-1716) a été un grand avocat des capacités de la médecine à maintenir la santé et à guérir les maladies. Il convainc les grands qui le protègent, princes et électeurs, et partage son enthousiasme avec les plus illustres savants de son temps, le naturaliste Walter von Tschirnhaus (1651-1708), le physicien Edme Mariotte (env. 1620-1684), le mathématicien Guillaume de L'Hospital (1661-1704), le botaniste Guy Crescent Fagon (1638-1717) et d'innombrables praticiens rencontrés en Allemagne ou ailleurs sur le continent, Bernardo Ramazzini (1633-1714), Jean-Adrian Helvétius (1661-1727) (qui préconise des extraits de la racine d'ipécacuana dans le traitement des diarrhées sanglantes), ou Conrad Berthold Behrens (1660-1736).

Leibniz compte pour beaucoup dans l'histoire de la pensée médicale occidentale, et M.D. Grmek en a livré les principales raisons, reprises sous forme schématique ici.

1) La recherche biologique ne saurait consister en une démarche

déductive aboutissant à des principes ayant la même source logique et la même rigueur que les principes de la physique, voire ceux de la mathématique, ainsi que le croit René Descartes (1596-1650). La recherche doit revêtir un profil empirique avec « un emploi judicieux des expériences physiques et chimiques, des dissections anatomiques et des observations cliniques, toxicologiques, météorologiques et microscopiques ». « La médecine, étant la plus empirique des sciences, a besoin de recueils, d'observations et de répertoires. » Leibniz se méfie de la tradition clinique du galénisme et rejoint son contemporain Thomas Sydenham qui prêche le retour à l'observation ingénue des faits.

2) Leibniz croit en la possibilité d'un proche et grand progrès de la médecine. Il croit aux recherches de Leeuwenhoek et de Malpighi et se fie à la chimie et à la chirurgie. Il dénonce l'insuffisance numérique des chercheurs, l'erreur de l'enseignement qui oublie les vérités scientifiques et s'en tient à des affabulations transmises sans raison de génération en génération, et l'absence de financement du travail expérimental.

3) Comme l'écrit Grmek, « fidèle à l'esprit de l'absolutisme éclairé », Leibniz voit dans l'étatisation des services médicaux la meilleure solution des problèmes posés par les exigences de la santé publique. Il recommande de procéder à une distribution raisonnable des médecins dans les villes et les campagnes ; ces médecins, fonctionnarisés, feront des dépistages systématiques (des « confessions médicales ») et instruiront le peuple.

4) L'épidémiologie constitue un axe extrêmement important pour comprendre les mécanismes d'apparition des maladies, d'autant plus précieuse que les paramètres qu'elle mesure peuvent être interprétés de manière parfaitement objective.

5) Leibniz croit à l'intérêt des confrontations d'idées. Il passe sa vie à courir en Europe d'une place scientifique à une autre, et ne cesse de réclamer l'installation d'académies et autres sites favorisant la discussion. Le *Medicinal Behörde* ou *Sanitäts Collegium* par exemple pour les projets de santé publique et d'économie de la santé, ou l'Académie des Curieux de la nature, ou encore le projet d'une *Académie des sciences et des arts* en Allemagne (1669).

6) Leibniz, avec quelques autres, Sydenham surtout, recherche des thérapeutiques particulièrement appropriées à un état pathologique donné, sinon spécifique. Il a compris que le ridicule des médecins de Molière est largement lié à l'ubiquité de plusieurs traitements, saignée et lavement surtout, prescrits à défaut d'une médication spécifique. Quelques médicaments de son époque permettent de jeter les bases d'une pharmacologie sélective : quinquina, suc de pavot ou antimoine. Quelques spécialités aussi comme une pommade antihé-

morroïdaire qu'il recommande à ses amis, Descartes et Fontenelle (1657-1757).

Ainsi de nombreux cliniciens faisaient-ils ce qui était en leur pouvoir pour aider leurs patients (c'est-à-dire peu), des biologistes érudits travaillaient au microscope, ou étudiaient nerfs et excitabilité : Francis Glisson (1597-1677), Albrecht von Haller (1708-1777) et Nicolas Sténon (Nills Stensen, 1638-1686), William Groone (1633-1684) et Thomas Willis (1621-1675). La Royal Society et l'Académie des Sciences à Paris bruissaient de découvertes. Mais aussi grandes fussent-elles, comme la « tache aveugle » par Mariotte ou la mise au point de nouveaux instruments chirurgicaux, la progression de la médecine restait *normale* par accumulation de découvertes ponctuelles et instables. Seul, Harvey engendra un concept paradigmatique. Ceux qui jetèrent les bases de l'histologie et de l'organisation cellulaire du Vivant restèrent, par manque de cohésion peut-être, au stade des prémices : la physiologie et la pathologie cellulaires sont encore bien lointaines. Leibniz eut une pensée révolutionnaire, une prescience de l'évolution de la médecine, mais une apraxie, liée à l'immaturité technologique, empêcha que la pensée communique au geste ; le paradigme leibnizien demeura question d'école, et la médecine, quoique grandie, demeura immobile.

RÉFÉRENCES

M. Bariéty, C. Coury, *Histoire de la médecine*, Paris, Fayard, 1963.
M.D. Grmek, *La première révolution biologique*, Paris, Payot, 1990.

ANNEXE

LES GRANDS CLINICIENS

Nom	Origine	Domaine d'intérêt
Francis Glisson 1597-1677	Cambridge/Londres	Rachitisme (S. inaugural)
Thomas W. Willis 1621-1675	Oxford	Maladies nerveuses, diabète
Paul G. Werlhof 1699-1767	Hanovre	Purpura hémorragique
François Sylvius 1588-1672	Leyde	Ictères
William Piso 1616-1678	Hollande	Diphtérie, maladies tropicales
Ysbrand v. Diemorbroek 1608-1674	Angers/Utrecht	Peste

George Baker 1722-1809	Londres	Colique de plomb
Sir Percival Pott 1713-1788	Londres	Tuberculose vertébrale
Jean-Pierre David 1737-1784	Rouen	Tuberculose vertébrale
Sir John Pringle 1707-1782	Londres	Dysenterie
Georg Zimmermann 1728-1795	Allemagne	Dysenterie
Daniel Sennert 1752-1637	Wittenberg	Exanthèmes
John Huxham 1694-1768	Plymouth	Exanthèmes
Nils Rosen v. Rosenstein 1706-1773	Upsala	Exanthèmes, ergotisme, pédiatrie
Jean-B. Borsieri 1725-1785	Pavie	Fièvres éruptives
Michele Sarcone 1732-1797	Naples	Fièvres éruptives
C.H. Wagler 1732-1778	Göttingen	Fièvres éruptives
Rudolf A. Vogel 1724-1774	Erfurt	Fièvres éruptives, varicelle
William Heberden 1710-1801	Cambridge/Londres	Fièvres éruptives
Anne-C. Lorrey 1726-1783	Paris	Dermatologie
Joseph J. v. Plenck 1738-1807	Vienne	Dermatologie
Caleb H. Parry 1755-1822	Angleterre	Goitre exophtalmique
François E. Fodere 1764-1835	Strasbourg	Goitre endémique
William Hunter 1718-1783	Londres	Anévrismes, ulcères gastriques
John Hunter 1728-1793	Londres	Anévrismes, ulcères gastriques
Johann P. Frank 1745-1821	Vienne	Hygiène
Leopold Avenbrügger 1722-1809	Vienne	Percussion thoracique

Chapitre IV

La médecine anatomoclinique

L'anatomie qui a dominé la médecine des XVIe et XVIIe siècles porte ses premiers fruits au XVIIIe : la chirurgie s'affirme alors avec l'anatomie pathologie. Ces deux disciplines donnent à leur tour naissance à une nouvelle méthode, la méthode anatomoclinique, qui rapporte des symptômes à des lésions viscérales.

A. LES CONSÉQUENCES DE LA RÉVOLUTION FRANÇAISE

L'anatomie a dominé l'exercice médical aux XVIe et XVIIe siècles, l'anatomie pathologique apparaît au XVIIIe (*Le Siège et les causes des maladies démontrés par l'anatomie*, de Battista Morgagni, est publié en 1761) ; au même moment, la chirurgie atteint une grande notoriété. En France, grâce à l'Académie de chirurgie, les chirurgiens sont respectés et écoutés. J.-L. Petit, Le Dran, Quesnay et Desault sont des noms célèbres. Desault, surtout, admirable séméiologue. Les nouveaux maîtres de la médecine clinique de la fin du XVIIIe et du début du XIXe siècle, Bichat, Récamier, Landré-Beauvais, Laennec, Broussais et Cruveilhier possèdent une formation de chirurgien. La médecine moderne fut grandement aidée par une somme de connaissances anatomiques et localistes accumulées dans un milieu chirurgical qui discute d'incisions mais aussi de notions aussi fondamentales que l'irritation et le néohumoralisme. K.R.A. Wunderlich, clinicien à Leipzig, écrit en 1859 dans son livre *Geschichte der Medizin* que « toute la nouvelle orientation de la médecine française est issue de l'école chirurgicale » et Owsei Temkin intitule un article de 1951 « The role of surgery in the rise of modern medical thought ». La médecine anatomoclinique est le terme d'un enchaînement méthodologique heureux qui à chaque étape de conquête déclenche une stratégie supplémentaire de découverte. De la connaissance d'une morphologie d'organe normal, découle l'observation du pathologique, et dépend une cure chirurgicale puis une médecine anatomoclinique qui, selon Foucault, vise à superposer « l'espace de configuration de la maladie et l'espace de localisation du mal dans le corps ». Mais il est erroné de prétendre, comme l'a fait cet auteur, que l'apparition de ce nouvel exercice fut un phénomène brutal, une innovation non préparée ; le nouveau paradigme a été l'aboutissement d'une évolution progressive. D'un enchaînement logique mû par la puissance d'une découverte initiale. Cependant, cette évolution n'a pas été seulement animée par un dynamisme interne. Des circonstances, des événements extérieurs, ont influencé le progrès médical.

Pendant le demi-siècle, voire le siècle, suivant la Révolution de 1789, la médecine française fut à la pointe du progrès parce qu'elle a reposé tout entière sur une nouvelle méthodologie, la méthode anatomoclinique. Ce succès est dû à la clairvoyance des médecins mais il a été préparé, favorisé par l'histoire révolutionnaire. La science a été soumise à un milieu permissif et activateur.

1. La médecine dans la tourmente

Avant les événements de 1789, la situation de la médecine parisienne n'était pas bonne. En 1788, selon le rapport sur les hôpitaux de Jacques Tenon, les hôpitaux de Paris sont encombrés de miséreux, leur entassement dissémine les infections. L'hygiène fait défaut dans tous les hôpitaux même dans les plus récents qui s'avèrent inadaptés au soin des malades dès leur ouverture (hôpitaux Cochin et Vaugirard, 1780 ; hôpital Beaujon, 1784). L'Hôtel-Dieu n'a pas effacé les traces de l'incendie de 1772 et la Caisse des Hôpitaux civils (créée en 1780) est vide. Quant aux médecins, ils sont encore formés selon les principes des décrets de Marly de 1707 : dans les écoles de médecine, trop nombreuses, on enseigne une médecine archaïque, théorique, négligeant les progrès accomplis en mathématiques et en physique. L'enseignement et l'hôpital sont complètement séparés.

La Révolution plonge la médecine dans un état de grande désolation. Les structures hospitalières sont mises en question. « Détruisons l'hôpital puisqu'il est au cœur de la misère », disait-on chez les révolutionnaires ! Le Comité de Mendicité de l'Assemblée nationale est acquis aux idées des économistes et des médecins qui estiment que le seul lieu possible de réparation de la maladie est la famille, le milieu naturel de la vie sociale qui prévient des nosophobies, des infections nosocomiales, et qui coûte beaucoup moins cher. Les fondations hospitalières sont condamnées à disparaître, les congrégations religieuses et soignantes sont chassées, dissoutes (en 1790) et les biens des hôpitaux nationalisés et vendus. Le Trésor public supprime toute aide. Consciente de son devoir social et collectif d'assistance aux familles, la Nation, après avoir aliéné à son avantage les biens des hôpitaux et les avoir réunis en « une masse commune », s'est sentie ensuite obligée d'affecter de l'argent à la santé. Elle crée une administration centrale et une « maison communale » distribuant des secours aux familles pauvres qui soignent leurs malades. Mais si la Convention a pensé à une assistance, elle a négligé l'hôpital.

En outre, l'Université (facultés et écoles de médecine) a été fermée, les diplômes ont perdu toute signification, la Révolution prétendant assurer un libre accès à tous les emplois. Les corporations sont interdites, les sociétés et académies, dissoutes.

2. Réorganisation structurelle et renouveau de l'exercice médical

Le désordre dura jusqu'à Thermidor. La nécessité de reconstruire s'imposa alors, les armées manquant de médecins, la population réclamant des soins. Quelques personnalités proposèrent des solutions originales. Parmi eux, deux médecins et un chimiste, conseillers du gouvernement, jouent un rôle essentiel, Antonin Fourcroy (1755-1809), Pierre-Jean-Georges Cabanis (1757-1808) et Jean-Antoine Chaptal (1756-1832). Leur volonté commune est de réorganiser l'enseignement, de restructurer les facultés et de développer la pratique de la médecine. De nombreux médecins encouragent leur action.

Félix Vicq d'Azyr (1748-1794), secrétaire de la Société royale de médecine, dans un mémoire sur la réforme médicale soumis à l'Assemblée nationale en 1790, et intitulé un « nouveau plan de constitution médicale pour la France », prône l'unité de la médecine et de la chirurgie, souligne l'importance fondamentale de l'observation clinique et de l'enseignement au lit du malade. Antoine Portal (1742-1832), originaire de Montpellier, professeur d'anatomie, soutient qu'une pathologie doit se découvrir par un examen physique au lit du malade. Louis Desbois de Rochefort (1750-1786) fut le premier à organiser un enseignement clinique à Paris ; son élève J.-N. Corvisart (1755-1821) a poursuivi cette tradition.

Fourcroy, médecin et chimiste, a été chargé de remettre à la Convention un rapport sur l'établissement d'une École de santé à Paris. Des mesures sont prises (le 14 frimaire an III) concernant l'ouverture de trois écoles, Paris, Strasbourg et Montpellier, l'association d'un enseignement pratique et de leçons théoriques, la sélection des maîtres et leur juste rémunération pour qu'ils assurent une présence continue. « Les élèves seront exercés aux expériences cliniques, aux dissections anatomiques, aux opérations chirurgicales, aux appareils. Peu lire, beaucoup voir et beaucoup faire [...]. Au lit de chaque malade, le professeur s'arrêtera le temps nécessaire pour le bien interroger, pour l'examiner convenablement ; il fera remarquer aux élèves les signes diagnostiques et les symptômes importants de la maladie » ; puis à l'amphithéâtre, le professeur reprendra l'histoire générale des maladies observées dans les salles de l'hôpital : il en indiquera les causes « connues, probables et cachées » ; il énoncera le pronostic, et donnera les indications « vitales », « curatives » ou « palliatives ».

Le livre de Cabanis *Du degré de certitude de la médecine* est un plaidoyer pour l'intérêt pédagogique des structures hospitalières et son rapport au Conseil des Cinq-Cents sur un mode provisoire de police médicale (4 messidor an VI) propose la reconnaissance officielle d'aptitudes à être « docteur » ou « officier de santé ». Cabanis s'est plus intéressé à l'hôpital et à la clinique qu'aux sciences fondamentales. Il ne voulait pas de nouveaux remèdes mais une méthode pour utiliser ceux dont il disposait. Quant à Chaptal, il intervint sur le désordre de la médecine en rétablissant des sœurs hospitalières, en fondant la première école nationale de sages-femmes et la pharmacie centrale, et en réglementant l'exercice de la médecine (loi du 19 ventôse).

Ainsi, la Révolution française a mis en place une nouvelle médecine originale par sa soumission à l'État, la qualité de l'enseignement, l'égalité des leçons théoriques et pratiques, l'importance de l'examen clinique et de l'étude *post mortem*, la laïcité, et l'exigence de diplômes officiels. L'abandon du latin pour le français est une mutation facilitante et exemplaire dans une Europe dont la langue médicale officielle, le latin, est inadaptée aux progrès scientifiques et techniques. Par ailleurs, un certain équilibre est revenu dans le financement des hôpitaux, dorénavant gérés par les municipalités.

En sus de cette réorganisation structurale, la médecine a évolué en profondeur. Deux exercices ont pris une importance majeure, la dissection anatomique et l'examen clinique au lit du malade. La formation médicale est identiquement partagée entre le pavillon de dissection et la salle d'hôpital, tandis que l'exercice de la médecine est accompli dans la salle d'hôpital et la pièce d'autopsie.

Les conditions des nouvelles études médicales, proposées par le rapport Fourcroy et retenues par la Convention, sont propices au développement de la méthode anatomoclinique. Dans les trois écoles de médecine française, les principes pédagogiques sont comparables. La dissection est la discipline principale (plus de 500 cadavres sont fournis annuellement à l'École parisienne). À partir de 1797, une École de dissection, adjointe à l'École de médecine, accueille une élite de cent vingt étudiants sélectionnés par concours. Les autres matières universitaires, négligées dans l'Ancien Régime, sont (à partir de 1800) médecine légale, hygiène, histoire de la médecine, physique, chimie biologique, histoire naturelle. Pathologie médicale et pathologie chirurgicale sont comprises au lit du malade ou à la table de dissection. Cabanis a rejoint Fourcroy. « Ce n'est pas dans les livres, mais au lit du malade que se fait l'apprentissage véritable du jeune médecin. »

B. LA MÉDECINE ANATOMOCLINIQUE S'IMPOSE

1. La médecine descriptive

Avant d'être anatomoclinique, la médecine fut descriptive. Elle s'est soumise pendant le XVIIIe siècle à la règle naturaliste qui vise à établir des classes, familles et espèces. Les symptômes sont regroupés à la manière des systématisations organiques et inorganiques. Boissier de Sauvages, qui veut être le Linné des maladies, présente en 1761 une *nosologie* et, encore en 1798, Pinel (1745-1826) publie sa *nosographie*. Frissons, sudations, faciès vultueux sont rangés dans la rubrique « fièvre » et vomissements, douleurs ventrales, acidité gastrique dans « maladies de l'estomac ». Cette situation est un réel progrès par rapport à une médecine dépourvue de repères, mais elle n'établit pas de lien de causalité et elle expose à des erreurs. « Fièvre » n'indique pas le processus, infectieux ou tumoral, qui la provoque, et les symptômes d'une « maladie de l'estomac » peuvent aussi bien être ceux d'une maladie du pancréas. La nosologie symptomatique a néanmoins le grand intérêt, inédit dans l'histoire de la médecine, de fournir un fort élément de présomption diagnostique. Elle inaugure en quelque sorte l'affirmation statistique d'une probabilité par une fréquence d'association des signes cliniques. Elle met fin à la médecine hippocratique qui fut paucisymptomatique, concernée par un nombre limité d'anomalies cliniques, très souvent par un signe isolé, en se limitant à définir sa valeur pronostique et des généralités sur sa survenue.

2. Le recours à l'anatomie

Le recours à l'anatomie s'imposa rapidement pour confirmer les valeurs séméiologiques de l'ébauche de taxonomie clinique et pour comprendre et situer le mécanisme morbide. La médecine de la fin du XVIIIe et du XIXe siècle avait compris le caractère pressant de la vérification anatomique, de la médecine anatomoclinique et avait désacralisé la mort. Pour le citoyen d'alors, la dissection d'un cadavre était encore, malgré la fréquence de la mort, considérée comme une affaire « inhumaine » et cruelle, selon l'expression de Ruth Richardson dans *Death Dissection and the Destitute*. La nouvelle médecine de cette époque ne fut au fond qu'un prélude de la médecine de notre temps où la mort, survenant à l'hôpital, est parfois considérée comme une simple affaire biologique. Les premiers pas de la méthode anatomoclinique furent permis par l'étude de milliers de cadavres car l'affirmation d'une causalité entre une lésion tissulaire et un signe clinique exige une observation persévérante. Aux premières heures du XIXe siècle, un médecin hospitalier a l'expérience de plusieurs centaines d'autopsies annuelles.

Partout en Europe, la médecine anatomoclinique devint la stratégie de progrès. Cabanis et Pinel se sont enthousiasmés pour les écoles d'Édimbourg et de Vienne. Pinel a traduit W. Cullen (1712-1790) et les comptes rendus de la London Royal Society ; ses descriptions de maladies dans sa *Médecine clinique* sont écrites selon le plan en usage à Édimbourg. La Société médicale de Paris de 1793 est calquée sur celle d'Édimbourg. Plusieurs autres médecins ont visité des hôpitaux britanniques. Corvisart traduit Auenbrügger (1722-1809) et Stoll (1742-1788) de l'École de Vienne, Coste (1741-1819) rédige des rapports sur les hôpitaux de cette ville. Quant aux échanges avec l'Italie, ils n'ont jamais cessé, même pendant la guerre, bon nombre de médecins (dont Broussais) ayant accompagné l'armée française en campagne.

Pourtant, l'École de Paris n'a rien à envier à ses voisines. Elle est même en première place des médecines européennes et attire un grand nombre d'étrangers. Cela est dû à la netteté de ses structures de travail, à la stricte soumission de la médecine à la méthode anatomoclinique et au grand nombre de médecins remarquablement travailleurs, ingénieux et enthousiastes. Nombre d'entre eux, la plupart peut-être, sont attachés à la cause républicaine et heureux d'être sortis de l'immobilisme de l'Ancien Régime. Les facultés de médecine ne sont plus ces *antiquarum tenax* immuables depuis le Moyen Âge avec des cours magistraux en latin et rien de plus qu'Hippocrate, Galien et quelques médecins arabes.

C. PORTRAITS DES ARTISANS DE LA MÉTHODE ANATOMOCLINIQUE

Les médecins avides d'observation et de taxonomie, d'autopsies et de dissections, furent légion. Les courtes biographies de sept d'entre eux, parmi les plus actifs à Paris, illustrent bien le nouveau paradigme de la médecine.

1. Philippe Pinel (1745-1826)

Ce petit homme bégayant, issu d'une famille du Sud-Ouest, diacre défroqué, docteur en médecine de la faculté de médecine de Toulouse, ne joue un rôle décisif qu'à quarante ans bien passés, lorsque les faveurs révolutionnaires l'amènent à devenir le premier médecin des infirmeries de l'hôpital Bicêtre. Ceci se passe en pleine Terreur, le 11 septembre 1793. Avant ce jour inaugural de la médecine psychiatrique, Pinel exerce à Paris dans une maison de santé privée, échoue au concours de faculté et se voit refuser une charge de médecin de la Maison royale.

Pinel n'aimait ni les livres ni les autopsies, mais il accepta le grand principe de la médecine de son temps. L'observation, pour l'« idéologue » qu'il voulut être, est un maître mot, toute « vaine théorie » est récusable. C'est par la seule observation externe que Pinel va parvenir à la description d'entités pathologiques, à classer la pathologie mentale et à proposer des manœuvres apaisantes ; les autopsies ne lui auront guère été utiles, la chirurgie est interdite, la symptomatologie fut sa seule arme.

Contrairement à ce que l'on admet parfois, la période révolutionnaire n'a guère modifié la situation des insensés. Les maisons de force sont des prisons où les plus atteints sont mis aux fers ; les geôliers ne sont pas médecins, « Au quartier des fous, s'exclame Mirabeau, il n'y a même pas de médecins ! » ; deux hospices seulement fonctionnent à Paris, La Salpêtrière pour les femmes et Bicêtre pour les hommes, sans hygiène et sans soin, avec trop de malades. Le Comité de Mendicité, créé en 1790 par la Constituante, le rapport présenté par La Rochefoucauld-Liancourt à l'Assemblée nationale en 1790 sur l'état des hôpitaux parisiens, et le rapport sur la nouvelle distribution des secours proposé dans le département de Paris en 1791, ont souligné l'incurie.

La nomination de Pinel est-elle une mesure rectificatrice ? Nul ne le sait. Qu'elle fût voulue ou non, elle s'avéra le premier secours offert aux aliénés.

Onze jours après l'arrivée de Pinel à Bicêtre, Jean-Baptiste Pussin lui remet les observations des fous de Saint-Prix qui sont tenues à jour depuis une dizaine d'années. Pussin, né en 1745 à Lons-le-Saulnier où il exerce le métier de garçon tanneur, est admis à Bicêtre le 5 juin 1771, à l'âge de vingt-cinq ans, comme infirme souffrant d'« humeurs froides ». D'une constitution solide, remis d'une affection considérée comme incurable, il est employé dans le bâtiment puis nommé en 1785, après quatorze années de vie à Bicêtre, « gouverneur de l'emploi de Saint-Prix », c'est-à-dire responsable de la folie à Bicêtre. Pussin convainc Pinel de la nécessité de rendre la liberté aux insensés qui lui sont confiés. Un an plus tard, dans ses *Observations sur la manie pour servir l'histoire naturelle de l'homme*, Pinel adopte les idées de Pussin et indique les principes qu'il faut respecter pour pouvoir se passer des fers. « Allier avec intelligence la douceur et la fermeté, prendre avec eux [les maniaques], quand ils s'obstinent, le ton le plus imposant et le plus inébranlable pour bien les convaincre qu'ils doivent faire la volonté de ceux qui les dirigent. » Pinel adopte le point essentiel de la pratique empirique de Pussin qui est de suivre avec soin toutes les crises psychiatriques pour prévoir leur fin tout en accordant « en général autant de liberté qu'il est possible aux fous qui se bornent à de vaines gesticulations, à des réclamations bruyantes, à des actes d'extravagances qui ne nuisent à personne ». Et la conclusion du mémoire recommande à la commission des services publics de commencer à se tourner vers ce grand objet d'intérêt public.

Pinel et Pussin ont observé que des manifestations de folie ne surviennent que lorsque le patient est exposé au regard des autres, et Pinel a compris que « l'homme malade est modifié par la position des lieux, la nature du climat, les saisons, la manière de vivre, les affections morales dont il s'est formé une longue habitude ». Cette interprétation n'est pas neuve en médecine, Hippocrate l'a déjà formulée, mais elle ouvre une nouvelle ontologie de la maladie mentale, une psychiatrie morale. La folie peut être considérée comme l'expression symptomatique d'une perte de la raison, du côté de l'intelligence, du côté de la volonté ou de celui des perceptions sensorielles. Mais elle peut aussi bien – et c'est là la conception de Pinel – être envisagée comme une réaction individuelle à un mal inducteur. Depuis deux siècles, la médecine mentale débat du problème découlant des propositions de Pinel. Faut-il détruire le mal comme l'a initialement voulu l'école de Charcot (1825-1893) (par l'hypnose) ou doit-on renforcer et encourager le malade avec Dubois de Berne (1848-1918) et plus tard Dejerine (1847-1917) ? Cette éthique humaniste veut aider le fou à vivre dans le monde et non plus aider l'homme à vivre, malgré et contre la folie. Canguilhem résume ainsi la conception globalisante, holistique de l'homme malade : « ... conception non plus localisationniste mais totalisante. La nature [*physis*] en l'homme, comme hors de lui, est harmonie et équilibre. Le trouble de cet équilibre, de cette harmonie, c'est la maladie. Dans ce cas, la maladie n'est pas quelque part dans l'homme. Elle est en tout l'homme et elle est tout entière en lui ». Foucault dira que l'homme est tout entier dans sa folie. La psychiatrie moderne hésite entre une psychiatrie psychosociale et une psychiatrie médicale. Pinel a suscité la première.

En avril 1795, il quitte Bicêtre pour prendre son poste de médecin-chef à La Salpêtrière. Il continue à s'intéresser à la pathologie mentale. Ses mémoires sont repris dans des livres, *Nosographie philosophique* (1798), *Traité médico-philosophique sur l'aliénation mentale ou la manie* (1800) et *Médecine clinique* (1802). Le principal intérêt de Pinel est alors éloigné des préoccupations éthiques des débuts de sa carrière universitaire. Il veut observer pour classer, définir, les pathologies mentales, une étape qu'il considère déjà comme indispensable à la prescription d'un traitement. L'obligation de classement est venue à la médecine par la taxinomie des espèces végétales et animales, des recherches de naturalistes tels que Boissier de Sauvages (1732), Linné (1764), Cullen et Mac Bride (1772), Vitet (1778) et Erasmus Darwin (1796). Ici Pinel s'avère presque plus mathématicien que médecin, il utilise d'ailleurs des compétences acquises depuis longtemps. « C'est vers le commencement du siècle dernier qu'un médecin géomètre s'est posé ce problème général : *une maladie étant donnée, trouver le remède*, ce qui marquait bien plus de présomption que de lumières et de sagesse... Une étude judicieuse des auteurs de médecine, anciens et modernes, la considération attentive des phénomènes des maladies... doivent apprendre à se borner au problème suivant, qui est bien plus mesuré et plus circonscrit : *une maladie étant donnée, déterminer son vrai caractère et le rang qu'elle doit occuper dans un tableau nosologique...* »

L'observation reste naturellement au centre d'une stratégie nosologique : les insensés ne peuvent manquer d'attirer l'attention du médecin « et de devenir sous ses yeux la matière d'observations utiles au progrès de l'art de guérir et à la connaissance de l'homme moral ». Pussin est le regard de Pinel et intervient auprès de ses protecteurs (François de Neufchâteau, ministre de l'Intérieur en 1798, et Cabanis) pour le rejoindre à La Salpêtrière. La description de Pussin par Pinel illustre en fait la médecine qu'il entend pratiquer. « Un zèle que rien ne rebute, une attention assidue à observer les mœurs et les allures des insensés, ainsi que les phénomènes de leur maladie, une sagacité naturelle et une sorte d'instinct qui font aimer ce genre d'observations, ont mis le citoyen Pussin en état d'établir parmi les fous un régime et une discipline admirables, et de pronostiquer d'une manière sûre leur guérison trois mois, six mois, un an à l'avance, et lorsqu'ils ne semblent offrir que les apparences d'un état désespéré. »

Avec Pinel et Pussin, à l'hôpital de La Salpêtrière, la symptomatologie psychiatrique s'affirme. Elle ne peut être le résultat d'une méthode anatomoclinique conventionnelle puisque les maladies mentales ne donnent lieu à aucune lésion organique spécifique. Le cerveau, bien qu'évidemment au centre du processus morbide, ne contient rien « exsangue, lisse, même léger (aucun épanchement ni concrétion calculeuse, ni engorgement) » (Pinel, *Traité médico-philosophique sur l'aliénation mentale*). Et ceci contraste avec des signes périphériques extrêmement forts allant de l'inhibition à l'excitation. Mais la psychiatrie naît quand même de l'observation et de la classification.

Pinel a fait deux découvertes. Il a observé que plusieurs symptomatologies peuvent alterner chez un même malade, ce qu'il interprète comme des expressions différentes d'une même maladie (psychose maniaco-dépressive). « C'est ainsi qu'on voit des mélancoliques devenir maniaques. » Il a aussi compris que l'environnement exerce une influence majeure sur le cours de certaines maladies, d'où son énergie à casser les chaînes des aliénés pour replacer ceux-ci dans un contexte naturel. Dans sa nosologie psychiatrique, Pinel fait preuve d'une sensibilité qui s'oppose à l'enfermement du patient dans un dégât mental irréversible. Les catégories tranchées de Thomas Willis, c'est-à-dire frénésie, délire, manie, mélancolie et sottise, deviennent hystérie, hypocondrie et maladies nerveuses.

La recherche de Pinel s'est en revanche quelque peu égarée dans le domaine organique, non psychiatrique. L'étude des fièvres, également présentée dans la *Nosographie* et dans la *Médecine clinique*, bien qu'appuyée par des documents anatomiques, est critiquable par des relations redondantes et incomplètes.

Pinel a été un révolutionnaire. « Jusqu'à l'année 1794, les fous – écrit son disciple Esquirol (1772-1840) lors de la monarchie de Juillet – étaient enchaînés partout en Europe. On n'imaginait pas qu'on dût mieux faire. Pinel brisa les chaînes qui flétrissaient, qui mutilaient, qui irritaient ces malheureux. Quatre-vingts *aliénés* [je souligne au passage que ce mot remplace celui de fou dans la phrase précédente] de Bicêtre furent déchaînés ; tous les autres aliénés furent traités avec plus de douceur ; on ne distribua plus de nerfs de bœuf aux garçons de service. De ce changement il résulta que plusieurs fous, regardés comme *incurables*, guérissent et que tous les autres furent tranquilles et plus faciles à diriger. »

Avant lui, les aliénés sont des coupables qu'il faut punir ; après, ce sont des malades qui méritent les égards de l'humanité souffrante et dont on doit chercher, par les moyens les plus simples, à rétablir la raison égarée. Autrement dit, Pinel a indiqué que les causes de l'aliénation sont des passions que l'on peut traiter psychiquement ou moralement.

La période classique du « grand enfermement » née en 1657 avec la fondation de l'Hôpital général est close en 1794. L'exemple est suivi deux ans plus tard à New York avec l'ouverture des portes de la Retraite de York créée pour les Quakers de Samuel Tuke. Dans son *Histoire de la folie*, Michel Foucault (1926-1984) a reproché à Pinel d'avoir rétabli par la médecine une frontière entre raison et déraison, alors qu'il persiste un reste de raison chez le sujet même le plus aliéné sur lequel peut agir le traitement moral, mais il a reconnu l'importance épistémologique de son œuvre.

2. Pierre-Jean-Georges Cabanis (1757-1808)

En médecine, il n'est pas de nouveau concept qui soit accepté sans plaidoirie. Une découverte, aussi importante soit-elle, risque le mépris et l'oubli lorsque la conviction manque à sa présentation. Cabanis fut l'un des premiers promoteurs de la nouvelle médecine parisienne axée sur l'observation. Sa propre pratique de la médecine n'a engendré rien de bien original mais, par son influence et sa persuasion, Cabanis a permis le développement de la médecine anatomoclinique et l'épanouissement de tous les enthousiasmes médicaux de son temps.

Cabanis est né à Rognac dans le sud-ouest de la France d'un père juriste qui l'envoie à Paris à quatorze ans. Ses études de médecine sont achevées en 1783. Il a pris une part active aux débuts de la Révolution, au côté de Mirabeau (dont il est le médecin), échappe à la Terreur en se cachant, réapparaît à la chute de Robespierre, et est à nouveau écarté par le général Bonaparte. En quinze ans il a su néanmoins convaincre les dirigeants de restaurer l'institution médicale. Ce succès a dépendu de ses nombreuses relations et de sa philosophie.

Grâce à Turgot, Cabanis avait été admis à fréquenter le salon de Mme Helvétius, veuve du philosophe, où il rencontre de nombreux représentants du siècle des Lumières : Diderot, d'Alembert, Condorcet, Jefferson, Benjamin Franklin, Chamfort, Morrillet, d'Holbach et Roussel. Son mariage avec la sœur du maréchal de Grouchy renforce ses liens avec le pouvoir révolutionnaire qui, Terreur passée, accepte ses recommandations pour aménager de nouveaux hôpitaux et pour que les études de médecine soient centrées sur l'observation au lit du malade et la confrontation anatomoclinique. « Ce n'est pas dans les livres, mais au lit du malade, que se fait l'apprentissage véritable du jeune médecin », écrivait-il dans *Révolutions et réformes*. Cabanis avait de nombreux appuis, parmi les politiques et aussi parmi les *idéologues* qui délaissent la métaphysique au profit des sciences de l'homme. Il connut donc Destutt de Tracy (1754-1836) et Volney (1757-1820), et favorisa la carrière de confrères médecins idéologues, Pinel, Moreau de La Sarthe (1771-1826), Richerand (1779-1840), Alibert (1766-1837) et Pariset (1770-1847), bref de tous ceux que Sainte-Beuve appelait avec mépris les médecins-écrivains. Chaptal, qui fut ministre de l'Intérieur de Napoléon, compta aussi parmi les amitiés de Cabanis. Ces liens ne furent sans doute pas étrangers aux charges de Cabanis, professeur d'hygiène puis d'histoire de la médecine et de médecine clinique à l'École de santé, et à ses honneurs, membre de l'Institut et de l'Administration centrale des hôpitaux. Il a souhaité et obtenu que les écoles de médecine soient réouvertes et que les études soient sanctionnées par un diplôme. Ses livres *Certitude de la médecine* (1797) et *Révolutions et réformes de la médecine* (1804) témoignent de sa clairvoyance et de sa volonté de changement.

Les idées de Cabanis sur la médecine procèdent de la philosophie sensualiste. Directement influencé par Locke et par Condillac, il pense que l'homme se réduit aux impressions reçues par les sens. « Du moment que nous sentons, nous sommes. »

Il existe trois sortes d'opération de la sensibilité, la première se rapportant aux organes des sens, la seconde aux parties internes, la troisième à l'organe cérébral lui-même. Le cerveau, centre de toutes les fonctions sensorielles, « destiné à produire la pensée de même que le foie à filtrer la bile et ... la parotide ... à préparer les sucs salivaires », et le système nerveux tout entier, sont pour les sensualistes d'une importance capitale. Cabanis a exposé cette médecine sensualiste dans un essai sur les *Rapports du physique et du moral de l'homme*, publié en 1802.

Ce livre, le plus lu des œuvres de Cabanis, contient des théories psychosomatiques et évolutionnistes intéressantes. Le système nerveux est à l'origine du tempérament, du moral, qui conditionnent le physique sous-jacent. « Combien d'hommes sont tués ou guéris par l'imagination ! Combien de constitutions altérées, ruinées ou rétablies ! Bacon prétend que former tous les jours de nouveaux projets est un moyen de prolonger la vie. » « Il faudrait voir si on ne pourrait pas, dès ce moment, tirer une suite de règles sur l'emploi des affections de l'âme pour le rétablissement ou le maintien de la santé. » C'est pourquoi la médecine, base de la science de l'homme, est aussi une « science morale ». Elle vise à faire progresser toute l'espèce humaine, à lutter contre le crime qui, comme la folie, n'est qu'une maladie physique, à combattre « les maladies de l'homme [qui] dépendent presque toujours de ses propres erreurs ou de celles de la société ».

Cabanis pressent ici l'importance de l'environnement. Il ne néglige pas pour autant celle de l'hérédité et oppose au « tempérament acquis » le « tempérament naturel ». Les maladies de l'homme dépendent presque toujours de ses propres erreurs ou de celles de la société.

Le sénateur d'Empire a été un politicien avisé, un homme d'influence et un philosophe raisonnable. Mais il eut aussi quelques idées contestables qui, heureusement, ne furent guère reprises. La chimie et la physique, l'anatomie pathologique, n'avaient pas de place en médecine ! L'observation clinique permettait de tout connaître et de tout comprendre à condition d'user d'une bonne méthode et d'être complète ! La connaissance des causes premières d'un phénomène ne lui paraissait pas indispensable. La philosophie sensualiste, tout imprégnée de variations individuelles, mène à un *empirisme sceptique*.

En dépit de ces erreurs, Cabanis contribua au renouveau de l'école de Paris. La mise en place du paradigme de la médecine anatomo-clinique, terme d'une pensée médicale, a été fortement aidée par des influences extérieures, politiques et administratives que Cabanis sut solliciter.

3. Jean-Nicolas Corvisart (1755-1821)

Corvisart fut aussi un grand animateur de l'École parisienne de médecine. Né en 1755 d'un père juriste, il a été élève de P.-J. Desault (1738-1795) et de L. Desbois de Rochefort (1750-1786) et s'est initialement destiné à la chirurgie avant de choisir la médecine interne. Il a donc évolué de l'anatomie vers l'anatomie pathologique et la méthode anatomoclinique. Ses idées libérales sont fortes ; en 1782, nommé

Docteur régent, il refuse de porter la perruque pour diriger l'hôpital Necker. Mme Necker s'oppose à cette inconvenance incompatible avec une nomination au poste de médecin-chef de son hôpital. En 1788, Corvisart est nommé médecin de La Charité, puis professeur de clinique médicale à la nouvelle École de santé en 1794 et médecin au Collège de France en 1797. Le Collège est l'une des rares institutions de l'Ancien Régime sur laquelle la crise révolutionnaire n'a pas eu prise. En 1804 – il a quarante-neuf ans – il renonce à ces activités pour devenir médecin personnel de l'Empereur et en 1815, il se retire complètement de la vie publique, refusant de parler de médecine.

Pendant seize années de vie hospitalière, il appliqua la médecine d'observation hippocratique et la méthode anatomoclinique à la cardiologie. Il a décrit l'hypertrophie et la dilatation cardiaques (que l'on dénomme aussi anévrisme du cœur), la péricardite, la pathologie du myocarde, des valvules et de l'aorte dans *Maladies du cœur, Essai sur les maladies et lésions organiques du cœur et des gros vaisseaux*. Il fut le premier médecin à montrer l'intérêt de la percussion en clinique cardiologique.

Corvisart a traduit en français le traité de médecine de l'école viennoise parce que au lendemain de la Révolution, en 1791, les étudiants ne parlent plus le latin. *Inventum Novum* d'Auenbrugger (1761) est complété par d'importantes notes personnelles sur la percussion : Corvisart y expose son expérience mais n'empiète jamais sur les compétences d'Auenbrugger.

La percussion a pris son essor en clinique grâce à Corvisart : de la cardiologie, elle gagne la pneumologie. En 1825, elle devient courante à Paris que visitent les médecins européens.

La philosophie médicale de Corvisart est exposée dans un livre qu'il ne mena pas à son terme (*Des localisations et des causes des maladies étudiées au moyen des signes diagnostiques et confirmées par l'autopsie*) et dans des notes ajoutées à la traduction de Stoll. Il s'avère « sensualiste » et place l'observation clinique en première place. La confrontation des symptômes et de l'anatomie pathologique vient ensuite avec une référence à la pathologie tissulaire que défend son cadet Bichat, sans aucun engouement pour le vitalisme. Il est opposé aux « théories spéculatives », « réservé en fait d'innovations », sceptique sur les possibilités thérapeutiques. « La médecine n'est pas l'art de guérir les malades ; c'est l'art de les traiter, dans le but de guérir, de soulager ou de contenter les malades. » Quant aux maladies cardiaques, on peut « parfois les prévenir, mais jamais les guérir ». La plupart des hommes sont condamnés, parce qu'ils n'ont pas une bonne conformation, souvent à cause de leur hérédité, ou parce qu'ils sont les victimes d'une profession ou de passions sur lesquelles le médecin ne peut agir. Corvisart laisse l'image d'un admirateur de Voltaire, sceptique, sensualiste et pragmatique, désabusé et aigri, mais d'âme ferme et stoïque. « *Le Mesrour de Voltaire avait perdu l'œil qui voit le mauvais côté des choses. Comme lui, je suis borgne, mais c'est l'autre œil que j'ai perdu.* »

4. Marie-François-Xavier Bichat (1771-1802)

Xavier Bichat est né le 14 novembre 1771 à Thoirette (Jura). Sa famille était de condition modeste. Son père, Jean-Baptiste, simple médecin de campagne, avait fait ses études à Montpellier, haut lieu du vitalisme, avec pour maître Barthez.

Xavier, l'aîné de quatre enfants, fit ses études au collège de Nantua ; puis, en 1790, gagne Lyon où il termine sa « philosophie » au séminaire Saint-Irénée et commence ses études médicales. En novembre 1792, il entre dans le service de chirurgie dirigé par Marc-Antoine Petit à Lyon comme « chirurgien surnuméraire ». Les événements révolutionnaires troublent considérablement les débuts de sa carrière médicale (il fut notamment réquisitionné comme médecin militaire dans l'armée des Alpes).

Il gagne Paris en 1794 pour achever ses études. L'enseignement est alors passablement désorganisé ; mais certains cours « fonctionnent » encore, notamment ceux de Pierre-Joseph Desault (1738-1795), l'un des maîtres de la chirurgie de l'époque. Desault remarque Bichat, et le prend comme « chirurgien surnuméraire » au Grand Hospice de l'Humanité (c'est le nom de l'Hôtel-Dieu sous la Révolution), où il sera son collaborateur.

Après la mort de Desault, Bichat ouvre son propre cours, privé, d'anatomie et de chirurgie dans des conditions assez « difficiles » (le cours se déroule dans un petit local mal approprié, l'origine du matériel de démonstration est manifestement assez « douteuse » puisqu'en 1797 il sera arrêté par la police alors qu'il était en train de voler des cadavres dans un cimetière). En 1798, il publie les œuvres de Desault, et ouvre un cours de physiologie. Il expérimente sur l'animal, et même sur des cadavres de guillotinés où il étudie l'effet du galvanisme sur le cœur. De 1795 à 1799, il publie seize articles ayant trait principalement à des techniques chirurgicales, dans le *Journal de chirurgie* (fondé par Desault) et dans les *Mémoires de la Société médicale d'émulation*. En 1799, il publie son *Traité des membranes* ; en 1800, ses *Recherches physiologiques sur la vie et la mort*. En 1801, il est nommé « médecin expectant » au Grand Hospice de l'Humanité, et il publie son *Anatomie générale appliquée à la physiologie et à la médecine* (deux parties en quatre volumes), et les deux premiers volumes de son *Anatomie descriptive*. Il aurait disséqué six cents cadavres pour écrire ces ouvrages.

Il ouvre un cours de matière médicale en 1802, mais meurt peu après, avant d'avoir achevé sa trente et unième année. Les causes de sa mort, le 22 juillet 1802, sont obscures. Il fit une chute en sortant de l'Hôtel-Dieu, fut blessé à la tête et ne s'en remit pas ; sa santé avait été auparavant altérée par ses travaux sur les cadavres (il se blessa en disséquant l'un d'eux). Il était peut-être par ailleurs atteint de tuberculose, et certains attribuent sa mort à une méningite tuberculeuse. Assez curieusement, la vie du plus éminent des vitalistes fut non seulement très brève, mais aussi très occupée par les cadavres et la mort, du fait de son métier, du fait de l'époque, mais sans doute aussi par goût personnel (la description de la mort naturelle dans la première partie des *Recherches physiologiques* est un véritable morceau d'anthologie ; quant à la seconde partie de ces *Recherbes physiologiques*, elle est entièrement consacrée à la mort sous toutes ses formes, en général violentes). En 1803, son traité d'*Anatomie descriptive* est complété par F.-R. Buisson (pour les tomes III et IV) et P.-J. Roux (pour le tome V).

Jeune homme chaleureux, instruit par l'anatomie, passionné d'anatomie pathologique, Bichat pouvait être considéré comme le symbole du médecin des temps modernes. Il définissait en ces termes la méthode anatomoclinique : « Il me semble que nous sommes à une époque où l'anatomie pathologique doit prendre un essor nouveau. Cette science n'est pas seulement celle des dérangements organiques qui arrivent lentement comme principe ou comme suite, dans les maladies chroniques ; elle se compose de l'examen de toutes les altérations que nos parties peuvent éprouver à quelque époque que l'on examine leurs maladies. Ôtez certains genres de fièvre et d'affections nerveuses, tout est presque alors, en pathologie, du ressort de cette science... La médecine fut longtemps repoussée au sein des sciences exactes ; elle aura le droit de leur être associée, au moins pour le diagnostic des maladies quand on aura partout uni à la rigoureuse observation l'examen des altérations qu'éprouvent vos organes... Qu'est l'observation, si on ignore le *siège du mal* ? Vous auriez pendant vingt ans pris du matin au soir des notes au lit des malades, sur les affections du cœur, du poumon, des viscères gastriques, etc., que tout ne sera pour vous que confusion dans les symptômes qui, ne se ralliant à rien, vous offriront nécessairement une suite de phénomènes incohérents. Ouvrez quelques cadavres, vous verrez aussitôt disparaître l'obscurité que jamais la seule observation n'aurait pu dissiper. » L'*anatomie pathologique* est au centre du processus diagnostique. La connaissance de l'organe et du tissu lésé est à la base de la médecine. Elle rapproche ce qui est lésé (les séreuses par exemple) et disjoint ce qui semble indistinct (les affections globales de la poitrine, de l'estomac et du cœur). Elle distingue les maladies de système aux affections pathologiques bien arrêtées (à l'attaque tuberculeuse des séreuses avec ses risques d'adhérence, Bichat oppose des lésions d'organes, tumeurs, saignements, sclérose).

Les « maladies générales » s'éloignent au profit des « affections locales ». « Bichat nous semble [...] le Jussieu de la pathologie. Il substitue irrévocablement à une symptomatologie pure la méthode lésionnelle. »

L'anatomie pathologique permet d'établir une *hiérarchie des symptômes*. Certains ne sont que « des ombres, des signes brumeux, largement étalés, mais sans valeur expressive (douleur, cauchemar, insomnie, fièvre), simples escortes du pathologique ». D'autres ont une forte valeur indicative. « Les médecins considèrent abstractivement toutes les maladies. Parlent-ils d'inflammation, ils présentent la rougeur, la tension, la pulsation, la douleur, etc., comme des attributs généraux partout uniformes... Rien n'est plus vague, plus incertain que les idées générales que l'on présente dans les cours sur une maladie. »

L'anatomie pathologique doit être conçue en tenant compte de l'organisation générale du corps qui est un assemblage de « machines particulières », les organes, qui sont eux-mêmes formés de tissus élémentaires. En sus des tissus propres à chaque organe, il existe un « tissu cellulaire » (que l'on dénomme aujourd'hui « interstitiel » ou « conjonctif ») qui est extérieur et intérieur à chaque organe. La description anatomique de Bichat progresse en précision, elle annonce l'anatomie réductionniste du siècle suivant, cellulaire puis moléculaire.

Bichat n'a pas négligé pour autant la physiologie, ayant parfaitement saisi que la médecine du futur serait basée sur la connaissance des fonctions d'organes et de leurs perturbations. Il a travaillé sur les mécanismes de la douleur, de la circulation et du métabolisme et « fit des expériences en physiologie ». Mais il fut avant tout le créateur de la médecine anatomoclinique, le précurseur d'une pléiade de médecins qui firent, pour la première fois depuis Hippocrate, une médecine de progrès, l'inspirateur des Bayle, Dupuytren, Corvisart et Petit. Lorsqu'en 1815, par exemple, Petit et Serres dans leur *Traité de la fièvre entéro-mésentérique* rapportent la typhoïde à une atteinte de l'intestin grêle, encore que « les symptômes qui retiennent le médecin ne soient pas ceux qui émanent des organes abdominaux », c'est à la méthode de Bichat qu'ils le doivent. Flaubert s'est exclamé sur ce point : « La grande école médicale française est sortie du tablier de Bichat. »

5. Gaspard-Laurent Bayle (1774-1816)

Bayle, tôt passionné d'entomologie et d'anatomie, fut élève (interne) de Corvisart à La Charité, Aide d'Anatomie de Dupuytren, avant de succéder en 1805 à son maître en tant que *médecin de l'hôpital* de La Charité. Sa mort prématurée a été provoquée par une tuberculose pulmonaire.

Bayle a été un enthousiaste de la politique (il est contre-révolutionnaire) et de la médecine. Il fut le plus ancien du groupe de médecins dit de l'*École anatomopathologique*, regroupant des médecins exaltés par la médecine anatomoclinique à l'hôpital, avec Laennec (son élève et son ami), Rostan, Chaumel, Louis, Billard, Piorry, Dauce, Calmeil, Ollivier et d'autres.

Bayle appartint aussi à la *Congrégation*, une organisation secrète d'étudiants dirigée par le RP jésuite P. Delpuits et comprenant, entre autres, Laennec, Buisson (cousin de Bichat), Fizeau et Savary. Ses élèves furent nombreux malgré la brièveté de son exercice et bien qu'il ne fût pas professeur de faculté. Il a instruit Laennec, Chomel, Cayol, Prost, Méran et son propre beau-frère, Martin Moutard. Sa thèse, soutenue en 1802, porte sur des *Considérations sur la nosologie, la médecine d'expérimentation et la médecine pratique, suivies de l'histoire d'une maladie gangréneuse non décrite jusqu'à ce jour*. L'enregistrement tachygraphique a été réalisé par Laennec, les membres du jury (auxquels il répondit avec autorité) furent Petit-Radel, Leroy, Percy et Pinel. Bayle est bien au cœur de l'École de médecine de Paris.

De tous les membres de l'École anatomoclinique, Bayle fut l'un des plus convaincus de la force de l'observation anatomique et celui qui se plaisait le plus à théoriser. Une nosographie fondée sur des lésions fut son cheval de bataille. À l'exemple de Pinel, il croyait à la nécessité « de ces échafaudages pour bâtir l'édifice de la science ». L'observation des symptômes lui paraît indispensable aussi, mais il en connaît les pièges. « Les changements dans les fonctions intellectuelles et affectives sont quelquefois causes, quelquefois symptômes, quelquefois effets des maladies... Il est nécessaire que l'observateur connaisse à fond ce qu'on sait de la psychologie, science admirable et lumineuse... »

Les travaux de Bayle concernent le cancer et la tuberculose. Sa contribution oncologique est considérable et parfois sous-estimée par rapport à ses études sur la tuberculose. Dans ses mémoires sur les ulcères de l'utérus (1802-1803), il s'efforce à l'aide de l'anatomie pathologique de différencier les tumeurs bénignes et malignes qui sont jusque-là confondues en tant que simples « squirrhes ». Dans un article de cent cinquante pages, en collaboration avec Cayol, dans le troisième volume du *Dictionnaire des Sciences médicales* (1812), il présente une description de quinze localisations cancéreuses dans différents tissus. Il ne croit pas à l'influence du chagrin ou des irritations locales, souvent évoqués, mais il envisage la possibilité de « cancers spontanés ». « Le cancer n'est jamais une maladie locale, il n'est pas contagieux et peu héréditaire ; c'est une diathèse qui explique récidives et métastases. »

La phtisie a été abordée dans le grand livre de Bayle, *Recherches sur la phtisie pulmonaire*, publié en 1810 et écrit d'après le résultat de neuf cents autopsies. Voici ce qui la caractérise, des lésions plus que des symptômes : « Dans son principe, elle semble à peine une légère indisposition, dans son dernier degré, elle terrasse l'homme le plus vigoureux ; elle dévore, consume et réduit à l'état de squelette celui dont l'embonpoint, la fraîcheur et la santé paraissaient inaltérables. » Bayle y fait la description de sa propre atteinte.

Bayle, récusant la séméiologie antérieure, a distingué six variétés de phtisie : tuberculose, granuleuse, mélanique, ulcéreuse, calculeuse, cancéreuse. Certaines descriptions pathologiques ne sont peut-être pas dues au bacille de Koch mais Bayle a le mérite de considérer que la tuberculose est une « diathèse », une maladie spécifique qui se distingue de l'inflammation courante. Par ailleurs, il a insisté sur la versatilité des symptômes cliniques, sur le polymorphisme des lésions macroscopiques et donc sur la difficulté du diagnostic.

6. François, Joseph, Victor Broussais (1772-1838)

Broussais doit sa réputation à la brillance de la médecine de son époque, à son ardeur révolutionnaire, et à une agressivité qui lui fait clamer le contraire de tout. Il est devenu illustre parce qu'il s'est insurgé contre la méthode anatomoclinique et ses partisans.

Broussais a prétendu réduire toutes les maladies, même psychiatriques, à un processus élémentaire commun d'irritation intestinale et d'inflammation des organes solides qu'il appelait « phlegmosie ». Son *Catéchisme de la médecine physiologique* prône, encore plus fort qu'au siècle passé, saignée, sangsues et révulsifs.

7. René-Théophile-Hyacinthe Laennec (1781-1826)

Laennec est nommé à l'hôpital Necker le 4 septembre 1816. Neuf jours plus tard, il découvre le stéthoscope, ce qui constitue un événement majeur de la médecine de la première moitié du XIXe siècle, une transformation par l'instrumentation de la méthode anatomoclinique.

René-Théophile-Hyacinthe Laennec est né à Quimper le 17 février 1781 de Michelle et Théophile Laennec. Sa mère meurt six ans plus tard, sans doute de tuberculose. Son père le confie à des oncles, un oncle curé d'abord, un oncle médecin installé à Nantes ensuite, le docteur Guillaume Laennec. L'époque est difficile. À Nantes, la guillotine fonctionne sous les fenêtres des Laennec, devant Le Bouffay. Guillaume Laennec, considéré comme suspect, passe quelque temps en prison.

René Laennec, après avoir été tenté par une carrière d'ingénieur, choisit l'École de médecine de Nantes en septembre 1794. Il a treize ans. Sa vocation tient à son sérieux, à sa reconnaissance pour son oncle Guillaume et à l'influence de ce dernier qui souhaite que René lui succède. L'instruction nantaise, qui va de la chimie à la flûte en passant par le latin, ne suffit pas au jeune René Laennec qui finit par obtenir de son père le pécule nécessaire pour aller à Paris. Il gagne la capitale à pied et rejoint son frère Michaud, étudiant en droit. En 1801, il choisit de suivre l'enseignement du meilleur médecin de l'époque, Jean-Nicolas Corvisart, professeur de médecine à l'hôpital de La Charité.

La méthode de Corvisart est issue de celle de Cnide avec la volonté de ne s'intéresser qu'à la maladie et à ses dégâts et d'ignorer la personne et la personnalité qui la subissent. Avec elle, naît le réductionnisme. La reconnaissance symptomatique inaugure l'acte médical et l'autopsie règle les incertitudes. Cette nouvelle forme d'enseignement médical, que les historiens ont appelée « médecine d'hôpital » puisque son centre n'est plus l'université, a diffusé au monde entier, particulièrement à Londres, à Vienne et aux États-Unis.

L'hôpital de La Charité est mieux tenu et mieux ventilé qu'aucun autre : Laennec participe à son activité avec frénésie et obtient deux grands honneurs : être admis par ses professeurs à la Société d'instruction médicale et être admis au concours d'entrée de l'École pratique (où l'on dispense une formation supplémentaire de trois ans, en chimie, dissection et chirurgie opératoire).

En 1802, Laennec publie un premier mémoire sur le rétrécissement mitral, un second (quelques mois plus tard) sur les maladies vénériennes et un autre sur la péritonite qui s'avéra être le plus important. Un jeune professeur, ami de Laennec, François-Xavier Bichat, avait recommandé de ne pas délaisser l'enveloppe séreuse d'un viscère lorsqu'on étudie sa pathologie. Laennec, en décrivant les lésions et les symptômes de la péritonite – l'inflammation de la séreuse qui entoure les viscères de l'abdomen –, est le premier à reconnaître l'importance des membranes intérieures. Au cours de ces recherches, il individualise la *cirrhose* alcoolique du foie qu'il dénomme ainsi par référence au mot grec *kirrhos* qui désigne sa couleur jaune roussâtre. En 1803, il reçoit le premier prix de médecine et de chirurgie. La même année, à l'occasion d'un enseignement privé d'anatomie pathologique en collaboration avec un confrère du nom de Gaspard-Laurent Bayle, il découvre la lésion fondamentale et pathologique de la tuberculose, le *tuberculum*. Cette découverte, qui a été permise par plus de deux cents autopsies, démontre en même temps que la tuberculose peut frapper tous les viscères du corps : la tuberculose pulmonaire, ou « phtisie », connue depuis deux millénaires, n'est que l'expression topographique particulière d'une maladie qui peut frapper ailleurs. Laennec passe sa thèse le 11 juin 1804 sur la doctrine d'Hippocrate dans ses rapports avec la médecine pratique ; Corvisart est membre du jury. Peu après il est reçu à la Société de l'École de médecine et devient le rédacteur attitré de l'*Illustre Journal de médecine, chirurgie et pharmacie*.

En 1816, un certain Becquey, qui vient d'être nommé sous-secrétaire d'État et directeur de l'Assistance publique au ministère de l'Intérieur, annonce à son ami Laennec qu'une place de chef de service est libre à l'hôpital Necker. Laennec a trente-cinq ans et est sorti de l'Université depuis dix ans. Sa renommée professionnelle est grande mais ses chances d'accéder à une carrière académique semblent faibles par insuffisance de protection. Et puis, « cet hôpital Necker est situé dans un faubourg de Paris, loin du quartier des écoles, avec cent lits seulement et sans aucune tradition. Necker n'est pas une grande institution, et ne passe même pas pour un bon établissement ». Laennec, épuisé par un travail forcené de clinicien pendant dix ans, aurait préféré s'installer dans sa Bretagne natale.

Il invente le stéthoscope quelques jours après son arrivée à Necker. Cet instrument a été conçu au cours d'un banal examen de malade. Laennec en a décrit lui-même les circonstances (en 1826). « Je fus consulté, en 1816, par une jeune personne qui présentait des symptômes généraux de maladie du cœur et chez laquelle l'application de la main et la percussion donnaient peu de résultats à raison de l'embonpoint. L'âge et le sexe de la malade m'interdisant l'espèce d'examen dont je viens de parler [l'application de l'oreille sur la région précordiale], je vins à me rappeler un phénomène d'acoustique fort connu : si l'on applique l'oreille à l'extrémité d'une poutre, on entend très distinctement un coup d'épingle donné à l'autre bout. J'imaginai que l'on pourrait peut-être tirer parti, dans le cas dont il s'agissait, de cette propriété des corps. Je pris un cahier de papier, j'en formai un rouleau fortement serré dont j'appliquai une extrémité sur la région précordiale, et posant l'oreille à l'autre bout, je fus aussi surpris que satisfait d'entendre les battements du cœur d'une manière beaucoup plus nette et plus distincte que je ne l'avais jamais fait par l'application immédiate de l'oreille.

« Je présumai dès lors que ce moyen pouvait devenir une méthode utile, et applicable non seulement à l'étude des battements du cœur, mais encore à celle de tous les mouvements qui peuvent produire du bruit dans la cavité de la poitrine, et par conséquent à l'exploration de la respiration, de la voix, du râle, et peut-être même de la fluctuation d'un liquide épanché dans les plèvres ou le péricarde.

« Dans cette conviction, je commençai sur-le-champ, à l'hôpital Necker, une suite d'observations que je n'ai pas interrompues depuis. J'ai obtenu pour résultats des signes nouveaux, sûrs, saillants pour la plupart, faciles à saisir, et propres à rendre le diagnostic de presque toutes les maladies des poumons, des plèvres et du cœur, plus certain et plus circonstancié peut-être que les diagnostics chirurgicaux établis à l'aide de la sonde ou de l'introduction du doigt. »

Avec un simple rouleau de papier, Laennec a radicalement transformé l'exercice de la clinique. Avant lui, le médecin, pour concevoir la nature d'un mal, dispose de la palpation, de la percussion et d'une auscultation trop immédiate pour donner lieu à des études systématiques. La découverte de l'auscultation médiate enrichit le potentiel d'investigation par un accès en profondeur, au contact même de la pathologie. En comparant en un deuxième temps sons et dégâts tissulaires, le clinicien s'est donné le pouvoir de distinguer tumeur solide et kyste aérien, épanchements séreux et purulents, infarctus pulmonaires et pneumothorax, dilatation des bronches. À chaque pathologie un son ou une série de sons particuliers, l'auscultation apparaît comme prémonitoire de l'emploi des rayons X. Jusqu'à Laennec, la médecine avait été subjective et incertaine parce que construite sur les impressions du clinicien, évidemment variables, et sur des procédés assez peu sensibles et peu reproductibles. Seule l'étude anatomique s'avérait précise mais évidemment inconstante et toujours tardive ; c'était en quelque sorte un guide rétroactif. La méthode d'auscultation de Laennec, c'est-à-dire la possibilité de percevoir des bruits pathologiques constants pour une pathologie donnée, a introduit l'objectivité scientifique jusque-là manquante. La difficulté restante était de reconnaître l'anomalie donnant lieu à tel ou tel bruit. Laennec occupa la fin de sa vie à cette tâche. Le souffle pleurétique (doux, lointain, voilé, expiratoire) devint synonyme d'épanchement dans la plèvre, le souffle tubaire, de congestion pulmonaire, le frottement, d'infiltration liquidienne entre deux séreuses. L'étude de la transmission de la voix s'avéra aussi riche de renseignements. Surtout, l'auscultation ouvrait l'ère de la cardiologie, du diagnostic des maladies du cœur par une anomalie des battements cardiaques, de la possibilité de pouvoir se représenter un changement de morphologie par une variation sonore. Laennec a instrumentalisé la méthode anatomoclinique, accroissant considérablement sa puissance, apportant un degré de perception de la pathologie et une sécurité jusque-là ignorés. Le changement d'ampleur a entraîné un changement de paradigme. La médecine de Laennec n'est qu'un perfectionnement d'une stratégie préexistante, ce n'est pas une innovation au sens strict du terme. Mais l'« agrandissement » qu'elle réalise est si considérable qu'une innovation cruciale en découle. Il faut taire pour les oublier les détracteurs immédiats du stéthoscope. De 1816 jusqu'à 1896, date de l'utilisation des rayons X à l'étude du corps humain (W.K. Röntgen, 1845-1923), la clinique resta soumise à la bonne utilisation de l'instrument de Laennec.

Comment Laennec eut-il l'intuition géniale de rouler son papier pour percevoir le travail pulmonaire ? Des manifestations sonores de nature pathologique étaient évidemment connues depuis longtemps. Hippocrate a décrit la *succussion* et le crépitement des foyers pulmonaires infectieux. Ambroise Paré avait annoncé que « s'il y a de la matière ou autres humeurs dans le thorax, on entendra un glouglou-tement, comme celui d'une bouteille à moitié pleine ». Mais Corvisart, le maître de Laennec, disait encore qu'il n'y avait rien à attendre de l'auscultation du cœur. Et Bayle, collègue et ami de Laennec, ne pratiquait que l'auscultation immédiate, oreille appliquée sur le dos du malade. Laennec a-t-il inventé le stéthoscope parce que l'auscul-tation immédiate lui parut peu commode et indécente ? Ou parce qu'il avait une oreille musicale ? Ou parce qu'il gardait le souvenir d'avoir échangé des messages avec un camarade d'enfance en se servant de la conductivité sonore d'une poutre ? Ou par simple hasard ainsi qu'il le disait lui-même avec modestie ?

Trois ans après son invention, le 15 août 1819, Laennec publie le résultat des recherches qu'il a menées avec son instrument. Le livre, en deux volumes, a pour titre : *De l'auscultation médiate, ou Traité du diagnostic des poumons et du cœur, fondé principalement sur ce nouveau moyen d'exploration*. Le terme *auscultation* est inédit : il a été conçu à partir du mot latin *auscultare* qui signifiait à l'origine *écouter attentivement*. Auscultation médiate signifie que l'oreille du médecin perçoit « le cri des parties souffrantes » par l'intermédiaire du stéthoscope, c'est-à-dire du cylindre en bois conçu par Laennec et que l'on dénomme aussi à l'époque bâton, cornet médical, pecto-riloque ou solomètre. Ce livre traduit l'expérience acquise sur ses malades visant à trouver un son pathognomonique pour chaque lésion. Laennec avait fait précéder la publication de son livre de conférences (une à l'Académie des sciences et quatre à la Faculté de médecine) qui furent très bien jugées mais son invention n'échappa naturellement pas aux critiques. Sur la forme du cylindre, trop long ou trop court, sur son acceptation par le malade, sur son intérêt véritable, certains médecins ne percevant pas les bruits pathologiques, d'autres en per-cevant trop, ce qui diluait les observations dans une série de descrip-tions fantaisistes et non reproductibles – ce qui était le strict contraire de ce que Laennec avait voulu faire. Mais l'intérêt du stéthoscope se confirme rapidement. Dans le *Dictionnaire des sciences médicales* de 1820, Piorry écrit ceci :

« Si cette méthode n'avait qu'un quart de l'utilité que lui attribue son inventeur, elle serait encore une des plus précieuses découvertes de la médecine. » En juin 1820, Lejumeau de Keragadec publie le premier d'une série de cinq articles confirmant l'utilité du stéthoscope. En 1821, le traité de Laennec est traduit en anglais, l'année suivante en allemand, puis des comptes rendus élogieux apparaissent dans toute la presse européenne. En 1828, un collaborateur du *Glasgow Medical Journal* peut écrire : « En 1821, ce nouveau mode d'explo-ration devint un sujet d'intérêt dans notre ville. Au début, que de railleries, de soupçons, et parfois aussi, il est vrai, d'exhibitions purement charlatanesques ! Peu à peu, pourtant, les hommes de médecine se sont convaincus de sa valeur. [...] Ceux qui autrefois se moquaient auraient honte de reconnaître l'ignorance dans laquelle, alors, ils se pavanaient. » Quant à la place de Laennec dans l'Histoire, notre auteur n'a pas de doutes : « Personne n'osera nier qu'il a produit, sur les maladies de la poitrine, le traité le plus complet qui ait jamais été écrit dans aucune langue. »

Laennec s'est tué à la tâche. Il est atteint de tuberculose, sans doute depuis les premières manifestations pulmonaires qu'il a ressenties à Nantes en 1798. Il parle aussi de *tædium vitæ*, c'est-à-dire de dépression nerveuse. Laennec ne paraît pas à l'hôpital Necker pendant la semaine qui précède la parution de son livre, le 6 août 1819. Il prend alors quelques mois de repos auprès de son père et de son oncle Guillaume, puis revient travailler à Paris, et prend la décision de changer de vie. Il se démet de ses fonctions à l'hôpital Necker et donne ses spécimens pathologiques et certains de ses livres à la bibliothèque de médecine. Il vend les autres, liquide son avoir domestique, et le 8 octobre 1819, quitte Paris dans le petit cabinet noir qui le menait si souvent chez ses malades. La vie de gentleman-farmer lui convient pendant deux ans et ses forces reviennent un peu. Se sentant mieux, il accepte le 31 juillet 1822 la proposition du ministre Corbières – un Breton, lui aussi – de le nommer professeur et lecteur royal au Collège de France. Laennec ne peut travailler sans pouvoir disposer d'un hôpital. Necker étant hors de portée avec un nouveau médecin-chef, il utilise l'hôpital de La Charité qu'il avait fréquenté jadis comme étudiant. La médecine avait bien changé, en partie, d'ailleurs, de son fait : elle avait été au siècle précédent presque uniquement universitaire, l'hôpital n'étant qu'un lieu d'asile tenu par des religieux. Avec la méthode anatomoclinique, la médecine est concentrée sur l'hôpital et la faculté reléguée en deuxième position derrière le malade. Cette évolution s'est à nouveau inversée à la fin du XXᵉ siècle avec les progrès de la biologie et du laboratoire.

Quand la deuxième édition de son livre est mise sous presse, Laennec est au bord de l'effondrement. Il quitte Paris le 30 mai 1826 et gagne la Bretagne après un voyage éprouvant. Il meurt dans la maison familiale de Kerlouarnec le 13 août 1826.

Après l'enterrement au petit cimetière de Kerlouarnec, la famille se rassembla pour entendre lecture du testament. Laennec y avait ajouté un codicille, par lequel il léguait à Mériadec tout ce qui dans sa bibliothèque avait trait à la médecine. Il avait écrit aussi : « Je lui donne ma montre, mes breloques, ma bague. Je lui donne aussi mon stéthoscope, la meilleure partie de ma succession. »

RÉFÉRENCES

E.H. Ackerknecht, *La médecine hospitalière à Paris*, Paris, Payot, 1986.

X. Bichat, *Recherches physiologiques sur la vie et la mort*, Paris, Flammarion, 1994.

J. Garrabé, *Philippe Pinel.* Paris, *Les Empêcheurs de penser en rond*, 1994.

S.B. Nuland, *Les héros de la médecine*, Paris, Presses de la Renaissance, 1989.

Chapitre V

Les débuts de la médecine instrumentale

Les perfectionnements continus de l'instrumentation firent progresser certains domaines de la médecine et de la chirurgie. Il s'agit là d'une forme de progrès qui, contrairement aux précédents, procède essentiellement par accumulation de nouvelles connaissances. Cette médecine expérimentale a concerné, à ses débuts, des régions accessibles du corps humain.

A. LES INSTRUMENTS EN UROLOGIE

Par leur situation anatomique charnière, frontière entre la profondeur du corps et l'extérieur, les appareils génito-urinaires, entre autres, se distinguent des organes clos et inaccessibles des tréfonds du Vivant. Ils s'ouvrent au-dehors et leurs sécrétions indiquent leur état, ils sont accessibles au doigt du médecin qui perçoit en bout de course le calcul enclavé, aux instruments, à la vue même. La chirurgie, superficielle, est tentante : la taille vésicale, c'est-à-dire l'évacuation sanglante de pierres vésicales par le périnée, a été faite par des Hindoùs dès le Xᵉ siècle avant J.-C. (Shusruta) ; Hippocrate l'a condamnée dans le *Serment* : « ... tu ne feras pas la taille... », mais il a reconnu que d'autres s'en chargeaient... « tu la laisseras à ceux qui la pratiquent » ; Celse, au Iᵉʳ siècle de notre ère, la remet à l'honneur de la médecine officielle, en décrivant dans son *Traité* une technique opératoire qui reste inchangée jusqu'au XVIIIᵉ siècle. Des sondes, des spéculums, découverts dans la cendre de Pompéi, sont exposés au musée de Naples.

La qualité de la médecine a dépendu du nombre et du perfectionnement d'instruments concevables dès que les premiers secrets de l'anatomie furent percés. Ici, ni idée géniale, ni intuition fulgurante, mais une lente et régulière accumulation de travail artisanal qui n'a pas cessé de nos jours. C'est ce type de progression, cette prévisibilité de l'amélioration, qui explique la précocité exemplaire de l'urologie et son antériorité sur de nombreuses autres disciplines médicales qui ne s'épanouirent qu'avec la méthode anatomoclinique. Trois chapitres de l'urologie – taille, lithotritie (destruction du calcul par écrasement), endoscopie (examen vital *in situ* du calcul) – illustrent bien la puissance innovante, régulière et presque sans surprise de l'instrument médical.

1. La taille

Celse a pratiqué la *petite taille*. Le périnée, la prostate et le col de la vessie sont incisés à l'aveugle pour que les doigts de l'opérateur puissent s'emparer d'une pierre vésicale. L'indication est limitée aux enfants âgés de six à quatorze ans parce que le périnée y est peu épais. L'intervention de la taille est une des plus difficiles qui soient, comme le dit encore treize siècles plus tard le chirurgien français Guy de Chauliac (1298-1368) : « En la vessie, l'incision est dangereuse de convulsions, flux de sang et fistule. Et pour ce, les prudents ont laissé aux coureurs cette opération. » La taille a pourtant été adoptée par la médecine officielle sur toutes les rives de la Méditerranée et sa pratique, initiée par des Grecs et des Romains, entretenue par des médecins arabes, fut transmise aux premières facultés de médecine des XIe et XIIe siècles, Salerne puis Montpellier. Dans cette spirale ascendante de la médecine occidentale, la technique chirurgicale ne change pas : celle décrite par Celse paraît satisfaisante. Des améliorations sont apportées par la mise au point de nouveaux instruments, concernant surtout les soins post-opératoires. Ammonios d'Alexandrie (Ier s. av. J.-C.-Ier s. apr. J.-C.) a conçu un broyeur de calcul qui facilite l'extirpation de la pierre, Avicenne (980-1037) a proposé un procédé de lavage de la vessie, Albucasis ou Abul Qasim (936-1013) a amélioré le sondage, le lavage et l'irrigation vésicaux. Des chirurgiens du Moyen Âge ont continué à perfectionner leurs instruments. Guy de Chauliac en France développe « l'artifice pour pisser par instrument », John de Gaddesden en Angleterre, Pierre d'Argellata et Arculanus, aux XIVe et XVe siècles, décrivent des sondes et des seringues qui remplacent la vessie de porc pour le lavage médical.

Au début du XVIIe siècle, un médecin de Crémone du nom de Jean des Romains propose une nouvelle technique opératoire qui est transmise par son élève Marianus Sanctus (1489-1550) et son disciple Octavien da Villa. La *grande taille* (ou taille au grand appareil, *cutting on staff* selon les Anglais) remplace la taille de Celse (la taille au petit appareil, *cutting on the gripe*). Le bistouri n'est plus manié à l'aveugle mais il est guidé par une sonde cannelée, un béniqué à rainure qui est introduit dans l'urètre par voie sanglante. Plusieurs appareils – explorateur, apérien, forceps, écarteur, cochléar ou cuiller – aident à l'évacuation des calculs vésicaux et de leurs fragments. L'amélioration tient au réglage de l'incision, mais l'idée directrice est de faible importance par rapport à l'instrumentation. Ce sont des sondes et d'autres appareils qui assurent un progrès par le guidage de l'ouverture et l'extirpation de la pierre. Le gain est moins conceptuel qu'instrumental. Le « grand appareil » est adopté par de nombreux chirurgiens qui n'ont de cesse d'améliorer encore l'instrumentation sans modifier l'essentiel de la technique opératoire.

Le Provençal Franco (1505-1570), dans son *Traité des hernies* (Lyon, 1561), propose sondes, tenailles incisives pour la taille périnéale, « un instrument ingénieux composé d'une tige centrale fixe, de laquelle, par un mouvement de bascule, on peut faire saillir à volonté deux lames coupantes latérales ». Ambroise Paré (1510-1592) qui, de par la prudence liée à sa fonction, ne pratique pas la taille, dessine des instruments pour cette opération, sondes métalliques, dilatatoires et tenailles. Fabrice de Hilden (1560-1634) en Allemagne, Fabrizio d'Acquapendente (1537-1619), Tommaso Alghisi (1669-1713) en Italie, François Tolet (1647-1724), chirurgien du roi en France, sont tous des chefs d'école soucieux d'améliorer le matériel plus que la technique.

La famille Collot détint à Paris un véritable monopole en chirurgie de la taille, et ce pendant plusieurs siècles. Laurent Collot, fondateur de la dynastie, ami d'Ambroise Paré, apprend la taille d'un chirurgien romain du nom d'Octavion Deville, en voyage dans la région de Troyes. Collot devient lithotomiste de l'Hôtel-Dieu et « opérateur du roi » (1556) auprès d'Henri II, François II et Charles IX. L'un de ses fils fut chirurgien d'Henri IV. Parmi ses petits-enfants, Philippe Collot devint également « chirurgien et valet de chambre du roi ». Avec son gendre Restitut Girault, et son neveu Séverin Pineau, Collot fonda une maison au faubourg Saint-Antoine, où ces trois lithotomistes « logeaient, pansaient, médicamentaient gratuitement, charitablement et à leurs dépens les pauvres malades affligés de la pierre ». Presque tous les Collot furent admis à la confrérie de Saint-Côme puis au Collège de chirurgie. La famille affirmait que ses succès dans la taille, renouvelés à chaque génération, étaient dus à un procédé secret. Les lithotomistes de l'époque se sont perdus en conjectures jusqu'à ce que François Collot publie en 1725 un livre sur la technique de la taille dans lequel il expose le procédé opératoire adopté par sa famille pendant huit générations. La déception fut grande lorsqu'on découvrit que le mode opératoire des Collot n'était autre que celui de Marianus Sanctus avec une instrumentation simplifiée, le bistouri surtout, sondes et dilatateurs étant inchangés. Le progrès, une fois encore, provenait des instruments.

La seule amélioration de l'art opératoire proprement dit, indépendamment de toute amélioration instrumentale, survint sous le règne de Louis XIV, grâce à un opérateur ambulant, Jacques Beaulieu, dit Frère Jacques (1651-1714) parce qu'il s'affublait de vêtements religieux usagés. La Cour, alternativement, s'enthousiasma et condamna la taille du malheureux qui, par sa hardiesse et sa fermeté, avait pourtant séduit les médecins de l'époque, Guy Fagon (1638-1718) et autres praticiens de l'Hôtel-Dieu. À chaque blâme, l'exil s'imposait. Frère Jacques avait pourtant inventé un procédé opératoire inédit, permettant de travailler dans des conditions moins aveugles et moins dangereuses. La taille était *latéralisée*, une incision régulière, permettant d'aborder la vessie avec une certaine sécurité, remplaçait l'opération brutale du grand appareil. La taille latéralisée tombe... à une mortalité de près de 50 %. Jacques est salué dans toute l'Europe, et sa chirurgie adoptée par les meilleurs chirurgiens de l'époque, le Hollandais J. J. Rau (1658-1709) et l'Anglais Cheselden (1688-1752) entre autres. Ce progrès acquis, demeure la question du choix et de la qualité des instruments. Le Cat (1700-1768) invente un « gorgeret cystitome » et Jean Baseilhac, dit Frère Côme (1703-1781), un « lithotome à lame cachée ». Leur opposition violente dure plusieurs années jusqu'à ce qu'Antoine Louis (1723-1792), expert officiel, reconnaisse après beaucoup d'hésitation les défauts du « lithotome à lame cachée ». Le Lyonnais Ponteau fixe un niveau d'eau au cathéter qu'il utilise pour lui donner la stabilité, d'où l'expression de « taille au niveau ». Des perfectionnements sont aussi apportés aux gorgerets, cathéters cannelés, curettes et pinces qui servent encore dans les opérations périnéales. Deux hommes y contribuent surtout, Ledran (1685-1770) et Fouvert. La taille est désormais entrée dans une période de normalité, seuls les détails instrumentaux comptent.

La raison majeure de cette stagnation relative est liée à l'atrocité de l'intervention. « Les jours de taille sont de véritables autodafés », « un spectacle de sang, de cris et de douleurs », a écrit le chirurgien Morand (1697-1773). Un risque élevé de fistules urinaires menaçait les survivants. Les conditions opératoires constituent l'obstacle majeur au progrès. Les chirurgiens se préoccupent d'abord de limiter la douleur en réduisant le temps opératoire, d'évacuer correctement la pierre et d'épargner par chance les tissus de voisinage, les artères surtout. La taille sus-pubienne (du haut appareil), qui devint l'opération de choix avec Guyon (1831-1920), a été tentée depuis le XVIe siècle par quelques hommes audacieux (Franco, Rousset de Montpellier et Morand), mais délaissée au profit des méthodes opératoires ayant fait leurs preuves.

2. La lithotritie, œuvre de Jean Civiale

Jean Civiale (1792-1867) n'a jamais été bon élève, sa paternité de la lithotritie a été contestée, il n'a pas appartenu au corps des médecins hospitaliers mais il a su manier son broyeur, en vulgariser l'emploi et gagner beaucoup d'argent. L'urologie, première spécialité médicale, est née dans un contexte peu attrayant, de conflits et d'intéressement.

Jean Civiale est né dans le Cantal à Salilhes, près d'Aurillac, de parents paysans, Pierre Civiale et Jeanne Usse. En 1815, bien que n'étant pas le meilleur de sa classe, il est envoyé à Paris pour faire des études de médecine. Une leçon du chirurgien Marjolin sur la pierre urinaire et les moyens de la briser dans la vessie à l'aide de l'instrument de Gruithuisen lui donne l'idée qui le rendra célèbre. Civiale est alors externe libre dans le service de Dupuytren à l'Hôtel-Dieu. Depuis longtemps, on procède à l'extraction des calculs urinaires, mais à cette époque l'idée d'une destruction de la pierre *in situ* commence à poindre. Les nombreuses tentatives de dissolution par injection dans la vessie d'alcalins, eau de chaux, bicarbonate de soude, lessive de potasse, acide chlorhydrique, suc gastrique, eau pure et électrisation, ayant échoué, les médecins se tournent vers l'instrumentation facilitée par les progrès de l'industrie. Un ancien chef de clinique de Montpellier, Fournier de Lempdes (1783-1848), qui est installé à Clermont-Ferrand, a inventé en 1812 un « litholepte » à « foret évideur », fabriqué par des bijoutiers, qui donne satisfaction sur le cadavre : le calcul est fragilisé par une pointe qui est mise en rotation par l'intermédiaire d'une crémaillère manuelle, l'ensemble de l'appareillage étant introduit par voie rétrograde dans l'urètre. Des essais réussis eurent lieu devant témoins à Clermont et à l'hôpital Saint-Louis. Dans la *Gazette de Strasbourg* de mars 1813, Gruithuisen publie les résultats de recherches menées, selon lui, depuis cinq ans : son broyeur tourne à l'aide d'une poulie mue par un archet. Aucune expérimentation humaine n'a été faite. Quelques années plus tard, un Britannique, Elgerton, présente dans l'*Edinburgh Medical Journal* un instrument courbe s'ouvrant en deux parties terminées par une râpe destinée à user la pierre.

Civiale apparaît seulement en 1818 avec un instrument, le « trilabe », qui est dans la ligne des précédents avec une fraise centrale. Le calcul est saisi par trois bras qui s'écartent après avoir été poussés dans la vessie ; leurs extrémités sont des petits mors capables de broyer la pierre. Civiale pensait plus alors à effriter la pierre pour analyser sa composition chimique qu'à l'écraser pour assurer la propreté. Il croyait avec raison que les injections intravésicales échouaient par ignorance de la nature de la lithiase. Il fit même réaliser une sonde équipée d'un ballonnet divisé en deux parties permettant d'amener le dissolvant au contact du calcul sans attaquer la paroi vésicale. Quelques années plus tard, Civiale réalisa que son *trilabe* pourrait suffire. Il le fit perfectionner par le célèbre instrumentier Collin, avec addition d'un archet, le principe restant identique à celui du premier modèle. Il l'introduisit dans l'urètre d'un homme malade et, fort de ce succès, réclama qu'une commission d'experts donne sa caution officielle. La démonstration fut faite le 4 février 1824 devant des membres de l'Académie des sciences et de nombreux chirurgiens des hôpitaux. Percy et Chaussier présentèrent un rapport favorable à l'Institut le lundi 22 mars 1824. Une description de l'intervention, par Civiale, fait de lui un chirurgien compétent et audacieux. Deux prix, l'un de six mille francs, l'autre de dix mille, lui sont accordés par l'Institut.

En 1822, deux autres instruments destinés au broyage des pierres sont présentés lors d'une même séance de l'Académie de médecine. Il s'agit du *lithoprione* et du *brise-pierre à encliquetage* respectivement conçus par Leroy d'Étiolles (1798-1860) et d'Amussat (1796-1852). Le premier est fabriqué selon le principe du *trilabe* avec une fraise centrale et des bras. Civiale s'indigne et s'emporte d'avoir été copié : le *lithoprione* ressemble furieusement à l'appareil dont il s'est servi dès 1823 et 1824 ! Qui peut contester son antériorité ? Le *trilabe* a été présenté dès 1818 et a permis la première lithotritie chez l'homme vivant ! Mais des lithotriteurs existaient avant ! répliquent Leroy d'Étiolles et Amussat. Les querelles se répètent avec une véhémence toujours plus forte, attisée par la jalousie des chirurgiens et des fabricants d'instruments, par la violence des caractères qui s'opposent et l'inélégance des propos de Civiale.

Les qualités de Leroy et d'Amussat, respectées de la communauté médicale, avivèrent le conflit. Tous deux s'opposèrent à Civiale. Leroy d'Étiolles n'a que vingt-quatre ans en 1822 lorsqu'il présente à l'Institut ses propres recherches sur la lithotritie ; il soumet 127 communications à l'Académie de médecine de 1822 à 1860 (l'année de sa mort). Amussat, après avoir servi dans l'armée impériale en 1814, s'est adonné à l'anatomie de l'uretère, ce qui lui ouvrit aussi les portes de l'Académie de médecine.

Heurteloup (1793-1864) fit également partie des adversaires véhéments. Chirurgien apprécié, vivant à Londres et à Paris jusqu'à ce que ses succès le fixent dans cette dernière ville, il conçut en 1832 son propre lithotriteur selon un procédé qui est à la base des instruments d'aujourd'hui. Deux pièces à mors crénelés s'emparent de la pierre bien au centre de la vessie pour ne pas la blesser, l'une sert de pilon pulvérisateur, et l'autre de stabilisateur. Un lit spécial incline le malade d'un côté à l'autre pour mobiliser la pierre. Le percuteur d'Heurteloup suscita à son tour des modifications mineures par de nouveaux chirurgiens (Segelas ajouta un volant et une vis, Guillon une languette d'acier entre les mors pour les débarrasser des débris de calculs, et Touzay une crémaillère).

Ces petites améliorations jetèrent un nouveau discrédit sur l'appareil de Civiale. Il se défendit par ses résultats thérapeutiques, les honneurs, des publications et son œuvre à l'hôpital Necker.

La lithotritie s'avère en effet efficace, les médecins, Antoine Dubois

(1756-1837) et Hallé (1754-1822), soutinrent Civiale, reconnaissants pour les soins qu'il leur avait prodigués. Boyer (1757-1833) et Larrey (1766-1824) ont d'abord contesté les résultats de Civiale mais sont revenus sur leur avis défavorable deux ans plus tard. Civiale a été honoré du Grand Prix de chirurgie de l'Académie de médecine (1827) et élu membre de cette institution en 1835. Il devint ensuite membre libre de l'Institut. Il a publié : *Nouvelles considérations sur la rétention d'urines* en 1823, un *Traité pratique sur les maladies des organes génito-urinaires* (1837-1842), un *Traitement médical et préservatif de la pierre et de la gravelle* en 1842, une *Anatomie pathologique des rétrécissements de l'urètre* en 1849. Malades et chirurgiens accourent à l'hôpital Necker, devenu un des grands centres mondiaux de la lithotritie. Civiale verse une redevance à l'hôpital pour y disposer de quelques lits puisqu'il n'est pas chirurgien des Hôpitaux, mais ceci ne le gêne guère : sa fortune, édifiée sur ses interventions chirurgicales, a été estimée à cinq millions de francs. Jobert (1802-1867) et Velpeau (1795-1867) ont accusé Civiale d'être un piètre enseignant, Leroy d'Étiolles a insinué que ses travaux étaient rédigés par une plume complaisante, mais que sont ces reproches devant une évidente habileté chirurgicale ?

Dans son *Traité pratique sur les maladies génito-urinaires* publié en 1858, Civiale, à partir de l'exemple de l'urologie, plaide pour une spécialisation de la médecine. Jamais propos dans ce domaine ne furent aussi clairs : « je dois aborder une question grave, [...] celle de savoir si le médecin, livré à des études spéciales, peut ou non contribuer aux progrès de la science tout aussi bien que celui qui, promenant son intelligence sur tous les points, souvent sans en approfondir aucun, repousse avec dédain le titre de *spécialiste* et revendique, dans sa superbe, celui d'encyclopédiste ».

Le progrès passe, estime-t-il, par la reconnaissance de spécialités médicales et chirurgicales. La reconnaissance de l'urologie, discipline autonome, aurait sans doute aidé à lever le « voile épais » et honteux jeté sur l'appareil génito-urinaire.

Il est difficile de connaître les raisons précises du plaidoyer de Civiale pour l'individualisation d'une discipline urologique autonome. Sincérité scientifique ? Invitation des chirurgiens à en faire autant dans d'autres domaines ? Ou, au contraire, souci d'éviter des chirurgiens hargneux qui connaissent mal l'urologie, Boyer, Larrey et Dupuytren entre autres ? Crainte d'un artisan habile mais peu cultivé vis-à-vis de professeurs instruits et raisonnants ?

Aucune étape de l'histoire de la médecine n'a procédé d'une relation directe avec un phénomène unique. La naissance de la première spécialité médicale, l'urologie, n'a pas échappé à cette règle. Des volontés, des concurrences et des progrès techniques ont été en jeu.

Après le rapport favorable de Velpeau, et lorsque Heurteloup eut mis fin à ses attaques, la lithotritie entra dans une pratique urologique paisible. Chaque urologue (Bigelow, Charrière, Jacobson, Otis et Desnos) modifia le lithotriteur à sa manière sans provoquer de jalousie. Dans la deuxième moitié du XIXᵉ siècle, l'anesthésie par l'éther, le protoxyde d'azote ou le chloroforme, révolutionne les conditions opératoires. Le temps de l'intervention dépasse désormais le temps de tolérance d'une douleur intense. Léopold Iᵉʳ de Belgique est opéré avec succès d'une pierre résiduelle après lithotomie par le prestigieux opérateur Sir Henry Thompson. En 1887, Max Nitze entreprend des lithotrities sous contrôle visuel grâce à l'introduction simultanée d'un cystoscope pourvu d'une lampe à incandescence.

De nos jours, à la lithotritie interne, s'est ajoutée la lithotritie externe consistant en une destruction des calculs urinaires par des ultrasons. Gasteyer de Francfort et Lutzeyer d'Aix-la-Chapelle en furent les inventeurs en 1970 et 1971.

3. L'endoscopie

a) Trois millénaires pour pénétrer dans les cavités naturelles d'un malade

L'examen des cavités naturelles a préoccupé les médecins depuis la plus haute Antiquité. Le traité de *Sucruta*, rédigé en sanscrit entre les VIᵉ et IIIᵉ siècles avant J.-C., décrit des spéculums en corne assez proches de ceux encore utilisés au siècle dernier. La médecine hippocratique des IIIᵉ-IIᵉ siècles avant J.-C. utilise des spéculums pour cautériser des polypes des fosses nasales. La maison du chirurgien retrouvée lors des fouilles de Pompéi contient des spéculums de toute nature. Les médecins byzantins du VIᵉ siècle utilisent des abaisse-langue. Au VIIᵉ siècle, Paul d'Égine préconise un *glosso-catoche* pour observer les amygdales.

À l'apogée de la médecine arabe, au Xᵉ siècle, plusieurs paragraphes du manuel chirurgical *Kitab-Al-Tasrif* d'Abulcasis concernent des spéculums. Ceux-ci sont naturellement connus de l'École de Montpellier du XIVᵉ siècle : en 1363, Guy de Chauliac présente dans *Chirurgica magna* une synthèse de l'« endoscopie tubaire », un spéculum nasal *ad solem* dont les valves peuvent s'écarter. Ambroise Paré ne néglige pas le sujet dans ses dix livres de chirurgie et Pierre Franco décrit en 1556 le premier spéculum urétral à valves dilatatrices.

Au XVIIᵉ siècle, profitant des progrès simultanés des instruments chirurgicaux et optiques, Pierre Borel équipe ses appareils de miroirs concaves réfléchissant la lumière solaire.

Bozzini de Francfort (1805-1807) soude une source lumineuse à un spéculum. En 1826, Pierre-Salomon Segelas (1792-1875) assemble vaillamment tube urétral explorateur et tube éclairé par deux bougies entre deux miroirs coniques. Fresnel (1788-1827) remarque l'intérêt de l'éclairage latéral : Ségalas le néglige mais Desormeaux ne l'oublie pas. En 1827, l'Américain Fisher produit un endoscope éclairé de mauvaise qualité. En 1834, le chirurgien Bonnafont, chirurgien militaire, propose un otoscope à éclairage latéral et accuse Desormeaux de lui voler ses idées. Dix ans après, O.T. Avery (1877-1955), médecin au Charing Cross Hospital de Londres, utilise un urétroscope éclairé, de son invention, mais son appareil est inconnu en France lorsque Desormeaux commence sa recherche. Le 20 septembre 1853, ce dernier présente à l'Académie de médecine le pli cacheté décrivant son urétroscope et le moyen de le fabriquer. Environ trois millénaires ont été nécessaires pour pénétrer dans les cavités naturelles d'un malade et pour les explorer grâce à l'introduction d'une sonde lumineuse.

b) L'endoscope d'Antonin-Jean Desormeaux (1815-1894)

Cet homme est tout le contraire de Civiale. Il est simple, honnête, courtois, bon et modeste. Il prétend n'avoir contribué qu'à améliorer des résultats antérieurs, en particulier ceux de Fresnel et de Segelas. De fortes convictions l'animent. Un altruisme transmis par des ancêtres médecins de génération en génération pendant près de deux siècles, et une réelle foi chrétienne. Pendant la guerre avec la Prusse, il organise des ambulances fixes partout où il le peut, en paroisse Saint-Thomas, en l'hôtel particulier Cesse de Cambacérès, au couvent des Sœurs de la Visitation, ou à celui des Frères Saint-Jean-de-Dieu. En 1871, pendant la Commune, il aide des religieux à s'enfuir. En 1879, lors de la victoire des Républicains, il refuse de changer le nom d'une de ses salles de l'hôpital Necker, de débaptiser la salle Saint-Pierre pour lui donner le nom... de son père, selon le vœu de l'administration ! (Voir annexe 1.)

Son endoscope, construit par la maison Chevalier-père, est éclairé par une lampe latérale au gazogène avec cheminée. L'énergie électrique étant trop encombrante et trop chère, la mise à feu est faite par un mélange d'alcool et d'essence de térébenthine. La flamme est placée entre un réflecteur et des lentilles qui la font converger vers un miroir plan, lequel renvoie les rayons dans la direction de la sonde ; un orifice placé au centre du miroir permet à l'œil de l'observateur de voir les tissus éclairés. Le diamètre de la sonde est fonction de l'organe qu'on explore. Desormeaux a proposé d'explorer *de visu* l'utérus, le rectum, les fosses nasales, l'œsophage et naturellement la vessie et l'urètre pour lesquels le diamètre de la sonde peut être de 6,6, 7,3 et 8 mm. À son extrémité vésicale, un petit miroir incliné et une fente qui permet le passage des instruments.

Desormeaux a longuement décrit l'aide qu'apporte la vision pour la reconnaissance et le traitement de tous les processus morbides, qu'ils soient inflammatoires, lithiasiques ou cancéreux. Son appareil, décrit en 1853, a été conçu sur un principe voisin de celui qui a présidé à la construction du premier ophtalmoscope (Herman von Helmholtz, 1850) et du premier laryngoscope (Manuel García, 1854), mais Teatle, en 1866, le place au même rang dans un article du *Lancet*.

Mais dans l'ensemble, les réactions du milieu médical furent mitigées. Moins par jalousie, cette fois, semble-t-il, que par résistance à des innovations dérangeantes. En 1864, le médecin militaire Mourlon s'est plaint de la modestie et du prix du service rendu. En 1871, dans le *Bulletin général de thérapeutique*, Labarraque s'en prend au danger et à l'inutilité de l'endoscope. L'illustre Félix Guyon (1831-1920), pourtant maître de la première clinique d'urologie (1890), lance un avertissement : « L'endoscope ne peut prétendre fournir les notions multiples, délicates et précises que donne l'exploration à l'aide des sondes, des bougies et des stylets. Les inconvénients inhérents à l'application dans l'urètre d'instruments volumineux ne sont pas compensés par les résultats acquis au diagnostic. » Dans ses conférences, Guyon, lorsqu'il parle des endoscopes, ne cite que les appareils étrangers, pourtant conçus après celui de Desormeaux, et lorsqu'on aborde l'intérêt de l'endoscopie en général, il répond qu'elle permet indiscutablement de voir mais qu'il ne sert à rien de voir.

Le scepticisme persiste jusque dans les notices nécrologiques. Celle d'un dénommé Marcel Baudouin, parue dans *Le Progrès médical* de 1894, est particulièrement sévère : « Puisse l'exemple de l'insuccès partiel du chirurgien de Necker calmer les tendances de ceux qui d'intention croient pouvoir voler avant d'avoir, dans une envolée d'essai, mis à l'épreuve la puissance de leurs ailes. »

c) Le cystoscope électrique de Max Nitze

Max Nitze est né en 1848 à Berlin. Il fit ses études médicales à Heidelberg, Wurtzbourg et Leipzig. Il fut docteur en 1874, puis assistant à Dresde. Dès 1876, il s'occupa de l'éclairage des cavités profondes et le 9 mars 1879, il publia ses recherches relatives à l'arrière-cavité des fosses nasales, à l'urètre et à la vessie. Ces tentatives encore bien imparfaites utilisaient l'invention récente des lampes électriques à incandescence. Ce ne fut qu'en 1885 que Nitze construisit un cystoscope vraiment utilisable en clinique. Dittel en signala les avantages à la Société de médecine de Vienne en 1886 et l'année suivante Nitze présentait lui-même son instrument perfectionné au XVIe Congrès de la Société allemande de chirurgie. Peu de temps après, Boisseau du Rocher décrivait un instrument dont le système optique plus compliqué devait donner une image plus nette et plus grande, malheureusement l'éclairage était mal réglé et imparfait.

En 1897, Albaran (1860-1912) présenta à l'Académie de médecine puis au Congrès de Moscou son cystoscope à onglet mobile qui permit de diriger à volonté la sonde urétrale vers un des méats et d'en modifier le volume et la forme suivant le cas.

B. LES INSTRUMENTS EN CARDIOLOGIE

À la fin du XIXe siècle, on sait que le sang propulsé par le cœur circule sous une certaine pression dans les artères et dans les veines, mais le détail des mouvements cardiaques, la dynamique artérielle et la pression artérielle, chez l'homme, sont encore ignorés. Le *De motu cordis et sanguinis* de W. Harvey est paru en 1629 et la pression du sang dans une artère carotide de jument a été mesurée, en 1718, par Stephen Hales (1677-1761), mais faute d'appareils de mesure indolores, les connaissances sur l'espèce humaine stagnent. En 1847, le physiologiste allemand Karl Ludwig (1816-1895) réussit à enregistrer, toujours chez l'animal, les variations de la pression sanguine au cours d'une révolution cardiaque mais ce n'est que dans les années 1880 qu'apparurent les premiers enregistrements du pouls artériel, applicables à l'homme, grâce aux efforts de Karl von Vierordt (1818-1884), de Tübingen, et de Samuel von Basch (1837-1905) de Vienne.

1. Les mesures d'Étienne-Jules Marey

Né en 1830, élève de Trousseau, Marey est reçu au concours de l'internat des Hôpitaux de Paris en 1856. Il préféra la physiologie à la médecine et élabora en collaboration avec Chauveau de Lyon (1827-1917), un autre passionné de physiologie, des appareils de mesure. Marey est heureux lorsqu'il bricole, lorsqu'il « bibelote », comme il le dit. Les deux hommes mettent au point un sphygmographe direct, enregistrent chez l'animal les variations de la pression intracardiaque et conçoivent des polygraphes à bande de papier sans fin pour inscrire la pulsation du cœur. La qualité des enregistrements de Marey et Chauveau est excellente : le papier noirci révèle les phases de la révolution cardiaque. La pathologie cardiaque, en particulier l'insuffisance mitrale et aortique, est soudainement éclairée, la pression artérielle maximale est définie et un procédé pour la mesurer par contre-pression externe mis au point. Marey découvre aussi l'importance de l'élasticité artérielle dans la propagation du sang. Il est sûr de l'importance de ses mesures et n'hésite pas à écrire que « la plupart des progrès réalisés dans les sciences expérimentales comme dans les sciences d'observation pure sont dus au perfectionnement des méthodes et des instruments employés ».

2. Pierre-Carl Potain, le premier cardiologue

À la même époque, de 1870 à 1882, un clinicien du nom de Pierre-Carl Édouard Potain (1825-1901) est médecin à l'hôpital Necker.

Il prône d'asseoir la clinique sur la science et réclame, dès son premier poste en 1862 à l'Hôtel-Dieu, l'affectation d'un laboratoire à son service. Lacaze-Duthiers, François Franck, Malassez et Marey, naturalistes et expérimentateurs, sont ses amis. De la rencontre de Marey et de Potain naît la cardiologie en France.

Pierre-Carl Édouard Potain est né à Paris le 19 juillet 1825 dans une famille pauvre. Son père est directeur de la poste de Saint-Germain et issu d'un long lignage médical comptant déjà un chirurgien en 1662. Potain aimait évoquer ses ancêtres barbiers. Il semble que l'interruption de la chaîne médicale familiale soit due à une haine du père de Pierre-Carl pour l'anatomie, et ce dernier s'acharna à réparer son erreur en assurant à son fils, malgré de grandes difficultés matérielles, l'éducation qui permet de devenir médecin. Sans le repentir d'un père, la cardiologie eût été privée d'un grand maître. « Pendant dix ans, raconta Potain [son père] consacra à cette entreprise tous les loisirs que lui laissaient ses occupations ; chaque jour, le bureau fermé, il me faisait mettre mes livres sous le bras et m'emmenait dans la forêt [de Saint-Germain] [...] quelque temps qu'il fît ; là, il me. donnait la leçon, leçon de choses d'abord, puis de grammaire, puis de littérature, puis de tout enfin. On m'en voudrait de n'avoir point dit ce que je dois à un tel père. Ma mère, dont le souvenir me remplit de tendresse et de vénération, l'aidait à accomplir cette tâche en m'enseignant l'allemand que mon père ne savait pas. » Pierre-Carl Potain complète son éducation par lui-même. Avec succès. Il se passionne pour les sciences et la mécanique et voudrait être élève de l'École polytechnique. Mais il respecte la volonté de son père : le baccalauréat passé, il s'oriente vers la médecine. Il est admis au concours de l'internat des Hôpitaux de Paris en 1848 (il a vingt-trois ans), second d'une promotion qui compte Vulpian (1826-1887), Charcot (1825-1893) et Trélat (1828-1890). Ses amis d'études furent Lacaze-Duthiers, Axenfeld et Parrot (1829-1883). Ces médecins resteront longtemps amis : Potain a soigné Charcot jusqu'à sa mort en 1893. L'internat de Potain, après une année passée à La Salpêtrière, est gâché par le choléra. Une première attaque le saisit en 1849 et une seconde pendant sa convalescence à Metz. Il renonce à passer un an dans le service de Piorry (1794-1870). Potain accepte alors une place de résident dans le service du docteur Jules Baillarger (1809-1890) à l'asile d'Ivry (une place dont n'avait pas voulu Axenfeld qui lui conseille de la prendre). Potain travaille enfin sans souci matériel, son salaire suffit à « la modicité de ses besoins ». Mais ses amis, Axenfeld surtout, le persuadent d'entreprendre une carrière plus noble. Il lui faut « reprendre sa liberté ». Potain finit par accepter le « délire ambitieux » qu'est la carrière hospitalière comme il le dit lui-même. Il est chef de clinique de Jean-Baptiste Bouillaud en 1856. Du choix de ce maître dépend largement l'orientation de Potain : sa thèse de doctorat en médecine (soutenue en 1853) concerne les souffles vasculaires pro-voqués par une hémorragie, Bouillaud a décrit et compris l'essentiel du bruit *de* galop cardiaque (qui apparaît dans l'insuffisance ventri-culaire) et Potain consacre la plupart de ses recherches au cœur et aux vaisseaux.

Cinq années plus tard, en 1861, il est nommé professeur agrégé à la Faculté de médecine et médecin des Hôpitaux de Paris. Trousseau a dit de lui qu'il est le « premier médecin de Paris ». Après avoir travaillé à l'hôpital Saint-Antoine et à l'Hôtel-Dieu, Potain est affecté à l'hôpital Necker en 1870 lorsque la guerre éclate avec les Prussiens. Un chef de service de quarante-cinq ans est habituellement conduit dans de telles circonstances à prendre la direction d'un centre de soins ou d'une ambulance. Mais Potain veut faire son devoir. Il s'engage dans le 17e bataillon de marche (sous les ordres du comman-dant de Grisenoy) et participe aux combats de Vitry, Buzenval et Champigny. Entre ces batailles, il revient voir ses malades à l'hôpital.

Après la guerre il est candidat à la chaire de Pathologie et de Thérapeutique générales libérée par Lasègue (1816-1883) mais Chauf-fard (1855-1932) l'emporte. Ce n'est qu'en 1876 qu'il devient profes-seur à part entière, professeur de pathologie interne. Quelques mois plus tard, il est muté sur une chaire de Clinique. Potain a exercé à l'hôpital Necker jusqu'en 1886. Il accepte alors la chaire de Clinique de l'hôpital de La Charité qu'il garde jusqu'à sa retraite. Son principal ouvrage, rédigé avec l'aide de Vaquez, publié en 1894, est intitulé *Leçons cliniques de La Charité*, mais les observations qui l'illustrent proviennent pour la plupart de l'hôpital Necker.

Potain a été élu membre de l'Académie de médecine en 1882 et de l'Académie des sciences en 1893 où il fut admis à la disparition de son ami Charcot. Il s'est éteint, pendant son sommeil, dans la nuit du 4 au 5 janvier 1901.

Ce médecin, qui est resté célibataire sa vie durant, n'a vécu que pour son métier et ses malades. Il s'est donné (ou son éducation lui a donné) trois principes intangibles : aider autrui, soigner, comprendre la maladie. Il a une haute idée de ses devoirs : « Le médecin étant par profession destiné à prescrire, à conseiller, à commander parfois au nom de l'hygiène, il ne peut le faire avec autorité qu'en raison d'une instruction supérieure et il importe avant tout qu'il puisse le faire. »

Pendant toute sa vie professionnelle, Potain a soutenu sa pratique médicale par des instruments, peut-être pour satisfaire un appétit scientifique tenace qui ne s'accommode pas d'un examen purement clinique. Avec l'aide de Marey, dès 1863, il conçoit le *sphygmographe* pour enregistrer les contractions cardiaques et artérielles et le pouls veineux. Cet appareil permet d'importantes découvertes cardiolo-giques, l'analyse des divers bruits de galop et du choc de la pointe, les battements anormaux du foie et l'insuffisance tricuspide. Toujours en collaboration avec Marey, il met au point un *sphygmomanomètre* maniable pour mesurer indirectement la pression artérielle, d'après l'arrêt de la circulation exercée par une contre-pression. L'ampoule ellipsoïde de 3 × 2,5 cm dans laquelle la contre-pression par insufflation d'air est réalisée est appliquée au poignet au contact du pouls radial par une fenêtre fermée par une membrane de caoutchouc solide et distensible. Un dénommé Galante a été choisi pour fabriquer l'appareil, définitivement amélioré, en petite série à partir de 1889. Potain, à l'intérieur de son service, ne se déplace pas sans avoir mis plusieurs spécimens dans la poche de son tablier, tout malade ayant droit aux enregistrements cardiologiques.

Potain découvre l'hypertension artérielle de l'insuffisance rénale chronique et du saturnisme. Il étudie aussi les variations physiologiques de la pression artérielle secondaires aux changements d'altitude, de pesanteur et de température. Il rêve cependant de pouvoir faire encore mieux : « la force en vertu de laquelle le sang circule à travers l'organisme, écrira-t-il, et qui surtout nous intéresse, étant après tout la somme de ces pressions successives et variables que représentent à merveille les oscillations de la courbe sphygmomanométrique, leur moyenne est ce qu'il importerait de connaître et qui pourrait donner une idée plus juste qui s'accomplit dans le système artériel ».

Potain fut le premier cardiologue, au sens d'un médecin du cœur, utilisant des appareils de mesure incompris des autres médecins. Mais il ne voulait pas de la qualification de spécialiste, cherchant au contraire à s'élever de la lésion à la maladie, de la séméiologie à la clinique générale.

Ses notes fourmillent de pathologies très diverses et il s'est toujours intéressé aux répercussions générales de la maladie cardiaque. « Potain, a écrit H. Vaquez, n'était pourtant pas ce que l'on appelle de nos jours du nom déplaisant de spécialiste. Il n'admettrait ni le mot, ni la chose, profitable peut-être au médecin mais assurément pas au malade. »

Son intérêt pour la médecine générale est souligné par ses autres découvertes. Avec son interne Malassez, il a construit un *hématimètre* pour compter les globules rouges. Avec un autre interne, Dieulafoy, il a fabriqué un *aspirateur* pour évacuer des épanchements de séreuses, ce qui lui a permis de découvrir l'effet bénéfique du pneumothorax dans une tuberculose pulmonaire.

La mesure de la pression artérielle est entrée en pratique clinique vers 1895 en Italie grâce au sphygmomanomètre de Riva-Rocci (1863-1936), ancêtre des brassards utilisés de nos jours. L'individualisation de l'artériosclérose date de l'Antiquité, celle de l'hypertension artérielle commence à l'orée du XXe siècle.

RÉFÉRENCES

J. Civiale, *Traité pratique sur les maladies génito-urinaires*, Paris, J.-B. Baillère, 1858.

E. Desnos, *Histoire de l'urologie*, Paris, Doin, 1914.

Dictionnaire encyclopédique des sciences médicales, Paris, A. Dechambre, 1876.

M. Prévost et R. d'Amat, *Dictionnaire de biographie française*, Paris, Letouzey et Ané, 1956.

Anne Rizzoli, *Contribution à la biobibliographie de A.-J. Desormeaux, « le père de l'endoscopie »*, Thèse de médecine, Nancy, 1987.

P. Gorny, *Histoire illustrée de la cardiologie*, Paris, R. Dacosta, 1985.

C. Potain, *La pression artérielle de l'homme à l'état normal et pathologique*, Paris, Masson, 1902.

C. Potain et Vaquez, *Leçons cliniques de La Charité*, Paris, 1894.

ANNEXE 1

Antonin-Jean Desormeaux (25 décembre 1815-10 octobre 1894).

Né à Paris, dans le Xe arrondissement. Études secondaires au collège Rollin. Décès de sa mère lorsqu'il a 8 ans.

1833 – Inscription à la Faculté de médecine de Paris.

1839 – Interne des hôpitaux (en même temps qu'Alfred Richet et Claude Bernard). Interne à *Necker*, Services de Cullerier, Bérard, Tadelot, d'Honoré. Élève de Velpeau, Andral, Chome, Royer et Ricord.

19 août 1944 – Thèse : *La théorie élémentaire de la production du tissu accidentel*.

9 janvier 1849 – Mariage avec la fille d'un hygiéniste.

1849 – Nommé chirurgien des Hôpitaux de Paris.

1850 – *Mémoire sur un cas d'hématurie* à la Société de Chirurgie.

1852 – *Mémoire sur les luxations incomplètes du tibia en avant*. Cours de médecine opératoire à l'École pratique.

Automne 1852 – Il pense à un instrument « pour porter la vue dans l'urètre et la vessie ». Fresnel et Segalas y ont pensé trente ans avant.

1853 – Membre de la Société de Chirurgie. Se présente à l'agrégation de chirurgie.

20 septembre 1853 – Urétroscope. Un pli cacheté de 7 pages et un schéma descriptif sont déposés à l'Académie.

20 novembre 1853 – L'instrument est présenté à l'Académie impériale de médecine.

1855 – Prix du marquis d'Argenteuil, partagé avec cinq autres concurrents.

16 avril 1855 – Académie des sciences : *De l'endoscope, instrument propre à éclairer certaines cavités de l'économie*.

1856 – Secrétaire de la Société de Chirurgie.

1859 – Attaché à l'hôpital de L'Ourcine.

1860 – Hôpital Cochin – Membre de la Société impériale de médecine, de la Société statistique de Marseille, correspondant de la Société de médecine de Prague. Palmes académiques.

1862 – Chef de service à l'Hôpital Necker jusqu'à sa retraite en 1878. Civiale y est depuis trente ans et attire les malades pour lithotritie. Il y reste jusqu'en 1867. Ni lui, ni Guyon le successeur ne s'intéressent à l'endoscope.

1865 – *De l'endoscope et de ses applications au diagnostic et au traitement des affections de l'urètre et de la vessie.* Il s'agit de leçons cliniques de cinq ans de pratique.

5 mars 1865 – Mention favorable de l'Académie des sciences.

1866 – Rédige « Endoscope, bougies, bras et cathéters » pour un nouveau *Dictionnaire de médecine et de chirurgie pratique.*

10 octobre 1894 – 79 ans. Enterré au Père-Lachaise.

ANNEXE 2

LES GRANDES DATES DE L'ENDOSCOPIE AU XIXᵉ SIÈCLE

1850 – Hermann von Helmholtz, 1821-1894, premier ophtalmoscope.

1854 – Manuel García, 1805-1906, laryngoscope.

1860 – Friedrich Voltolini, 1819-1889, rhinoscope.

1868 – Adolf Kusmaul, 1822-1902, œsophagoscope.

1885 – Howard Kelly, 1858-1943, rectosigmoïdoscope.

1897 – Gustav Killian, 1860-1921, bronchoscope.

1897 – Joachim Albarran, 1860-1912, cystoscope.

1885 – Max Nitze, 1848-1906, cystoscope électrique.

Chapitre VI

Médecine expérimentale et déterminisme

Depuis Platon et Aristote, et même chez Descartes qui sépara pensée et corps, la vie organique procède d'un principe d'essence supérieure, irréductible à la matière. Ce vitalisme a impliqué l'âme (Stahl), un « principe vital » (Barthez) et des sensibilités spécifiques (Bordeu, Bichat). Au XIXᵉ siècle, Magendie et Claude Bernard, influencés par le développement de la chimie, proposent de remplacer ces théories sans preuves par un déterminisme physico-chimique. Claude Bernard s'attache à découvrir et à décrire des lois qui assurent le fonctionnement et la stabilité du monde vivant. Cette démarche, appuyée sur une analyse scientifique et objective de la matière, a ouvert la démarche réductionniste de la biologie moderne.

A. DU VITALISME AU DÉTERMINISME

Deux recettes sont à la disposition de ceux qui veulent créer. Rester dans le paradigme de son époque, dans une problématique courue : il y eut des centaines d'anatomistes qui ont laissé leur nom à un petit détail du corps humain en utilisant un même mode opératoire, comme il existe aujourd'hui des centaines de milliers de chimistes à l'affût des complexités de l'organique et qui utilisent tous des molécules radioactives. La deuxième méthode qui consiste à sortir de son temps par une trouvaille inédite, révolutionnaire, est autrement difficile. Plusieurs facteurs peuvent contribuer à l'établissement du nouveau paradigme : 1) une idée, une intuition, un rêve ou une déduction structurés à partir de données observables ; 2) l'accès à une technologie performante qui n'a pas encore été appliquée ; 3) l'invention d'une nouvelle méthodologie, d'un nouveau procédé ou d'un instrument original ; 4) la réponse à une demande extérieure (industrielle ou administrative).

La médecine scientifique a été édifiée aux XIXᵉ et XXᵉ siècles à partir de l'une ou l'autre de ces quatre démarches. La médecine expérimentale qui inaugure cette modernité, ouverte par les talents de François Magendie et surtout de Claude Bernard, est née selon la première stratégie à partir d'une évolution conceptuelle déclenchée par un progrès scientifique, la transition du vitalisme au déterminisme sous l'effet des premiers résultats de la chimie.

Depuis les débuts de l'humanité, la philosophie achoppe sur des interrogations fondamentales concernant la matière vivante, la substance pensante et l'âme. L'activité matérielle a été soumise à un pouvoir spirituel par l'animisme d'Aristote (d'ailleurs sans réelle opposition avec la matière), par la Providence de Galien (qui régit la nature entière) ou par une alchimie universelle d'essence supérieure selon Van Helmont. Descartes (1596-1650), plus chirurgical, introduit une dichotomie absolue entre l'âme, substance pensante, et le corps, substance étendue et objet de la physique. La vie disparaît de ce dualisme, elle n'a plus sa place dans une philosophie qui ne connaît que matière et pensée. La biologie du XVIIᵉ siècle est donc mécaniste, l'être vivant est un automate mécanique (doué d'une âme s'il est un homme), une sorte de machine hydraulique constituée de parties solides contenantes et de fluides contenus qui y circulent ; les principales fonctions physiologiques sont expliquées par ces mouvements de fluides et par des filtrations qui isolent divers composants ; des pores de taille variable séparent des molécules de taille inégale.

Le vitalisme prétend revitaliser le corps-machine. Le principe vital auquel cette philosophie a recours est irréductible aux principes physico-chimiques. La machine vivante est soumise aux influences successives d'une âme (Stahl), d'un « principe vital » (Barthez), de « sensibilités spécifiques » (Bordeu) et de « sensibilités et contractilités locales spécifiques » (Bichat).

1. Georg Ernst Stahl réintroduit l'âme

Stahl (1660-1734) est médecin et chimiste à l'université de Halle. Contre la physiologie mécanique, l'animal-machine et la reproduction préformée, il réintroduit l'âme. Il ne renie pas les lois physiques mais l'âme préside à la formation embryologique et au fonctionnement du corps adulte qu'elle commande, harmonise et finalise. L'âme est cause des mouvements sanguins qui aboutissent à régénérer la matière vivante et à éviter sa décomposition. En donnant de telles capacités à l'âme, Stahl s'avère, *stricto sensu*, plus animiste que vitaliste. Cependant, la transformation de la matière chimique en matière vivante provient de l'action d'une force spirituelle qui s'oppose de manière très originale à la décomposition du corps. La difficulté rencontrée par Stahl concerne le paradoxe de l'association d'une immortalité de l'âme et d'une mortalité du corps qui l'héberge. Stahl remet néanmoins à l'honneur l'ancienne thèse hippocratique de la nature médecin (*natura medicatrix*), selon laquelle le corps a en lui un principe de guérison, que le médecin ne peut que seconder. Stahl a appelé sa théorie une *théorie de l'autocratie*, c'est-à-dire étymologiquement du gouvernement par soi-même.

2. Le principe vital de Paul-Joseph Barthez

Le vitalisme fut adopté au XVIIIe siècle par l'école de médecine de Montpellier, et y eut deux protagonistes, Théophile de Bordeu (1722-1776) et Paul-Joseph Barthez (1734-1806). Ce dernier, en 1778, dans ses *Nouveaux éléments de la science de l'homme* conçoit une philosophie assez proche de celle de Stahl avec *ipso facto* les mêmes limites. Dans la nature, la matière organique est animée par des mouvements de diverses sortes allant de l'impulsion, mouvement élémentaire, au complexe principe vital qui assure dans le corps « une infinité de mouvements nécessaires aux fonctions de la vie ». Ces mouvements du principe vital sont irréductibles aux mouvements moins complexes, impulsion, attraction et affinité chimiques, qui sont, eux, explicables par des forces physico-chimiques. Le principe vital de Barthez, contrairement à celui de Stahl, n'est pas identifiable à l'âme. « Ce principe commande aux mouvements organiques d'après des sentiments aveugles et par des volontés non réfléchies » et par conséquent, il faut distinguer ces mouvements de « ceux qui sont opérés dans l'homme vivant, d'après les sentiments éclairés et les volontés raisonnées de l'âme pensante ». Le principe vital est détachable du corps, de la matière, contrairement à l'attraction gravitationnelle ou à l'affinité chimique qui, elles, sont inhérentes à la matière : il peut quitter un corps sain, rester présent dans un corps très altéré, aller et venir chez des petits animaux en fonction des circonstances ; mais le principe vital est unique et particulier à chaque individu à cause de l'individualité de l'être vivant et de « la correspondance intime des différentes parties du corps, c'est-à-dire de leur harmonie de fonctionnement ».

Barthez, pas plus que Stahl, ne peut expliquer la mort. Que devient à ce moment le principe vital ? Sa position est même plus délicate que celle des animistes qui définissent le devenir d'une âme en fonction d'une religion. Son principe vital est en quelque sorte coincé entre âme et matière organique. Il le fait « s'éteindre », ou retourner à un principe universel, ou invente même une sorte de métempsycose. Enfin Barthez est embarrassé par le fait que des organes isolés conservent un certain temps excitabilité et contractilité car ces faits s'accommodent mal de la notion d'un principe « séparable ».

3. *Les « sensibilités spécifiques » de Théophile de Bordeu*

Le vitalisme de Bordeu est antérieur à celui de Barthez bien qu'il soit éloigné de l'animisme de Stahl. Il est commenté dans deux livres : *Recherches sur les maladies chroniques* et *Recherches anatomiques sur la position des glandes et leur action* (1752). Bichat s'en inspira autant, voire davantage, que de celui de Stahl et de Barthez.

Selon Bordeu, un corps vivant possède une structure particulière maintenue par des mouvements internes, des « frémissements », qui la rendent apte à la vie. « Sans cesse, le corps tremble, frémit, s'agite, jusque dans le plus profond de ses moindres parcelles ; ces frémissements sont sans cesse gradués et dirigés pour entretenir la régularité et l'ordre des fonctions, et ils sont foncièrement soumis au principe d'une sensibilité qui dirige tout par des lois fort différentes de celles qui président aux mouvements des corps morts et sans âme. » (*Recherches sur les maladies chroniques.*)

La vie, d'autre part, pour Bordeu, n'existerait pas sans l'intervention de « glandes » branchées sur la circulation sanguine qui contrôlent l'élaboration et les mouvements des divers fluides de l'organisme. Elles jouent un rôle fondamental dans un corps vivant dont le fonctionnement est largement dominé au XVIIIe siècle par l'hydraulique. La production des divers liquides n'est pas un phénomène passif : les glandes salivaires, par exemple, ne font pas qu'exsuder du plasma sanguin, elles produisent – Bordeu le montre expérimentalement – des liquides ayant une composition variable, adaptée aux circonstances, déclenchée par une activité vitale et spécifique, dépendante d'une activité propre. Il aboutit à une conception inverse du *passéisme*, selon laquelle, en gardant l'exemple de la salive, le liquide constitutif n'est pas le résultat mécanique du mouvement des mâchoires au cours de la mastication. La formation des liquides vivants est dépendante de petits sphincters locaux dotés d'une sensibilité nerveuse qui commande leur ouverture lorsqu'elle est stimulée par une humeur adéquate.

Au lieu d'un principe vital unique comme chez Stahl et chez Barthez, Bordeu propose l'intervention d'un ensemble de sensibilités et d'activités locales, des frémissements et des sécrétions, pour maintenir le corps en vie. Toutes sont irréductibles à la physico-chimie, et donc spécifiquement vitales. Le corps est constitué de parties ayant chacune leur vie propre, et c'est l'ensemble de ces vies propres qui forme la vie de l'organisme. Bordeu a une conception directe du vitalisme qui en fait une somme de mouvements et de robinets qui *donnent* la vie. Tandis que Stahl et Barthez en ont une conception indirecte et au deuxième degré en quelque sorte, Bordeu introduit celle d'un principe *sans lequel* la vie s'éteint.

4. *Les sensibilités et contractilités locales de Xavier Bichat*

Le mouvement vitaliste, soutenu par Buffon et les Encyclopédistes, est repris par Xavier Bichat (1771-1802) qui admet la proposition de Stahl selon laquelle les êtres vivants respectent des lois physico-chimiques, et c'est parce qu'ils les respectent, et qu'elles menacent leur intégrité, qu'il leur faut un principe spécial pour s'opposer à leurs effets. Le vitalisme est du second degré, il s'oppose aux forces de mort, qu'elles soient externes et environnementales, ou internes, forces d'usure provoquées par le travail de l'organisme et qui tendent à sa décomposition. Les premières lignes des *Recherches physiologiques sur la vie et la mort* de Xavier Bichat donnent l'une des plus célèbres définitions de la vie : « On cherche dans des considérations abstraites la définition de la vie ; on la trouvera, je crois, dans cet aperçu général : la vie est l'ensemble des fonctions qui résistent à la mort. »

Xavier Bichat a présenté en plusieurs livres une somme des connaissances anatomiques et physiologiques humaines. Il n'a pas souhaité, même s'il y est arrivé, décrire des conceptions personnelles, il ne discute pas les propriétés physico-chimiques sous-jacentes au Vivant, mais sa raison est animée par l'impossibilité de comprendre la nature des phénomènes vitaux et par leurs caprices. Une description peut donc être supérieure à une tentative de compréhension : comme Newton a refusé de se préoccuper des causes premières, le physiologiste doit se contenter de rapporter les faits observés ou produits par l'expérience à quelques notions simples. L'irrégularité des phénomènes vitaux et la difficulté d'obtenir des résultats expérimentaux reproductibles conduisent Bichat à rejeter la physico-chimie des moyens, non d'exploration, mais de compréhension du vivant. En physiologie, il n'y a pas grand-chose à attendre de disciplines telles que la chimie et la physique qui peuvent même être sources d'erreur. L'irrégularité et la variabilité des divers fluides organiques, notions qui seront rejetées par Claude Bernard quelques années plus tard, l'impossibilité de mathématiser le monde vivant, impliquent l'intervention de principes vitaux. Xavier Bichat n'apparaît pas comme un réactionnaire rétrograde, mais plutôt comme un empiriste positiviste, déçu. Dans l'exposé de sa physiologie, il occulte son ignorance et son impuissance par des inventions qui révèlent arrogance et égocentrisme. Après son constat d'échec de la science, on était en droit d'attendre soit l'affirmation d'un point d'interrogation, soit l'acceptation d'un vitalisme simple à la manière de Stahl ou de Barthez. C'est l'affirmation d'une théorie soucieuse d'originalité qui survient, piochée à moitié chez Barthez, à moitié chez Bordeu, élaborée pour la nécessité d'une œuvre.

Bichat, ayant fait la différence entre une vie animale (concernant les activités sensori-motrices et les nerfs) et une vie organique (concernant la digestion, la circulation et la respiration), définit les propriétés vitales comme une sensibilité et une contractilité propres aux êtres vivants et à eux seuls. Les termes sont peut-être empruntés à Albrecht von Haller (1708-1777), auteur de *Mémoires sur la nature sensible et irritable des parties du corps animal.* Pour Haller, l'irritabilité d'un tissu est sa capacité à se raccourcir sous l'effet d'une quelconque irritation. La sensibilité appartient aux nerfs et l'irritabilité aux muscles. Bichat étend la sensibilité à tous les tissus du corps vivant, en distinguant une sensibilité propre à la vie animale qui est rapportée au cerveau, à l'âme et à la conscience, et une sensibilité propre à la vie organique, diffuse dans tout l'organisme, locale et inconsciente. Cependant, ces deux sensibilités sont de même nature ; elles ne diffèrent que par leur intensité, élevée dans le cas de la première et capable d'atteindre le cerveau par les nerfs, d'habitude inférieure au seuil de perception pour la seconde, mais capable de s'exalter dans des conditions extrêmes.

Les propriétés vitales, sensibilité et contractilité, sont réparties dans tout le corps avec une spécificité d'ordre quantitatif propre à chaque organe. La sensibilité est l'apanage des parties solides, les fluides circulant étant les stimulants. Les parties solides sont plus ou moins sensibles, il existe une sensibilité spécifique de tel ou tel organe à tel ou tel fluide. Tel organe réagit ou ne réagit pas à tel fluide selon que le degré de sa sensibilité est ou non accordé à celui-ci : une variation du degré de sensibilité de l'organe (soit physiologique, soit pathologique) entraîne alors une différence de comportement vis-à-vis du fluide considéré. Où Bordeu voyait des sensibilités spécifiques différentes, Bichat voit une seule sensibilité de degré variable selon les parties, une sensibilité qui, en outre, n'est plus aussi exclusivement nerveuse que celle de Bordeu.

La contractilité, quant à elle, caractérise aussi tous les tissus vivants. Elle est animale (celle des muscles volontaires) et organique (celle des viscères et des divers tissus). Bichat a distingué deux formes de contractilité organique, l'une sensible et l'autre insensible. Chacune des contractilités, animale et organique, est liée à la sensibilité correspondante : la contractilité animale passe par les nerfs jusqu'au cerveau, et la contractilité organique reste locale. L'absence de médiation par le cerveau entraîne le caractère automatique, inconscient et involontaire de la contraction organique en réponse à la sensation organique.

B. LE DÉTERMINISME DU XIXᵉ SIÈCLE

L'extravagance d'une réflexion, la gratuité des hypothèses et le vide expérimental ne résistèrent pas à des progrès considérables sur la composition chimique de la matière. Au XIXe siècle, le vitalisme céda la place au déterminisme, à une limitation de la connaissance de l'Univers à ses éléments constitutifs. Le vitalisme parut une philosophie rétrograde, conservatrice, contraire à la réalité physico-chimique de la matière et proche d'une métaphysique religieuse. Aucun scientifique de la fin du XXe siècle n'ose se prétendre vitaliste, même si ses pensées sont emplies d'un vitalisme inavoué.

On est parfois tenté de croire la philosophie vitaliste fille de l'Ancien Régime et de faire du matérialisme physico-chimique le produit de la Révolution française. François Magendie et Claude Bernard sont chefs de file d'une pensée athée et construite sur un déterminisme absolu de la matière. De telles simplifications sont erronées. D'abord, aucun vitaliste n'a formellement récusé (sauf peut-être Bordeu) une physico-chimie de la matière vivante. Leur intervention se situe ailleurs, au niveau du combat entre les propriétés vitales et la matière, entre une âme et des lois physiques.

Ensuite, le courant vitaliste fut à son origine un mouvement progressiste allié aux Lumières. Il ne prit sa connotation droitière qu'à la suite d'une dérive des scientifiques et de certains épistémologistes du XXe siècle, enracinés dans un matérialisme intransigeant. Le vitalisme, en effet, implique que la nature retrouve une capacité créatrice indépendante de toute influence divine. Il refuse la théorie de la préformation et de l'emboîtement des germes (alors que les partisans de l'animal-machine cartésien l'acceptent) et admet les interventions épigénétiques. D'un côté, Malebranche et Leibniz, et de l'autre, les vitalistes qui se recrutent dans le milieu de l'*Encyclopédie*. Barthez est un ami de d'Alembert, Bordeu est celui de Diderot qui le met d'ailleurs sur scène dans son *Rêve de d'Alembert*.

1. François Magendie (1783-1858)

1809 est une date essentielle de l'histoire de la médecine. Un jeune médecin aide d'anatomie depuis deux ans, docteur en médecine depuis une année, publie son premier travail dans le *Bulletin de la Société médicale d'émulation* : « Quelques idées générales sur les phénomènes particuliers aux corps vivants ». Il s'agit d'un exposé théorique sans aucune contribution scientifique personnelle, une nouvelle approche philosophique des phénomènes de la vie, une conception révolutionnaire qui s'oppose au vitalisme absolu de Xavier Bichat, et introduit la physiologie expérimentale et physico-chimique, toujours en vigueur aujourd'hui. Ce jeune médecin qui proclame que les phénomènes vitaux sont réductibles à des réactions physico-chimiques s'appelle François Magendie.

a) La critique du vitalisme

Magendie ne récuse pas systématiquement le vitalisme. Il admet les deux phénomènes vitaux impressionnants que sont la nutrition (assimilation des aliments et rejet des déchets) et les activités fonctionnelles des tissus de l'organisme – c'est le mot qu'il utilise –, par exemple la sécrétion hépatique, la transmission nerveuse ou la contraction musculaire. Il reconnaît aussi que toute molécule impliquée dans les phénomènes vitaux est animée par des forces d'attraction d'origine obscure. Mais il n'admet pas, contrairement à Bichat, que la force vitale puisse être différente d'un tissu à un autre et il s'en prend directement, à la fin de son article aux théories vitalistes en cours. Comment justifier les différentes variétés de phénomènes vitaux que Bichat a reconnues ? Quelle est la signification de sa « sensibilité animale » ? Ne s'agirait-il pas seulement de l'intégration d'une perception sensorielle, d'une transmission nerveuse, ou d'un enregistrement cérébral ? Et la « contraction animale » de Bichat ne doit-elle pas être entendue de la même manière, à partir d'observations établies sur des bases expérimentales irrécusables ?

Magendie prétend pouvoir expliquer la vie par des mouvements moléculaires. Le concept de molécule est emprunté aux chimistes, à Dalton et à Gay-Lussac en particulier, et Magendie y croit parce qu'il a vu sous son microscope des molécules qui ressemblent à des « assemblages divers de petites molécules dont les dimensions ont été estimées approximativement au 300ᵉ de millimètre » (F. Magendie, *Précis élémentaire de physiologie*, Paris, Méquignon-Marvis, 4ᵉ éd., 1836, p. 8). Elles ne doivent pas être confondues avec des éléments invisibles, atomes ou particules au sens physico-chimique du terme, qui ne sont que des abstractions utiles pour expliquer les phénomènes physiques et chimiques. Les molécules de Magendie sont à la base du Vivant : leurs affinités, leurs unions, leurs organisations, modifient la force vitale pour donner lieu à des phénomènes. « Quand la force vitale anime le corps d'une organisation donnée, elle produit un phénomène donné. »

Il n'y a plus de place pour l'instabilité chère à Bichat. Magendie la remplace par un déterminisme : tout changement survenant dans les univers organique et inorganique est le produit d'une modification définie de l'organisation physico-chimique. La médecine ne peut être qu'une médecine expérimentale, élaborée sur l'observation et la reproductibilité des faits : « Il n'est donné qu'à l'observation d'établir un fait sur des bases irrécusables. »

b) Un brillant esprit de contradiction

Quelle fut la raison profonde qui conduisit le jeune Magendie, bien peu expérimenté en médecine, à récuser le vitalisme d'un Bichat à la réputation immense, décédé depuis sept ans, pour une philosophie matérielle ? L'expérience personnelle ne suffit pas, car Magendie est trop jeune pour en avoir une. Faut-il invoquer l'influence de scientifiques ou de médecins assez mûrs pour s'être fait leur philosophie ? La manifestation d'une exaltation et d'une fronde caractérielles ? La recherche d'un point de vue original et non partagé ? Une prémonition géniale ? Aucune hypothèse n'est récusable, plusieurs circonstances ont peut-être joué.

L'éducation et le caractère de F. Magendie furent sans doute propices au développement d'un puissant esprit de contradiction. François Magendie est né à Bordeaux le 6 octobre 1783 d'Antoine Magendie et de Marie-Nicole Deperey Delaunay. Son père, issu de la petite ville de Pontacq près de Pau, était chirurgien de la ville portuaire. Jusqu'à la mort de sa mère qui survint lorsqu'il a huit ans, le jeune François est élevé par son père selon les principes de Jean-Jacques Rousseau : la sagesse naît de l'absence de préjugés, de la découverte par soi-même de l'Univers. La mort de Mme Magendie et les clameurs révolutionnaires de Paris en 1791 font qu'Antoine et ses deux fils partent pour la capitale. Le citoyen Magendie ne réussit pas à reprendre une pratique chirurgicale privée mais, reconnu par les révolutionnaires, il devient chirurgien de district et membre de la Commune en 1793. Il est jeté en prison pour avoir négligé la gestion d'un asile, la « Maison des Enfants de la Patrie », est délivré par les membres de son district, devient maire du Xe arrondissement et membre du Bureau de l'Administration des Hôpitaux de Paris.

François Magendie entre à l'école vers l'âge de dix ans. Son retard est rattrapé en quatre ans et malgré la difficulté de faire des études dans une ville agitée par la révolution, il disserte victorieusement au Concours général sur « la connaissance des Droits de l'homme et de la Constitution ». Antoine Magendie décide qu'il est désormais temps de diriger son fils selon la tradition de la famille et le fait entrer à l'âge de seize ans dans l'École de médecine parisienne restaurée par Cabanis et Fourcroy. Il le confie à Boyer (1757-1834), chirurgien personnel de l'Empereur, baron, nommé en 1795 professeur associé de médecine opératoire à l'École de santé de Paris et deuxième chirurgien titulaire de l'Hôtel-Dieu. François Magendie devint en peu de temps son prosecteur préféré. Il débute dans l'art de la dissection mais comprend vite et se place, dès sa vingtième année, parmi les plus talentueux des prosecteurs parisiens. Sa subsistance est assurée par des leçons particulières.

Il compléta dès que possible son éducation rousseauiste avec du latin, du grec et de la rhétorique tout en continuant son apprentissage de l'anatomie avec le même sérieux et la même fougue. L'Hôtel-Dieu bruissait alors de la chirurgie de Desault (1744-1795) et de son élève François-Xavier Bichat (1771-1802), qui devint vite le professeur d'anatomie le plus populaire de France. À l'hôpital de La Pitié, chez Boyer,

Guillaume Dupuytren (1777-1835) faisait merveille. François Magendie suit Boyer dans le nouveau service de chirurgie qui lui est confié à l'Hôtel-Dieu. Il y devient chirurgien assistant, c'est une des meilleures institutions de chirurgie au monde par son enseignement théorique et surtout pratique.

Magendie est admis en mai 1803 au concours de l'Internat des Hôpitaux de Paris, à l'âge de dix-neuf ans. Il est à l'hôpital Saint-Louis interne de Richerand (1779-1840), chirurgien en chef et auteur d'un traité de physiologie estimé de tous. Après une année, il suit ce maître à l'hôpital des Vénériens. En même temps, de 1804 à 1808, Magendie passe les examens exigés par le nouveau cursus des études médicales, anatomie et physiologie, pathologie et nosologie, pharmacologie, hygiène et médecine légale. Il franchit les épreuves cliniques le 22 février 1808 et soutint sa thèse la même année, le 24 mars : *Essai sur les usages du voile du palais, avec quelques propositions sur la fracture du cartilage des côtes.* Boyer, son premier maître, est président du jury. Le travail, à la fois anatomique et physiologique, est dédié au père de Magendie : « À mon père, affection et gratitude. » Magendie réussit les concours d'enseignant en anatomie, d'aide d'anatomie en 1807 et de prosecteur en 1811 (grâce à l'appui de Chaussier). Ses recherches physiologiques permettent quelques publications qui paraissent toutes après l'exposé général de ses conceptions biophilosophiques de 1809. Il s'agit de l' « Examen de l'action de quelques végétaux sur la moelle épinière » (*Bull. soc. philomatique*, 1 : 368, 1809) et des « Expériences pour servir à l'histoire de la transpiration pulmonaire » (*Bull. soc. philomatique*, 2 : 252, 1811). L'action des poisons végétaux en provenance de Java et de Bornéo sur les organismes vivants, que Magendie a étudiée avec son étudiant Delille, est présentée à l'Académie des sciences, le 24 avril 1809.

Magendie s'avère avant tout un bon élève, brillant même, parfaitement adapté à la nouvelle organisation des facultés de médecine précisée par les arrêtés de 1799 et de 1801. Son adolescence et ses études se déroulent dans un contexte de reconstruction, d'ordre. Cette ambiance de sérieux, cette remise en cause du laxisme passé, ont-elles contribué à la critique des croyances vitalistes ? Rien ne s'y oppose, d'autant que Magendie est doté d'un sens critique aigu. Mais d'autres hypothèses sont également possibles.

Magendie, lorsqu'il entre chez Boyer, se heurte d'emblée à son brillant assistant, son aîné de cinq ans, le chirurgien Guillaume Dupuytren (1777-1835). Celui-ci s'est rapidement élevé dans la hiérarchie médicale : attaché au service de Boyer à La Charité à l'âge de dix-huit ans, prosecteur à l'École de santé de Paris, puis chef du laboratoire d'anatomie à l'âge de vingt-quatre ans, il devient un an après chirurgien assistant à l'Hôtel-Dieu, toujours attaché au nouveau service de Boyer. Dupuytren était un remarquable chirurgien et un excellent enseignant.

Il est promu rapidement et devient titulaire en 1812 de la chaire de chirurgie opératoire de l'Hôtel-Dieu. Ses adversaires et concurrents potentiels sont piétinés sans hésitation. Il s'est sans doute opposé à la nomination de Magendie au prosectorat ! Sa brutalité et son âpreté sont manifestes dans sa conduite privée. En 1810, Dupuytren demande la main de la fille de son patron Chaussier, ce qui est une excellente façon de consolider son destin. Mais il désire une dot de cent mille francs. Celle de Mlle Chaussier ne représentant que la moitié, il n'hésite pas à casser ses fiançailles pour convoler avec la première jeune femme apportant les cent mille francs demandés.

Dupuytren, qui était un élève de Bichat, avait adopté les idées de son maître. Rien ne s'oppose à ce que Magendie ait voulu fustiger ces suiveurs aveugles dont beaucoup tenaient le haut du pavé de la médecine parisienne. Rien ne s'oppose non plus à ce que, par une critique du vitalisme, Magendie ait voulu nuire à Dupuytren qu'il considérait comme son concurrent principal. Car Magendie n'était pas dépourvu d'une bonne dose d'agressivité et de violence. Un portrait et une algarade en témoignent.

Un portrait à l'huile, attribué à Guérin (1774-1833), que l'on peut voir aujourd'hui au Collège de France montre un Magendie aux traits agréables avec un nez court et droit, un menton arrondi et une bouche aux lèvres gourmandes. Mais des traits plus durs apparaissent en filigrane. Selon le document qui l'exempte du service militaire, sa taille n'est que de cinq pieds et demi. Magendie vengeait une apparence médiocre par une forte énergie intérieure.

Un incident sérieux l'opposa à son maître Chaussier. L'une des tâches importantes d'un prosecteur est de préparer les cadavres à la dissection. Pendant trois jours, Magendie avait accompli ce travail avec soin, exposant muscles et troncs vasculo-nerveux à l'attention des étudiants, puis il avait suspendu le cadavre ainsi préparé au plafond pour achever sa dessiccation. Trois jours après, Chaussier vient examiner le travail accompli par son élève. Or, le cadavre n'est plus là, volé semble-t-il. Chaussier accuse Magendie de l'avoir dérobé, exige qu'il le rende sur-le-champ. Magendie est indigné. La colère le prend. Il s'empare du lourd encrier en plomb du bureau de son maître et, hors de lui, vise en tremblant la tête de Chaussier mais son réflexe de colère est interrompu *in extremis* par un sursaut de sagesse. La colère ne disparut pourtant jamais de sa mémoire : dix ans après, Chaussier, qui a alors soixante-dix ans, et Magendie de trente ans son cadet, sont candidats au même fauteuil de l'Académie des sciences. La bienséance eût voulu que Magendie se retirât par respect de la différence d'âge. Mais Magendie n'en fit rien et l'emporta sur son vieux professeur.

Sur le plan professionnel Magendie fait montre d'une inexplicable instabilité. L'homme paraît avoir été capable de tout pour réussir, y compris de la critique systématique d'une croyance philosophique.

En 1813, Magendie démissionne brusquement de son emploi de prosecteur pour s'installer à son compte professeur de physiologie expérimentale dans une salle louée dans les anciens bâtiments de l'église Saint-Nicolas-du-Chardonnet. Dans son éloge de F. Magendie datant de 1858, Flourens explique que son tempérament absolu n'avait pu supporter la campagne de médisance dont il avait été l'objet :

« Magendie renonça brusquement à la chirurgie (M. Flourens, *Éloge historique de F. Magendie*, 1858, p. 5, Paris, Firmin Didot). Magendie, une fois encore, avait agi en fonction de circonstances agressives et humiliantes que son orgueil ne pouvait supporter et par coup de tête. Mais sa sincérité pour sa nouvelle condition de physiologiste à part entière ne pouvait, par ailleurs, être discutée. »

Le 31 janvier 1831, Magendie, qui a publié des travaux incontestables, devient professeur au Collège de France en remplacement de Récamier, démissionnaire en raison de ses relations avec Louis XVIII et Charles X, Magendie étant proche de Louis-Philippe. Ses relations avec Claude Bernard, son préparateur depuis 1841, indiquent que son caractère n'avait pas changé. Magendie et Claude Bernard ne s'entendirent pas. Pendant les quelque dix années qu'ils passèrent dans le même laboratoire, leurs recherches respectives n'aboutirent à aucune publication commune. Claude Bernard a dit de Magendie (dans *Substances toxiques*, 1857, p. 30) qu'il avait des yeux et des oreilles, mais pas de cerveau ou seulement des yeux (pour voir des faits) sans oreille (il était sourd aux théories). L'impétueux Magendie prône en effet l'accumulation des faits expérimentaux en espérant qu'ils finiront bien par parler d'eux-mêmes et Claude Bernard, qui n'aime pas l'empirisme systématique, préfère un raisonnement préalable. L'attitude de Magendie procède de doutes et de contradictions *a priori* qui rendent les rapports humains souvent difficiles.

Magendie, pourtant, n'a pas été qu'un caractériel avide de réussite, et prêt à tout pour y parvenir. Son bon côté est une belle intelligence couplée à de l'acharnement au travail. Plusieurs publications en témoignent. Sa critique du vitalisme a été suffisamment menée avec constance pour qu'elle traduise une réflexion menée en profondeur, indépendamment de problèmes de personnes. Magendie, d'autre part, a été tôt au contact de membres de l'Académie des sciences. Il a pu, au début de sa carrière, aller entendre anonymement, comme un étudiant sérieux de son temps, les grands débats scientifiques, par exemple Cuvier (1769-1832) du Jardin des Plantes, Ferrus (1784-1861) de La Salpêtrière, Laplace, astronome (1749-1827), ou Lavoisier, chimiste (1743-1794), ou Berthollet (1749-1822), Gay-Lussac (1778-1850), et Geoffroy Saint-Hilaire (1772-1844). Lamarck affirme qu'un fluide éthéro-électrique préside à l'origine de la vie, et Cuvier défend des principes matérialistes. Laplace, qui avait travaillé avec Lavoisier, aurait dit à Magendie que les deux disciplines scientifiques les plus exaltantes sont la physiologie et l'astrologie, la physiologie en tête parce qu'elle manquait toujours de lois, parce qu'elle cherchait son Newton.

De nombreuses publications de Magendie concernent des recherches poursuivies selon l'approche chimique de son époque, ses études sur le siège de l'oxydation du corps humain par exemple, ou de la salive, des sécrétions biliaires et du liquide pancréatique.

Aux lendemains de la révolution de 1830, Magendie, soutenu par ses affinités avec Louis-Philippe, intervient dans les débats concernant l'organisation des études médicales. Dans deux articles publiés dans la *Gazette médicale de Paris* (1830, 1 : 212 ; 1830, 1 : 326), il s'en prend au vitalisme, au *Traité des membranes* de Bichat, et réclame l'introduction de la chimie en médecine. Mais changer des mentalités forgées par l'enseignement de Bichat demande du temps. En 1831, Cuvier admet que les facultés françaises de médecine considèrent toujours que le Vivant et l'Inorganique sont structurés de manière différente. Magendie ne renonce pas et renouvelle son accusation de 1809 dans les généralités de son *Précis élémentaire de physiologie*, et ceci à chaque édition, 1816, 1817, 1825, 1834, 1836. En tant que président de la Société d'émulation, il associe assez adroitement hommage au médecin Bichat et accusation du vitalisme. En 1842, dans ses leçons au Collège de France, il est toujours aussi pugnace : « Le vitalisme est une absurde pièce d'écriture » (*Phén. phys. de la vie*, leçons professées au Collège de France, Baillère).

Les adeptes du vitalisme ne se limitaient pas à la personne de Dupuytren. Ils étaient légion parmi les élèves de Bichat, devenus professeurs, tels que Roux et Béchard en anatomie, Richerand en physiologie. Récamier, prédécesseur de Magendie au Collège, ami de Bichat, a professé des théories vitalistes. Seul le vocabulaire diffère de celui de Bichat. « Vie organique et vie animale » devinrent « fonction commune et fonction spéciale » ; « sensibilité organique » est « sensation latente et confuse », « sensibilité animale » est dite « sensation distincte et évidente ». La proportion de « force vitale » et de causes physiques détermine santé ou maladie. Récamier croit aux humeurs qui font le caractère – sanguin, colérique, mélancolique et flegmatique – et qui influent la force vitale pour imprimer à chaque maladie une symptomatologie particulière. Magendie n'a cessé de pourfendre ces opinions fumeuses dont certaines remontent au Moyen Âge.

L'enseignement de Magendie ne respecte que les lois de la médecine expérimentale, le discours anatomique et médical repose sur une dissection, un cas clinique ou une observation anatomoclinique. La salle Sainte-Monique de l'Hôtel-Dieu, où Magendie soigne ses patients, est devenue l'antichambre du Collège de France où le matériel anatomique est d'ailleurs admis en mai 1835.

Lorsque Magendie prit la décision de quitter son emploi de prosecteur pour se consacrer à la recherche physiologique, il écrivit : « Moi-même je vais me livrer à de nouvelles recherches, pénétré que je suis que c'est dans cette étude de la physique vitale que repose l'avenir de la médecine. » Et pendant toute sa vie ensuite, il ne cessera de répéter que la médecine ne doit tenir compte que des faits dont on constate directement la réalité ou l'association. Des faits qui sont des modifications physico-chimiques de la matière vivante et qui obéissent à des lois à l'instar des lois célestes. L'esprit vital, qui n'est gouverné par aucune loi, n'est qu'une absurdité enfantine.

Magendie eut un caractère difficile, emporté, qui a nui à la qualité de son expérimentation. Son plus grand mérite n'a-t-il pas été à l'âge de vingt ans de comprendre avec une prescience remarquable que la médecine devait changer de paradigme ?

2. Claude Bernard (1813-1878)

Claude Bernard fut le premier physiologiste-philosophe préoccupé de comprendre le *comment* de sa démarche expérimentale (et de connaître en particulier les circonstances reproductibles de sa réussite) et *comment* ses résultats pouvaient éclairer le mystère du monde organique. Là est peut-être sa qualité première, nonobstant à l'évidence ses valeurs d'expérimentateur et de biologiste qui l'incitèrent à s'interroger sur sa propre action et sur l'état du monde. L'éthique est indissociable de la science, dit-on volontiers aujourd'hui ; c'est à Claude Bernard que l'on doit, même indirectement, cet aphorisme et sa philosophie devrait faire réfléchir davantage au choix des problématiques de recherche. La valeur de cette démarche est amplifiée par l'évolution de la biologie contemporaine où comptent pour beaucoup l'instrumentation et un réductionnisme extrême avec l'inéluctable risque d'une perte de la finalité de la recherche.

a) La démarche expérimentale

L'*Introduction à l'étude de la médecine expérimentale* a été écrite en 1865, les grandes découvertes de Claude Bernard ayant été faites avant, en vingt-deux années de travail au laboratoire : *Recherches sur la chaleur animale, Recherches anatomiques et physiologiques sur la corde du tympan* (1843), *Travaux sur la vasomotricité d'origine nerveuse et sur l'action du cerveau sur le métabolisme* (1852-1858), *Recherches sur le suc gastrique et les sucs intestinaux* (1849-1855), *Fonction glycogénique du foie* (1855), *Recherches sur les milieux intérieurs de l'organisme* (1859). Travail glorieux qui, depuis la première publication de 1843 (l'année où il est reçu docteur en médecine), lui a valu à quatre reprises (en 1847, 1848, 1851 et 1853) le Prix de physiologie expérimentale de l'Académie des sciences, une chaire de physiologie générale à la Sorbonne et une élection à l'Académie des sciences. H. Bergson a dit de cette œuvre philosophique : « Nous nous trouvons devant un homme de génie qui a commencé par faire de grandes découvertes et qui s'est demandé ensuite comment il fallait s'y prendre pour les faire ; marche paradoxale en apparence, et pourtant seule naturelle, la manière inverse de procéder ayant été tentée beaucoup plus souvent et n'ayant jamais réussi. » Et dans les quelques lignes qu'il consacra à Bacon, Claude Bernard lui-même écrit : « Les grands expérimentateurs sont apparus avant les préceptes de l'expérimentation. »

En d'autres termes, si le scientifique pressent confusément le phénomène qu'il va découvrir par expérience ou même s'il ne le pressent pas du tout, si la découverte procède moins d'une intuition géniale que d'une vérification expérimentale, une méthode dite *expérimentale*, accessible à tous, mène au succès. Claude Bernard « s'est délivré des règles en se jetant à travers champ », c'est-à-dire qu'il fait fi de tout *a priori* (préjugés vitalistes par exemple) pour n'étudier que la réalité expérimentale. Claude Bernard entend définir les bases, le fondement de la démarche suivie par un physiologiste victorieux. L'activité philosophique du physiologiste Claude Bernard, c'est l'activité fondatrice de son activité scientifique.

La méthode expérimentale repose sur trois démarches, successives et complémentaires : *observation, expérimentation* et *raisonnement expérimental*.

L'observation est implicite dans la découverte des lois de la nature par un chercheur extérieur aux vérités expérimentales qui ne doit en aucun cas substituer une conception subjective à une réalité objective. L'observation peut concerner la nature brute, non modifiée (elle est dite passive), ou un fonctionnement induit par l'expérimentateur, le plus souvent pour analyser une cascade événementielle (observation active). Cette dernière se confond donc avec le processus d'expérimentation. L'expérimentation peut, et doit même, imaginer, émettre une hypothèse de causalité, voire concevoir une doctrine. Ces gambades de l'esprit sont le ferment de la science. Mais les vérités scientifiques sont objectives, démontrées, et non révélées ou imposées. Toute idée doit être soumise au contrôle de l'expérience qui seule peut affirmer la validité de la séquence de causalité impliquée dans l'hypothèse. Toute interprétation est soumise à l'expérimentation et le résultat obtenu suggère une autre expérience jusqu'à ce que l'on trouve une explication absolument claire des causes ou des conditions qui ont provoqué le phénomène. L'expérimentation n'est qu'une observation provoquée avec une préméditation induisant un changement de l'état fonctionnel. « La méthode expérimentale, explique

Claude Bernard dans l'*Introduction à la médecine expérimentale*, n'est rien autre chose qu'un raisonnement à l'aide duquel nous soumettons méthodiquement nos idées à l'expérience des faits que l'observation et l'expérimentation nous fournissent. » « Le raisonnement sera juste, quand il s'exercera sur des notions exactes et des faits précis. » Claude Bernard est en accord avec Kant qui recommande une construction préalable des concepts. A. Koyré, plus tard, les reprend à son compte : la théorie précède l'expérience et la science progresse en devançant l'expérience ; la pensée scientifique consiste à concevoir des phénomènes possibles, la vérification expérimentale vient ensuite.

Les erreurs expérimentales peuvent être dues à des raisonnements incomplets ou erronés, à des observations défectueuses, et à l'insuffisance des épreuves témoins. Dans les sciences expérimentales, c'est par la détermination quantitative d'un effet relativement à une cause donnée que la loi des phénomènes peut être établie. Mais l'étude quantitative des phénomènes biologiques doit être précédée par leur étude qualitative car ils sont si complexes que leurs interactions sont souvent imprévisibles. À cet égard, explique Claude Bernard, il faut redouter l'application de la mathématique et de la statistique en physiologie et en médecine.

La méthode expérimentale vaut pour toutes les sciences de la vie, mais elle a une place très forte en physiologie dont elle assure l'autonomie. Avant Claude Bernard, la physiologie n'était qu'une minime partie de l'enseignement de l'anatomie. Après lui, la physiologie prétend, par une méthode propre, en s'aidant de la chimie, de la physique et d'autres sciences exactes, aller au fond des phénomènes de la vie. « La biologie se fait désormais au laboratoire », selon François Jacob. La physiologie, devenue expérimentale, envahit toutes les sciences de la vie et la médecine qui devient à son tour expérimentale. « La physiologie est fondée, d'une part, sur l'anatomie la plus exacte ; d'un autre côté, elle puise ses moyens d'investigation dans la chimie et dans la physique. C'est par la physiologie que ces sciences peuvent s'introduire dans la médecine proprement dite et lui donner la précision et la rigueur sans lesquelles il n'y pas de science. C'est là ce que M. Magendie avait compris, et c'est pour cela qu'il a voulu établir dans cette chaire l'enseignement de la médecine expérimentale qui s'y perpétuera, car la médecine scientifique ne peut qu'être expérimentale. » (Claude Bernard, *Leçons sur les effets des substances toxiques et médicamenteuses*, Paris, Baillère, 1857, p. 23-24.)

Magendie eut une influence indiscutable sur son élève Claude Bernard. L'étude du phénomène d'absorption est une superbe illustration de la physiologie expérimentale : par des augmentations et des déplétions graduelles de la masse sanguine, Magendie, contre-expérience à l'appui, démontre que l'absorption transcutanée dépend de l'état de dilatation des vaisseaux. Magendie s'était rendu « maître d'un phénomène jusque-là impénétrable ».

b) Le déterminisme expérimental

Magendie a défendu un déterminisme que l'on pourrait qualifier de mou parce qu'il laisse persister un certain degré de vitalisme. Pour son élève Claude Bernard, le déterminisme expérimental est un principe scientifique absolu : « Le déterminisme est la seule philosophie scientifique possible » (*Leçon sur les phénomènes de la vie communs aux animaux et aux végétaux*, 1878, 1, 397) ; « La science n'est que le déterminisme des conditions des phénomènes » (*Introduction*, 1865, p. 352). Claude Bernard va même jusqu'à dire : « Si un phénomène se présentait dans une expérience avec une apparence tellement contradictoire, qu'il ne se rattachât pas d'une manière nécessaire à des conditions d'existence déterminées, la raison devrait *repousser le fait* (souligné par Claude Bernard) comme un fait non scientifique » (*Introduction*, p. 95).

Le principe absolu du déterminisme expérimental est aussi valable en biologie qu'en physique ou en chimie. « Il faut admettre comme un axiome expérimental que chez les êtres vivants aussi bien que dans les corps bruts, les conditions d'existence de tout phénomène sont déterminées d'une manière absolue » (*Introduction*, p. 116). « Chaque phénomène vital, comme chaque phénomène physique, est invariablement déterminé par des conditions physico-chimiques qui, lui permettant ou l'empêchant d'apparaître, en deviennent les conditions ou les causes matérielles immédiates ou prochaines. » « Ce sont ces conditions matérielles relatives à la manifestation phénoménale que nous appelons les conditions déterminées du phénomène » (*Leçons*, 1879, II, 398). Ces conditions déterminées sont toutes physico-chimiques, ainsi que le soutenaient Lavoisier et Laplace. « Un phénomène vital a, comme tout autre, un déterminisme rigoureux, et jamais ce déterminisme ne saurait être autre chose qu'un déterminisme physico-chimique. » Une relation est déterministe lorsqu'elle est ce qu'elle est et ne peut simultanément être autre que ce qu'elle est. Cette unicité est essentielle.

La découverte de la fonction glycogénique du foie est un bon exemple du recours à une démarche expérimentale fondée sur un déterminisme chimique.

La constatation initiale fut la dépendance de la chimie urinaire au régime alimentaire : les urines « normales » sont des urines d'abstinence et une alimentation déterminée permet à l'expérimentateur de « discerner dans l'urine de la digestion ce qui appartient à l'alimentation et suivre ainsi l'analyse des phénomènes de nutrition et d'assimilation propres à chaque aliment » (*Leçon sur le diabète et la glycogenèse animale*, Baillère, 1877, p. 29). Le rein, agissant comme un filtre, laisse donc passer dans l'urine diabétique une substance chimique, le glucose, qui se trouve en excès dans le sang. Il importait de connaître l'origine de l'hyperglycémie. Claude Bernard entreprend alors de doser le suc sanguin à divers niveaux de la circulation. Ces mesures lui permettent de conclure que du sucre est apporté en quantité variable par l'alimentation, qu'il est utilisé par les tissus périphériques, et qu'il provient en grande part du foie :

« Le sang veineux a donc trouvé, pendant son retour au cœur, une source où il s'est chargé de sucre. Cette source, nous le savons, c'est le foie : [...] dans tous les tissus, dans toutes les glandes, le sang veineux qui sort est plus pauvre en sucre que le sang qui entre ; dans la glande hépatique seule, on trouve le contraire » (Claude Bernard, *op. cit.*, p. 276).

L'expérience du foie lavé apporta un début de réponse. Ayant observé que la quantité de sucre mesurée dans le foie d'un animal varie sensiblement avec le temps qui s'est écoulé depuis la mort, Claude Bernard reprend ses expériences en utilisant un foie fraîchement prélevé. « Je lavai son tissu avec soin, dit-il ; j'enlevai par une injection d'eau prolongée dans la veine porte tout le sucre qu'il pouvait contenir. » L'utilisation du réactif approprié permit de constater que le tissu hépatique était effectivement débarrassé de son sucre : « En répétant la recherche quelque temps après, poursuit-il, je voyais le sucre réapparaître dans le foie. » Et il conclut que le sucre est produit dans l'organe même, « aux dépens d'une matière fixée dans l'intimité de son tissu » : le glycogène. Il ne restait qu'à isoler cette matière insoluble dans l'eau par un traitement à l'alcool qui pouvait la précipiter. Intermédiaire entre le glucose à l'entrée et le glucose à la sortie du foie, cette matière trouvait sa place dans le métabolisme des glucides en tant que substance de réserve.

Le déterminisme expérimental, sa réduction à des phénomènes chimiques et donc à des interactions moléculaires, appelle nécessairement au *réductionnisme*. Comment et où s'accomplit dans le foie la transformation du glycogène en glucose ? Nombre de découvertes de Claude Bernard, fonction glycogénique du foie, intoxication par l'oxyde de carbone, production de la chaleur animale – entre autres – indiquent clairement que la biologie ne peut qu'évoluer vers l'échelle de la molécule. La chimie n'avait pas atteint une maturité suffisante pour que Claude Bernard pût prétendre faire descendre sa propre recherche à ce niveau de finesse, mais Claude Bernard prédit la généralisation de cette évolution. En cela, il prévoit comment la biologie évoluera cent ans après lui. « La physiologie cherche, par l'analyse expérimentale, à pénétrer jusqu'aux éléments anatomiques. Pour atteindre ce but, elle doit faire l'étude des tissus à l'aide de l'histologie, et elle demande à la physique et à la chimie

de lui révéler et de lui expliquer les propriétés de ces éléments »
(*Leçons sur la chaleur animale*, Baillère, 1876, p. 6). Claude Bernard
a eu le double génie de savoir accumuler les découvertes physiologiques et de comprendre les motifs, les raisons et les conséquences
de son succès expérimental. La physiologie, la médecine, après lui,
auront profondément changé, une cassure s'est accomplie au plan
épistémologique.

Le *vitalisme* de Bichat et de ses collègues montpelliérains reçut
un dernier coup avec le déterminisme expérimental. Des philosophies
de même essence furent encore professées par des philosophes
dépourvus de culture scientifique mais le vitalisme ouvert disparut
des écoles médicales et scientifiques. Claude Bernard donne à la
physiologie une tâche inspirée de Kant : « Il n'y a pour nous que des
phénomènes à étudier, les conditions matérielles de leurs manifestations à connaître, et les lois de ces manifestations à déterminer. »
La physiologie a donc atteint la maturité scientifique que l'on reconnaît
à ce qu'elle s'occupe de « *comment* » et non de « *pourquoi* » et que
ces questions *limitées* ont conduit à des réponses de plus en plus
générales. « Le début de la science moderne, selon François Jacob,
date du moment où aux questions générales se sont substituées des
questions limitées ; où, au lieu de demander : « Comment l'Univers
a-t-il été créé ? De quoi est faite la matière ? Quelle est l'essence de
la vie ? », on a commencé à se demander : « Comment tombe une
pierre ? Comment l'eau coule-t-elle dans un tube ? Quel est le cours
du sang dans le corps ? » Ce changement a eu un résultat surprenant.
Alors que les questions générales ne recevaient que des réponses
limitées, les questions limitées se trouvèrent conduire à des réponses
de plus en plus générales » (François Jacob, *Le Jeu des possibles*). La
démarche de la biologie est devenue identique à celle de la physique :
ce qui importe dans la chute d'un corps sur la terre n'est pas la cause
première du phénomène mais les lois du mouvement. Peu importe
aujourd'hui, dit Claude Bernard, l'origine de la vie : les principes
vitaux sont trop complexes pour chercher à démêler autre chose que
l'enchaînement physico-chimique des phénomènes de la vie. La stratégie biologique ne doit tenir compte que des paradigmes élaborés
sur des séries de faits interactives, des présupposés et d'une vérification
expérimentale, c'est-à-dire physico-chimique. Une science universelle
est née de l'unicité de la méthodologie.

c) Le milieu intérieur et sa régulation

Pendant un siècle au moins, la pensée médicale a été guidée par
le concept de « milieu intérieur », ensemble des liquides de l'organisme, « le sang et tous les liquides plasmatiques qui en découlent »,
qui sont extérieurs aux cellules (« à la partie élémentaire organisée,

la seule partie réellement vivante ») [1]. Mais ce milieu intérieur est doué de fonctions essentielles : il est en relation avec le milieu extérieur, perçoit donc ses variations (changement thermique par exemple) et reçoit les nutriments qu'il véhicule aux divers tissus constitutifs de l'organisme ; il leur apporte aussi des produits élaborés par des organes spécialisés, qu'il s'agisse de matériaux assimilables (glucose) ou de signaux chimiques d'intégration (que l'on dénommera plus tard des hormones) ; la composition du milieu intérieur fluctue avec les changements issus du « milieu cosmique ambiant » mais elle revient ensuite à une moyenne, un point d'équilibre, parce que de puissants systèmes de régulation assurent la constance de la composition du milieu intérieur. Claude Bernard avait parfaitement entrevu par exemple la différence chimique du milieu intérieur (riche en soude) du liquide cellulaire (riche en potasse). Le milieu intérieur n'est que réaction chimique, « la base de la physiologie générale ». « C'est dans ce milieu intérieur que le physiologiste doit établir le déterminisme réel des fonctions vitales » (*Introduction*, p. 136). Claude Bernard prolonge et amplifie la pensée de Lavoisier et Séguin qui déclarent en 1789 et 1790 que « la machine animale est gouvernée par trois régulateurs principaux, respiration, transpiration et digestion » et qui formulèrent la régulation du milieu intérieure : « C'est une chose vraiment admirable que ce résultat de forces continuellement variables et continuellement en équilibre, qui s'observent à chaque pas dans l'économie animale, et qui permettent à l'individu de se prêter à toutes les circonstances où le hasard a sa place. » Claude Bernard introduit l'expression « autonomie physiologique ».

Claude Bernard eut une influence durable sur l'évolution de la médecine et des sciences médicales. La médecine resta expérimentale, elle l'est encore aujourd'hui. L'étude, l'exploration du milieu intérieur ont dominé la recherche pendant un siècle et elles ne sont pas achevées. Le déterminisme physico-chimique est une philosophie unanimement, ou presque, respectée.

Ce sont évidemment les progrès de la chimie qui ont assuré la conquête du milieu intérieur, en permettant de chiffrer la concentration de ses divers constituants et en caractérisant les messagers, les régulateurs chimiques (les hormones) qui coordonnent les fonctions des divers organes et qui les harmonisent pour répondre à tout besoin subit, à toute perturbation de l'équilibre vital. La découverte de mécanismes de l'épuration rénale du milieu intérieur par la formation de l'urine fit naître deux spécialités médicales, néphrologie et réanimation, tandis que celle des messagers hormonaux constitua la base chimique de l'endocrinologie.

---

1. Toutes les citations de cette section sont extraites de l'*Introduction à la médecine expérimentale*.

La médecine expérimentale consiste à identifier une maladie, non seulement par une lésion tissulaire et une symptomatologie comme le veut la médecine anatomoclinique, mais par un désordre fonctionnel. La physiologie est un préalable indispensable. La pathologie est reconnue en tant que désordre défini (et reproductible expérimentalement) d'une capacité fonctionnelle particulière. La médecine contemporaine n'a pas d'autre démarche, comme le démontre la chronologie de la dernière maladie individualisée, le sida : une symptomatologie, un virus, des cellules (T_4) jouant un rôle essentiel dans les réactions immunitaires.

« Nous ne saurions admettre dans les êtres vivants un principe vital libre, luttant contre l'influence des conditions physiques », disait Claude Bernard à l'encontre des positions de Bichat. Il n'est guère de biologiste qui refuse aujourd'hui de partager cette foi déterministe, même si cette croyance ne lui suffit pas.

RÉFÉRENCES

N. Dobo, A. Role, *La vie fulgurante d'un génie*, Paris, Perrin, 1989.

L. Dubien, *La médecine à Montpellier*, Avignon, Les Presses universelles, 1975.

R. Dumesnil, F. Bonnel-Roy, *Les médecins célèbres*, Paris, Mazenod, 1947.

P. Gendron, *Claude Bernard, Rationalités d'une méthode*, Paris, Vrin, 1992.

L. L. Lambrichs, *La vérité médicale*, Paris, Robert Laffont, 1993.

F. Magendie (1783-1855), « Notice nécrologique », *Presse médicale*, 1869, n° 43, p. 1544.

F. Magendie, *Phénomènes physiques de la vie*, Paris, J.-B. Baillère, 1842.

J. M. D. Olmsted, *Pioneer in experimental physiology and scientific medicine in XIXth century in France*, Schuman's, New York, 1944.

Philosophie et méthodologie scientifiques de Claude Bernard, Fondation Singer-Polignac, Paris, Masson, 1967.

Chapitre VII

La chirurgie, discipline fille

Traiter directement un mal par l'ouverture d'un corps vivant nécessite : un chirurgien compétent et adroit, toujours maître de ses gestes ; des instruments adéquats ; une anesthésie efficace ; une protection puissante contre l'agression microbienne qui menace ce genre d'effraction. Les paradigmes chirurgicaux ne réclament pas que ces quatre conditions soient simultanément remplies, mais le progrès est plus rapide lorsque plusieurs d'entre elles sont là. La chirurgie ne s'est développée pleinement qu'après les découvertes de l'anesthésie et de l'asepsie.

A. LE LENT DÉVELOPPEMENT D'UNE DISCIPLINE NON AUTONOME

L'Église chrétienne a mis en léthargie les balbutiements de la chirurgie gréco-romaine : le concile de Tours en 1163 proclame que *Eclesia abhorret a sanguine* (l'Église abhorre le sang) ; les autopsies sont interdites. La porte s'ouvre au Moyen Âge, poussée par des institutions laïques, les écoles de médecine, et par des hommes. Les barbiers-chirurgiens sont cependant relégués à des tâches de bricolage.

Une volonté farouche se manifeste chez les premiers médecins qui s'adonnèrent sans hésitation à la chirurgie, Guillaume Salicetti (1201-1277) et Lanfranchi (mort en 1315), en luttant contre le fer rouge des Arabes et en n'hésitant pas à réétudier la trépanation. Au siècle suivant, à Paris, ce furent Henry de Mondeville (1260-1320) et Guy de Chauliac (1300-1370), en Angleterre John of Arderne (né en 1306), et aux Pays-Bas, Jean Yperman (1295-1351). L'élite de la profession se soude dès 1268 dans la confrérie de Saint-Côme, une sorte de collège reconnue par Philippe le Bel en 1311. Le développement de l'anatomie au XVIe siècle repose sur le travail de Leonardo da Vinci (1452-1519), de Vésale (1514-1564) et de leurs écoles avec Jean Calcar, élève du Titien, Michel-Ange, disciple de Realdo Colombo, et sur celui de chercheurs comme Faloppe (1523-1562), Eustachio (1510 env.-

1574), Fabrice d'Acquapendente (1537-1615), Bartholin (1616-1680), Wirsug (1600-1643), Sylvius (1478-1555) et Willis (1621-1675). En fait la chirurgie n'a pas eu d'autonomie ; elle a dépendu de circonstances extérieures, politiques et religieuses, et d'une science d'amont et limitante, l'anatomie.

Au siècle suivant la chirurgie, représentée par Ambroise Paré (1510-1590), s'appuie sur les découvertes physiologiques de l'époque, sur les recherches des Anglais, Harvey, R. Lower (1631-1691) ou J. Mayow (1634-1675), ces deux derniers ayant respectivement posé les bases de la circulation sanguine et de la respiration pulmonaire.

La clinique chirurgicale peut alors naître, avec en France J.-L. Petit (1674-1750) et P.-J. Desault (1744-1795), en Écosse Hunter (1728-1793) et en Italie A. Scarpa (1747-1832).

B. LES CONDITIONS ESSENTIELLES DU PROGRÈS

Le progrès de la chirurgie jusqu'à nos jours a été activé par des catalyses venues de l'extérieur. Un exemple a été donné au chapitre V des retombées de la technologie et de l'instrumentation. Les progrès technologiques ont aujourd'hui bouleversé l'art de la réparation et surtout de l'exérèse. De nouvelles prothèses, une miniaturisation et une informatisation très poussées permettent d'intervenir rapidement, sous contrôle optique limité, mettant à l'abri des grandes incisions abdominales du passé.

1. L'anesthésie

L'anesthésie a naturellement été l'une des clefs fondamentales du développement de la chirurgie, quelle qu'ait pu être la dextérité, souvent remarquable, des opérateurs qui agissaient sans elle. Les extraits de plantes sédatives, seuls recours contre la douleur pendant des millénaires, furent relégués en deuxième position par la chimie. Mais la maturité et l'introduction en pratique de l'anesthésie, nouvelle discipline scientifique, demandèrent du temps. L'éther est né de l'alchimie en 1540, le protoxyde d'azote est découvert en 1540, le chloroforme en 1831 (E. Soubeiran, 1797-1858). Mais les propriétés anesthésiques de ces corps restèrent méconnues jusqu'à la moitié du XIXe siècle.

Quatre dates marquent le début de l'anesthésie générale. Le 30 mars 1842, un médecin de campagne du nom de Crawford Williamson Long recourt à l'éther pour anesthésier l'un de ses patients ; il répétera l'opération sur trois autres malades, avec succès, mais ne publiera pas ses résultats. Le 10 décembre 1844, le dentiste Horace Wells emploie le protoxyde d'azote sur lui-même pour une extraction dentaire. Enfin, le 17 octobre 1846, l'éther entre dans la grande chirurgie grâce à l'influence conjuguée d'un chimiste, T. Jackson, d'un dentiste, W. Morton, et d'un chirurgien, J.C. Warren, du Massachusetts Hospital de Boston. « Notre métier est délivré pour toujours de son horreur ! » s'exclame un chirurgien contemporain. L'anesthésie à l'éther fut rapidement acceptée en Europe, en dépit de l'opposition de quelques autorités, en France Magendie et d'Orfila. Elle se développpa rapidement par des avancées pharmacologiques (utilisation de la cocaïne puis des barbituriques) et par des recherches sur le choc.

2. L'asepsie

L'asepsie fut la deuxième condition du développement de la chirurgie. L'essor de la bactériologie pendant les trois dernières décennies du XIXᵉ siècle est dû à l'œuvre de l'école française de Louis Pasteur (1822-1895) et à celle de l'école allemande de Robert Koch (1843-1910). Différentes par les caractères de leurs maîtres, influencées par des nationalismes forts, elles adoptèrent cependant, en vertu d'une croyance commune et d'équipements comparables, des stratégies identiques : identification des germes pathogènes, étude des conditions de culture et des variations de virulence.

La croyance c'est la négation de la génération spontanée avec la certitude qu'une maladie transmissible relève de micro-organismes parfaitement individualisables. L'équipement c'est le microscope, désormais au centre de la recherche.

Le corollaire de cette philosophie positive fut naturellement la conviction que l'éradication des germes pathogènes peut guérir ou prévenir une infection. L'antisepsie consiste à détruire les « particules flottantes » (comme l'écrit Lister) qui en sont la cause. Ce sont des chirurgiens qui la font progresser. L'obstétricien viennois Ignaz Philip Semmeilweis (1818-1865) fut le premier à en défendre le principe, mais le meilleur plaidoyer fut celui du chirurgien anglais Lord Joseph Lister (1827-1912), qui s'inspira directement des œuvres de son ami Pasteur : « Quand les recherches de Pasteur eurent montré que l'atmosphère était septique, non à cause de l'oxygène ou autre constituant gazeux, mais du fait d'organismes minuscules qui s'y trouvent en suspension... j'eus l'idée qu'on pouvait éviter la décomposition des régions blessées sans supprimer l'air, en leur appliquant comme pansement une substance capable de détruire la vie, des particules flottantes. » Lister eut recours à l'acide phénique. Il fut suivi en France par Just-Lucas Championnière (1843-1913) et Stéphane Tarnier (1828-1897), en Autriche par Theodor Billroth (1829-1894) et en Allemagne par Richard von Volkmann (1830-1889) et par Ernst von Bergmann (1836-1907).

L'asepsie, également issue de la pensée de Pasteur et de Lister, est une prévention se proposant d'éradiquer les germes infectieux avant d'entreprendre un geste chirurgical. « Si j'avais l'honneur d'être chirurgien, disait Pasteur en 1878, je ne me servirais que d'instruments d'une propreté parfaite... ; je n'emploierais que de la charpie, des bandelettes, des éponges préalablement exposées à un air porté à la température de 130 à 150° C. Je n'emploierais jamais que de l'eau qui aurait subi la température de 120° C. »

L'asepsie devint rapidement, par ses succès, un procédé incontournable. Autant que l'anesthésie, la stérilisation des champs et des instruments, le lavage des mains du chirurgien et de la zone opératoire avec des produits antiseptiques, les gants chirurgicaux et l'emploi de matériaux stérilisables tels que le caoutchouc permirent à la chirurgie de ne penser qu'à améliorer la technique opératoire proprement dite.

RÉFÉRENCES

R.S. Atkinson, T.B. Boulton, *The history of anæsthesia*, London, The Royal Society of medecine and Parthenon, 1989.
C. d'Allaines, *Histoire de la chirurgie*, Paris, PUF, 1961.
P. Lecène, *L'évolution de la chirurgie*, Paris, Flammarion, 1923.
S. Salomon-Bayet, *Pasteur et la révolution pasteurienne*, Paris, Payot, 1986.
S. Tarnier, *De l'asepsie et de l'antisepsie en obstétrique*, Paris, G. Steinheil, 1894.

Chapitre I

Un corps sans anatomie

Il peut paraître surprenant de consacrer à la Chine un chapitre d'un ouvrage traitant de l'histoire de la pensée médicale. Les raisons de ce choix sont à chercher dans deux constats simples. L'Occident n'a pas le monopole de la réflexion médicale, et la médecine chinoise a l'avantage de représenter, parmi les médecines savantes traditionnelles, une médecine toujours d'actualité, car encore pratiquée à vaste échelle et même importée en Europe. Elle offre, en même temps que le risque de l'altérité, la possibilité de jeter un regard neuf sur notre propre histoire. Négligeant l'anatomie, les médecins chinois ont centré leur attention sur les notions de Qi (énergie, souffle) et de changement qui caractérisent le monde vivant, pour nous livrer une description dynamique du corps. Cette conception, qui peuple le corps d'un réseau de vaisseaux-méridiens, d'organes avant tout définis par leurs fonctions et de points d'acupuncture, fait une large place aux mouvements de Qi intégrés dans un processus autorégulé. Si cette connaissance s'est élaborée dans le contexte d'un choix culturel propre de description du réel, la médecine chinoise s'est dotée de moyens diagnostiques (pouls) et thérapeutiques originaux (acupuncture), auxquels s'ajoute une importante matière médicale que convoitent à l'heure actuelle des firmes pharmaceutiques.

A. LES CADRES FONDAMENTAUX DE LA DESCRIPTION DU RÉEL

Nous sommes depuis longtemps habitués à penser le corps en termes d'anatomie, que celle-ci soit macroscopique ou moléculaire. Cette représentation présuppose une attention accordée à la matière et à ses capacités d'organisation, c'est-à-dire en dernière analyse une visibilité immédiate ou médiate des objets appréhendés. La description anatomique des parties du corps initiée par Galien a été reprise à la Renaissance. Puis les progrès techniques, qui ont fait apparaître des cellules sous le microscope, et la chimie du vivant ont fait émerger tout un monde de structures et de molécules. Ce monde moléculaire, à la grande diversité, fournit l'ensemble des pièces anatomiques les plus fines qui permettent de rendre compte du puzzle que constitue le corps. Ce mode de représentation s'est élaboré dans une pensée qui, très tôt depuis Platon et Aristote, s'est attachée à définir l'être, les objets d'analyse, ainsi qu'un langage théorique et des catégories susceptibles au plan idéal de fournir les systèmes conceptuels offrant la possibilité de penser le vivant. Il est nécessaire, pour comprendre la vision chinoise du corps, d'accepter d'abandonner quelque temps ses habitudes.

1. *Les notions de* yin *et de* yang

Les Chinois se sont en effet bien plus attachés à penser les relations entre les phénomènes et la dynamique des situations qu'ils n'ont individualisé d'objets pour les définir. Le monde vivant pris dans son ensemble est, dans cette optique, rythmé de manière cyclique par la succession ordonnée des quatre saisons. La métaphore agricole ou végétale qui laisse deviner derrière le bourgeon apparu au printemps et la feuille ou la fleur qui lui succèdent en été, les mouvements de naissance et de croissance qui animent le macrocosme comme le microcosme, donnent une idée des images que les Chinois ont retenues pour penser le vivant. Feuilles et fleurs tombent à l'automne pour devenir poussière enfouie en terre en hiver. Ce peuple d'agriculteurs a d'ailleurs construit un calendrier très élaboré qui établit les relations qu'entretiennent au cours d'une année le Ciel et la Terre. Ciel et Terre sont ici à comprendre comme représentant des entités dynamiques ayant l'initiative pour la première et une capacité de réification pour la seconde. Les notions de *yin* et de *yang*, qui indiquent respectivement les aspects ombragé et ensoleillé d'une montagne, soulignent la dépendance vis-à-vis du temps de cette approche du réel. Si la première moitié de l'année est *yang*, la deuxième est *yin* et leur succession fait que le *yang* engendre le *yin* et réciproquement. Un phénomène exclusivement *yin* ou *yang* serait exclu du processus vital car échappant aux transformations incessantes qui le caractérisent.

2. *Les cinq agents*

La pensée chinoise est ordonnée par les nombres. Au *yin* et au *yang* correspond le 2 et aux saisons le 4. Zou Yan au IVᵉ siècle avant J.-C. a été le premier à distinguer cinq modalités de manifestations du monde phénoménal qui se succèdent les unes aux autres au cours d'une année. Les cinq agents (*wu xing* ; bois, feu, métal, terre et eau) sont mis en correspondance avec le cycle des saisons par l'addition d'une cinquième saison. Ils constituent avec le *yin* et le *yang* le cadre théorique de base de toute la pensée médicale chinoise savante. Les cinq agents ne sont pas les éléments de la pensée grecque. Ils représentent des dynamiques et le bois, par exemple, symbolise le mouvement de montée, d'ouverture et d'expansion d'un bourgeon sur une branche.

Les théories du *yin yang* et des cinq agents servent à décrire temps, espace et existants. Les relations du *yin* et du *yang*, comme les deux cycles de rapports qu'entretiennent entre eux les cinq agents (cycle d'engendrement : bois → feu → métal → terre → eau ; cycle de domination : eau → feu → métal → bois → terre), permettent la peinture du processus naturel d'un point de vue qui favorise le temps et assimile la causalité, qui n'est pas pensée en tant que telle, à une succession. Le cycle de domination interdit toute manifestation excessive d'un agent qui serait incompatible avec la poursuite du processus naturel. Il autorise ainsi l'instauration d'une régulation. Ces deux cadres constituent les fondements de la théorie des correspondances qui range en catégories le réel, que celui-ci relève du monde naturel ou de l'homme. Une correspondance est ainsi établie entre le macrocosme et le microcosme humain qui tous deux fonctionnent comme des organismes.

3. Le Qi

Dans cette présentation qui privilégie le changement et le mouvement, la référence essentielle est le *Qi* (traduit par souffle ou énergie). Ce dernier est amplement qualifié. Chaleur, froid, ou sécheresse dans le monde environnant, il devient, dans le corps, le *Qi* défensif, le *Qi* nourricier, le *Qi* originel ou le *Qi* ancestral... en fonction de l'aspect particulier du *Qi* dont il est question. Le *Qi* du corps est intimement lié à la respiration, mais des échanges se produisent également avec le *Qi* de l'environnement au niveau des points d'acupuncture répartis à la surface de l'organisme. Omniprésent dans le corps et provenant aussi bien de l'air qu'indirectement des aliments dont il représente un des aspects subtils, il parcourt le réseau de vaisseaux-méridiens (*jing mai*) en vingt-quatre heures. Les vaisseaux-méridiens se répartissent en vaisseaux *yin* et en vaisseaux *yang*. Ils assurent la communication entre la superficie et la profondeur du corps où sont logés les viscères et ils comportent des branches profondes et superficielles. Les points d'acupuncture se localisent sur ces dernières. Les méridiens principaux, au nombre de douze pour chaque moitié du corps, vont de la poitrine aux mains, des mains à la tête, de la tête aux pieds et reviennent des pieds vers la poitrine.

Regroupés par paires (*yin* et *yang*), ces vaisseaux sont individuellement reliés à un organe plein (cœur, foie, rate, poumon, rein) ou à un organe creux (estomac, gros intestin, petit intestin, vésicule biliaire, vessie). Les termes désignant ces organes, que la théorie des correspondances répartit en *yin yang* et affecte aux cinq agents, ne doivent pas abuser. Loin de n'être que les entités anatomiques que

Tableau des correspondances

Macrocosme

Cinq Agents	Bois	Feu	Terre	Métal	Eau
5 directions	Est	Sud	Centre	Ouest	Nord
5 saisons	Printemps	Été	Été prolongé	Automne	Hiver
Planètes	Jupiter	Mars	Saturne	Vénus	Mercure
Qi climatiques	Vent	Chaleur	Humidité	Sécheresse	Froid
Couleurs	Vert	Rouge	Jaune	Blanc	Noir
Saveurs	Acide	Amer	Doux	Piquant	Salé
Animaux	Coq	Mouton	Bœuf	Cheval	Porc

Microcosme

Cinq Agents	Bois	Feu	Terre	Métal	Eau
5 organes pleins *(zang)*	Foie	Cœur	Rate	Poumon	Rein
5 organes creux *(fu)*	Vésicule biliaire	Petit intestin	Estomac	Gros intestin	Vessie
Éléments de la forme corporelle	Tendons Muscles	Vaisseaux	Chairs	Peau Poils	Os
Émotions	Colère	Joie	Obsessions	Tristesse	Peur

nous connaissons, les organes sont avant tout caractérisés par leurs fonctions et sont les véritables administrateurs du corps. Ces fonctions sont par exemple : assimilation des parties subtiles des aliments (*Qi*, saveurs) pour l'estomac et le petit intestin, gestion des liquides organiques (*jin ye*) pour le rein et la vessie, répartition du *Qi* dans le corps pour le poumon.

Les entités retenues pour rendre compte de la vie psychique se répartissent entre les différents organes pleins (*shen*, conscience, cœur ; *hun*, foie ; *po*, poumon ; *zhi*, volonté, rein ; *yi*, capacité d'idéation, rate) tout comme les émotions (colère, joie, mélancolie, pensée obsessionnelle, peur). Le mouvement de *Qi* qu'occasionne une émotion est analogiquement proche de celui que gère dans le corps un organe et que provoque dans le monde environnant un des cinq agents. La colère fait monter le *Qi* comme le *Qi* du printemps sort de Terre. Ces entités, loin d'appartenir à un monde d'idées ou à une âme que les Chinois n'ont jamais pensée ou séparée du corps, représentent en fait les aspects les plus subtils du monde vivant.

Ce corps subtil fait de mouvements et de changements ne laisse que peu de place à la forme, toute entité réifiée représentant une voie finale de manifestation rapidement exclue de la dynamique du processus vital. Cinq catégories résument la description de la forme corporelle : peau et poils, muscles et tendons, os, vaisseaux et chairs. La pauvreté des termes leur étant spécifiquement consacrés contraste avec la richesse du vocabulaire anatomique occidental et avec la diversité des noms des points d'acupuncture. Ces différences témoignent de deux choix de regard porté sur le corps.

B. LES MALADIES, LE DIAGNOSTIC ET LE TRAITEMENT

1. La nosologie chinoise

La nosologie chinoise recouvre nos notions de symptômes, syndromes et de maladies. Les maladies semblent avoir été individualisées en fonction de l'importance et de la durée du symptôme principal (toux), de leur évolution particulière (malaria) ou de leur étiologie (attaque par le froid, *shang han*). Le champ couvert est vaste puisqu'on reconnaît des maladies infantiles (maladies éruptives), des manifestations gynécologiques (troubles des règles, grossesse et accouchement), des affections externes (traumatologie) et internes (diabète, œdème, apoplexie, maladies fébriles...). Les lombalgies, en fonction de leurs caractéristiques, sont attribuées aux différents méridiens parcourant les membres inférieurs et le dos, tandis que les toux, pour lesquelles la responsabilité première du poumon est reconnue, se voient affectées aux différents organes pleins et creux selon la présence de tel ou tel symptôme concomitant.

Certaines entités pathologiques sont propres à la médecine chinoise. Les *Jue*, par exemple, peuvent se caractériser par une inversion de sens de la circulation du *Qi* et d'éventuelles manifestations neurologiques. Selon le caractère chaud ou froid des extrémités inférieures, ils sont classés en *yin* ou *yang*.

Les *Bi* recoupent en partie nos rhumatismes chroniques. Classés selon leurs manifestations prédominantes qui les rapprochent d'un *Qi* climatique (atteintes par le vent, le froid et l'humidité) et selon leur topographie qui les affecte à un des cinq constituants de la forme corporelle, ils sont avant tout caractérisés par la chronicité de leurs manifestations.

Les *Wei*, qui s'accompagnent de perte de la sensibilité et d'impotence fonctionnelle des membres inférieurs, sont mis en relation avec une atteinte par la chaleur et un défaut de nutrition qui est une des spécificités du vaisseau-méridien *yang ming*.

2. *La physiopathologie et les sources des maladies*

L'unification des classements des causes des maladies a été réalisée au XIIe siècle par Chen Yan qui distingua trois sortes de facteurs pathogènes : endogènes, exogènes et ni endogènes ni exogènes (blessures, morsures par serpent...). Les causes endogènes s'identifient aux sept émotions : joie (*xi*), colère (*nu*), chagrin (*you*), obsessions (*si*), tristesse (*bei*), peur (*kong*), frayeur (*jing*). Les causes exogènes sont les six *Qi* climatiques, vent (*feng*), froid (*han*), chaleur (*shu*), humidité (*shi*), sécheresse (*zao*) et feu (*huo*).

Les *Qi* climatiques comme les émotions ne relèvent pas de l'anormalité, et ils sont tous deux reliés aux organes pleins par la théorie des correspondances. Les *Qi* climatiques ne deviennent pathogènes que lorsqu'ils sont en désaccord avec le cycle des saisons, et seules les émotions excessives nuisent au fonctionnement de l'organisme. Le *Qi* agresseur pénètre le corps par les voies respiratoires ou digestives, ou par les orifices de la peau si le *Qi* défensif est insuffisant. Comme les émotions, il perturbe le mouvement naturel du *Qi* dans le corps et prend le nom de *Qi* pathogène (*xie Qi*). L'évolution de la maladie dépend dès lors de l'issue du combat que se livre le *xie Qi* et le *Qi* correct (*zheng Qi*).

Si le concept de *xie* a permis au VIIIe siècle une théorie unifiée de la pathogénie, les *Qi* pathogènes continuent d'être caractérisés dans l'organisme par la nature des troubles qu'ils engendrent. Une fièvre importante fait parler de *Qi* chaud alors que des douleurs survenant après un coup de froid évoque le *Qi* pathogène froid, qui s'individualise par sa capacité à gêner la circulation normale du *Qi*. Le qualificatif thermique indique la nature de la situation pathologique qui conditionne le choix de la technique thérapeutique. Si la colère provoque la montée du *Qi* et la peur sa descente, les émotions de façon générale altèrent les mouvements du *Qi* qui sert de référence pour décrire aussi bien la physiologie que la physiopathologie. La pénétration en profondeur du *Qi* pathogène est un signe de gravité. Quittant la superficie, il peut en effet gagner par l'intermédiaire des vaisseaux-méridiens la profondeur du corps pour venir affecter le fonctionnement des organes. Le raisonnement pathogénique s'appuie sur cette transmission et sur les caractéristiques thermiques (ou sur les mouvements) du *Qi* tout autant que sur la localisation de l'anomalie, pour expliquer qu'un *Qi* pathogène chaud provoque une diminution des liquides organiques (*jin ye*) avec sudation et des crises de délire quand il envahit le corps et se localise dans le cœur où siège une des entités psychiques.

3. Le diagnostic

Le diagnostic est établi à partir des informations recueillies par l'interrogatoire, l'examen du teint, l'analyse de la langue et surtout par l'examen des pouls. Le *Classique des pouls* (*Maijing*), rédigé au IIIe siècle, distingue vingt-quatre qualités du pouls qui est examiné aux trois emplacements du poignet sur le trajet de l'artère radiale. Cet examen renseigne sur l'état de la superficie, de la profondeur du corps, sur l'état des organes qui ont chacun leur emplacement et sur la nature de l'agent pathogène en cause. Un pouls accéléré signe la présence de chaleur alors qu'un pouls ralenti et profond indique que le froid est localisé au cœur de l'organisme. Si un pouls fin témoigne d'un manque de *Qi* et de sang, un aspect particulier de celui-ci permet de révéler une grossesse.

Huit règles diagnostiques autorisent un bilan global de la situation pathologique. Le couple vide/plénitude permet de savoir si le phénomène prédominant est le vide de *Qi* correct ou la surabondance de *Qi* pathogène. Le couple *biao/li* (envers et endroit du vêtement) localise la pathologie en superficie ou en profondeur. Le couple froid/chaud qualifie la nature de l'anomalie et le couple *yin/yang*, qui résume les précédents, fixe les caractéristiques du déséquilibre *yin yang* de l'organisme malade. Un diagnostic plus précis peut conduire à incriminer un méridien, un organe ou une fonction de l'organisme. Cette étape, qui est essentielle pour l'identification du mécanisme pathogénique ou de la maladie en cause, conditionne le choix de la méthode et des moyens thérapeutiques à employer. Le suivi de la maladie oblige à des examens répétés pour orienter le traitement.

4. Les moyens thérapeutiques

La médecine chinoise dispose de deux grands outils thérapeutiques. Le premier, commun à plusieurs traditions, est représenté par les médicaments consignés dans la matière médicale. Le second, qui lui est particulier, correspond aux aiguilles et aux moxas. L'acupuncture est en effet indissociable de la moxibustion qui consiste à chauffer des points d'acupuncture au moyen d'armoise portée à incandescence. Les cônes ou bâtonnets d'armoise sont maintenus à distance de la peau ou en sont séparés par divers moyens. Il existe également classiquement neuf types d'aiguilles qui diffèrent par la longueur et par la forme. Leur emploi dépend de la profondeur du point d'acupuncture à atteindre et du but recherché. Le choix des points d'acupuncture ou des médicaments est conditionné par l'analyse des symptômes. Un déficit de la fonction d'un organe peut amener à piquer le point de cet organe et/ou à utiliser d'autres points à même de remédier au trouble. Les points des vaisseaux-méridiens se répartissent en cinq points *shu* et en points spécifiques de méridiens. Les cinq points *shu* retrouvés aux extrémités de chacun des vaisseaux-méridiens sont mis en correspondance avec les cinq agents. Des ouvrages d'acupuncture indiquent de plus les symptômes que les points, pris individuellement ou regroupés au sein de recettes, permettent de traiter. Le traitement des maladies peut également faire appel à des prescriptions contenant en moyenne cinq à dix médicaments.

Chapitre II

Une médecine savante

À côté des maîtres de techniques, un corpus d'ouvrages théoriques a commencé d'être assemblé au début de notre ère. Le travail continu des commentateurs de ces textes classiques a permis, en réunissant les écrits de différentes écoles, de construire un système cohérent englobant physiologie, diagnostic, pathologie et thérapeutique. Si ces réflexions ont abouti à la présentation actuelle de cette médecine traditionnelle centrée sur la théorie des correspondances qui allie les théories du *yin yang* et des cinq agents, plusieurs débats ont, à partir du XIIᵉ siècle, amené à repenser et à affiner les relations existant entre les analyses physiopathologiques et les propriétés des médicaments. Exportée dans le Sud-Est asiatique et au Japon avant de gagner l'Occident, la médecine chinoise devenue traditionnelle après sa rencontre avec la médecine scientifique continue de proposer une solution à des troubles fonctionnels qui sont pour l'instant en dehors du champ d'investigation de la biomédecine.

A. DES LIVRES ET DES SPÉCIALITÉS

Les fondements de la médecine traditionnelle chinoise, qui constituent les bases de l'enseignement contemporain de cette médecine (devenue traditionnelle), ne sont pas apparus *ex abrupto*. Ils correspondent aux fruits de réflexions initiées dès le Vᵉ siècle avant J.-C. et dont on retrouve des témoignages dans de nombreux ouvrages. S'il existe, en effet, une pratique populaire représentée par les maîtres de techniques (*fang shi*), les traces écrites d'une médecine savante sont décelées dans la section bibliographique des livres dynastiques dès le début de notre ère. Le *Classique de l'interne* (Neijing), qui est l'ouvrage théorique le plus important faisant référence encore aujourd'hui, est mentionné dans trois titres d'ouvrages notés dans la section bibliographique de l'*Histoire officielle des Han* (Han de l'Ouest 206 av. J.-C-25 apr. J.-C/Han de l'Est 25-220). Ce texte a été perdu, comme cela est arrivé fréquemment avant l'invention de l'imprimerie, puis reconstitué. La version intacte la plus ancienne qui nous est parvenue date du VIIIᵉ siècle et correspond à une compilation rédigée par Wang Bing qui a, en même temps, été l'auteur d'un des premiers commentaires de ce texte.

1. Les premiers textes médicaux

Les recherches archéologiques récentes ont permis d'excaver à Mawangdui des textes médicaux peints sur lattes de bambou et sur soie (−246 à −177). Ces documents témoignent de l'existence de différentes pratiques médicales au nombre desquelles on compte la moxibustion. La théorie des méridiens est rudimentaire et les textes n'offrent la description que de onze vaisseaux sur douze pour lesquels ils ne donnent que les trajets superficiels, sans mentionner les viscères ou les points d'acupuncture. Le sens de la circulation du *Qi* dans les vaisseaux n'est également indiqué que de manière très sommaire. Celle-ci se fait dans un sens pour deux d'entre eux, en sens inverse pour les neuf autres.

La comparaison des textes de Mawangdui avec ceux du *Neijing* a montré qu'on retrouvait des traces des premiers dans les seconds. Un autre texte atteste de la connaissance des procédés d'examen des pouls et d'établissement du pronostic qu'il est possible d'appréhender par l'analyse des pouls *yin* et *yang*. D'autres manuscrits de cette collection sont consacrés aux techniques d'entretien de la vie, aux mouvements gymniques ainsi qu'à des pratiques d'obstétrique et à une médecine magique fondée sur l'utilisation d'incantations et de talismans. Formules thérapeutiques et médicaments sont consignés dans un texte intitulé *Prescriptions pour les cinquante-deux maladies*. Ces recettes rassemblent plusieurs médicaments dont elles indiquent le nom et la dose à utiliser. Contrairement aux matières médicales qui laissent une place importante aux décoctions comme mode d'administration des remèdes, ce manuscrit fait état de poudres. Plusieurs médicaments décrits dans cet ouvrage sont retrouvés dans la première matière médicale chinoise.

2. Le « Classique de l'interne » de l'Empereur jaune

Si une version du *Classique de l'interne*, antérieure à celle de Wang Bing, a été retrouvée dans un temple japonais au XIXᵉ siècle, une autre datant du VIᵉ siècle a été reconstruite à partir d'une analyse faite au XIᵉ siècle par le responsable du bureau impérial de Médecine chargé de la vérification de l'authenticité des textes. Ces travaux, joints à ceux des historiens contemporains qui ont fait appel à des analyses philologiques et théoriques d'ouvrages médicaux et non médicaux, ont récemment permis de se faire une idée relativement précise de la genèse du *Classique de l'interne*. Il a été vraisemblablement composé dans sa forme initiale entre la période des Royaumes Combattants (475-221 av. J.-C.) et celle des Han de l'Est (25-220). Reconstitué au VIIIᵉ siècle par Wang Bing, il se présente comme un recueil de textes au contenu à première vue composite et parfois contradictoire. L'ouvrage traite aussi bien de théorie que de diagnostic, de maladies ou de traitement sans que les sujets soient nettement séparés au fil des quatre-vingt-un chapitres des deux livres créés par le compilateur. Ces deux livres sont le *Suwen* (Questions simples) et le *Lingshu* (Pivot merveilleux), plus particulièrement consacré à l'acupuncture. L'influence taoïste est nette chez Wang Bing qui consacre les premiers chapitres de son ouvrage à des discours sur l'entretien de la vie et à une hagiographie de l'Empereur jaune, qui est un personnage mythique et un héros civilisateur. Les techniques d'entretien de la vie étaient une préoccupation majeure dans les milieux des taoïstes et des alchimistes en quête d'immortalité.

Cette filiation ne doit néanmoins pas masquer que la majeure partie du texte et la pensée sont structurées dans cet ouvrage par les théories du *yin yang* et des cinq agents qui deviennent, dès la dynastie des Han, les modes prédominants de mise en forme du réel. La physiologie, le diagnostic, la physiopathologie et le traitement sont exposés en fonction de ces repères. Organes, vaisseaux-méridiens, points d'acupuncture, éléments de la forme corporelle, entités circulantes et psychiques peuvent être mis en relation grâce à ces deux cadres théoriques. Il est également possible d'utiliser ces critères pour analyser les symptômes des maladies. Les esprits mauvais pouvant encore être cause de maladie, la médecine magique, si elle n'a pas tout à fait disparu, voit son influence diminuer fortement au profit de ce qu'il est convenu d'appeler la médecine des correspondances. Wang Bing a de plus le mérite d'avoir unifié la théorie pathogénique en regroupant avec le terme de *xie* (agent pathogène) les différentes circonstances pouvant occasionner la survenue de maladies. Il se singularise également par l'introduction, dans le texte du *Classique de l'interne*, de plusieurs chapitres consacrés à une théorie médicale accordant une grande importance aux influences environnementales déterminées par le calendrier dans la genèse de maladies spécifiques.

La théorie des cinq mouvements six *Qi* (*wu yun liu qi*) devient très en vogue à partir de la dynastie des Song (Song du Nord 960-1127/Song du Sud 1127-1279). Le *Classique de l'interne* se présente ainsi comme une collection de textes datant de différentes époques et vraisemblablement fruit de la pensée de plusieurs écoles de médecine. Ils ont été assemblés dans un contexte syncrétique à partir du VIᵉ siècle. Wang Bing est aussi l'auteur d'un commentaire qui fera date. Le commentaire est un mode classique d'expression d'opinion à l'époque prémoderne. Il a de plus ici pour vocation d'accroître la cohérence théorique des analyses du *Classique de l'interne* en rapprochant les diverses présentations proposées au fil des chapitres. Le terme *classique* qui figure dans le titre de cet ouvrage évoque les classiques de l'éducation confucéenne et indique qu'il a valeur de référence dans son domaine.

3. Les autres « Classiques »

D'autres « classiques », ou *jing*, sont venus rapidement compléter l'enseignement du *Classique de l'interne*. Le *Classique des difficultés* (*Nanjing*), qui date vraisemblablement du Ier ou du IIe siècle, est un ouvrage qui est censé apporter des éclaircissements sur les passages de compréhension difficile du livre précédent. Il propose une analyse détaillée de l'examen des pouls aux trois emplacements du poignet et apporte des précisions sur les organes pleins et creux, les vaisseaux-méridiens et leurs réseaux, les maladies, les points d'acupuncture et les schémas d'utilisation des aiguilles. Il a également une grande importance pour l'histoire de la théorie médicale, car il représente à la fois un travail original et l'achèvement du système conceptuel connu sous le nom de théorie des correspondances. Le *Classique des difficultés* s'oppose en effet par son contenu plus homogène et très systématisé au *Classique de l'interne*. L'auteur de ce livre fait entrer de manière systématique tous les aspects de la théorie et de la pratique médicale dans les cadres des théories du *yin/yang* et des cinq agents. Le *Classique de l'ABC d'acupuncture et de moxibustion* (*Zhenjiu jiayijing*), composé au IIIe siècle, reprend l'enseignement du *Pivot merveilleux* et donne des informations précises sur les localisations des points d'acupuncture ainsi que sur les indications et les techniques de traitement par acupuncture. Le *Classique des pouls* (*Mai jing*), rédigé à la même époque, est le plus ancien ouvrage spécifiquement consacré aux pouls.

4. Le « Traité d'étiopathogénie » et les œuvres de Sun Simiao

Écrit en 610, le *Traité d'étiopathogénie* (*Zhubing yuanhou lun*) est le premier ouvrage consacré à la pathogenèse. Pathogénie, évolution et symptômes ainsi que méthodes préventives gymniques et respiratoires sont pris en considération. Les maladies externes (extraction de corps étrangers) sont distinguées des maladies internes parmi lesquelles on compte des maladies du système nerveux (paralysies, épilepsies) et des maladies contagieuses. À ces deux groupes s'ajoutent les maladies de la femme et de l'enfant. Le fonctionnement normal du corps est assuré par le *Qi* normal (*zheng qi*) avec lequel, au moment de la maladie, le *Qi* pathogène (*xie qi*) entre en lutte. C'est bien souvent un état de vide du *Qi* normal qui permet au *Qi* pathogène de pénétrer dans le corps. Au cours de cette invasion qui est d'autant plus grave que l'atteinte du corps est plus profonde, le *Qi* pathogène perturbe la circulation du *Qi* normal ou l'altère et peut affecter les fonctions des organes.

En 652, Sun Simiao, qui est une figure légendaire, consacre deux chapitres sur les trente que comportent ses *Prescriptions valant mille onces d'or* (*Qian jin fang*) à l'acupuncture. Après avoir souligné la complémentarité de l'acupuncture, de la moxibustion et de l'utilisation des remèdes, il réserve, dans un ajout à son ouvrage rédigé trente ans plus tard, l'usage de l'acupuncture aux affections touchant la périphérie du corps, pour accorder la primauté aux prescriptions médicamenteuses qu'il juge moins dangereuses. Sun Simiao est également le premier à donner une liste des interdits de piqûre ou de moxibustion, qui tient compte non seulement de l'âge mais également des données du calendrier. Outre la description de la localisation des points d'acupuncture, il en donne les modes d'emploi pour traiter les maladies.

5. L'acupuncture

Au début du XIᵉ siècle paraît le *Livre illustré des points d'acupuncture et de moxibustion d'après l'homme de bronze* (*Tongren shuxue zhenjiu tujing*) et deux statues de bronze indiquent la localisation des 657 points d'acupuncture. La phalange médiane du majeur du malade est utilisée comme étalon de mesure des distances permettant de situer les points. Parmi les nombreux ouvrages qui ont marqué l'histoire de l'acupuncture, on peut également citer la *Somme d'acupuncture et de moxibustion* (*Zhenjiu dacheng*) qui a été rédigé au début du XVIIᵉ siècle et reprend l'ensemble des connaissances acquises dans ce domaine. Si le premier chapitre s'appuie sur des extraits du *Classique de l'interne* et du *Classique des difficultés*, les deux chapitres suivants correspondent à des poèmes chantés sur l'acupuncture. L'auteur analyse dans le reste de l'ouvrage les méthodes de piqûre et de moxibustion selon les symptômes, les techniques de piqûre, les points et jours interdits, la localisation des points et les relations entre méridiens et organes. Il ajoute à ces données les méthodes de médecins célèbres, ses propres dossiers médicaux et les massages thérapeutiques propres à l'enfant.

6. La gynécologie et la pédiatrie

Des ouvrages spécialement dévolus à la gynécologie et à la pédiatrie apparaissent à partir du IXᵉ et du XIIᵉ siècle respectivement. Les premiers traitent des troubles des règles, de la physiologie particulière à la grossesse qui donne un rôle prédominant à certains vaisseaux-méridiens, des accouchements normaux et difficiles ainsi que des interdits pour certains médicaments liés à cet état. Les pédiatres concentrent leur attention sur la description des maladies fébriles et éruptives pour lesquelles ils proposent des thérapies. Ils insistent sur l'importance de l'examen du visage chez l'enfant, simplifient l'examen des pouls en ne retenant que six pouls caractéristiques et proposent une analyse de la pathologie selon les tableaux d'atteinte des cinq organes. Plusieurs ouvrages attirent l'attention sur l'hygiène et la prévention et le XVIIe siècle voit la parution de livres consacrés aux massages pédiatriques. Il est également question de variolisation. L'enfant est considéré comme un être aux organes pleins et creux incomplètement achevés et auquel il faut ménager une alimentation particulière.

B. Matières médicales et prescriptions

La pratique de l'acupuncture a été rapidement mise en relation avec la théorie médicale chinoise. Le *Classique de l'interne* comporte en effet deux parties dont la deuxième, *Le Pivot merveilleux*, est un ouvrage portant sur l'art de manier les aiguilles. Si quelques exemples d'intégration des propriétés des médicaments dans la théorie des correspondances et quelques principes de leur utilisation au sein des prescriptions sont donnés dans les *Questions simples* (qui correspond à l'autre partie du *Classique de l'interne*), la matière médicale fait initialement l'objet d'une tradition distincte.

Deux ouvrages ont fait office de référence pour penser l'utilisation des médicaments. Le premier est une matière médicale attribuée à un autre empereur mythique, héros civilisateur, Shennong (le divin laboureur). On retrouve la trace de ce livre grâce au travail de compilation de Tao Hongjing, qui vécut au Ve siècle et qui fixa la date de sa rédaction à la période des Han de l'Est au début de notre ère. Le titre d'un livre où Shennong apparaît est en effet mentionné dans la section bibliographique de l'*Histoire officielle des Han*, et d'autres ouvrages attribués à Shennong sont cités dans divers manuscrits taoïstes et médicaux des IIIe et IVe siècles, dont le célèbre *Baopuzi* de l'alchimiste Ge Hong. Le terme *bencao* (littéralement base, herbe), qui servit de référence par la suite pour classer ce type de littérature, fit son apparition dans les milieux de spécialistes de l'entretien de la vie. Il prit ultérieurement le sens de Matière médicale. Bien que, comme nous l'avons vu, les documents archéologiques exhumés à Mawangdui témoignent de l'emploi de médicaments (247 médicaments d'origines minérale, végétale, animale et humaine) et de prescriptions, comme de différents modes de préparation des remèdes (poudre, pilules, préparations aqueuse et alcoolique, pommades...), ils ne contiennent aucune indication sur les cadres conceptuels permettant d'utiliser ces médicaments pour le traitement des maladies.

1. Le « Traité des coups de froid » et les prescriptions de Zhang Zhongjing

Avant de revenir sur cette très importante tradition, il est nécessaire de s'arrêter quelque temps sur un deuxième livre. Rédigé par Zhang Zhongjing (150-219), perdu puis reconstitué par Wang Shuhe au IIIᵉ siècle, le *Traité des coups de froid* (*Shanghanlun*), qui a été inclus dans le programme des examens au VIIᵉ siècle, présente la double particularité d'être le premier ouvrage consacré à une étiologie particulière, comme l'indique son titre, et d'être l'ouvrage de référence pour la composition des prescriptions qui rassemblent plusieurs médicaments. Il a été très amplement commenté à partir du XIIᵉ siècle, et les deux tiers des remèdes qu'il recèle sont déjà présents dans les recettes pour cinquante-deux maladies du manuscrit de Mawangdui. Reprenant le chapitre « Maladies de la chaleur » (*re bing*) des *Questions simples*, Zhang Zhongjing décrit les aspects de la symptomatologie, des pouls et la thérapeutique des atteintes dues au froid, qu'il répartit en blessures des six méridiens (ou niveaux énergétiques) de l'organisme. Il consacre à chacun de ces six niveaux un chapitre de son livre. L'atteinte de la couche la plus superficielle du corps correspond au syndrome du *tai yang* qui oblige à recourir à la technique de la sudation pour se débarrasser de l'agent pathogène non encore incrusté dans l'organisme. Ce syndrome se décompose en deux tableaux, « attaque par le froid » (*shang han*) et « vent » (*zhong feng*). Le premier, qui correspond à une plénitude de la superficie, se caractérise par la présence de fièvre, de maux de tête, d'une nuque raide, de crainte du froid, d'un pouls superficiel et serré avec absence de transpiration ; le deuxième, qui s'en distingue par une crainte du vent accompagnée de sueurs, évoque un vide. La sudation, indiquée dans ces deux cas, est provoquée par une décoction d'éphèdre pour le premier et par une décoction de *cinnamomum* pour le deuxième.

Reflétant une souffrance plus enfouie, la maladie du *yang ming* se caractérise par la présence de chaleur dans les profondeurs du corps et par une plénitude du tube digestif. La forte fièvre, accompagnée de transpiration, de malaise, de soif et d'un pouls ample témoignant d'une atteinte du souffle, amène à prescrire la décoction du tigre blanc qui permet de refroidir. Le dysfonctionnement de l'organe provoque l'apparition d'un ventre plein et douloureux, de constipation, d'accès de fièvre, de délire et d'un pouls plein ; c'est l'indication d'une purgation.

Quatre autres syndromes sont décrits pour les quatre autres couches énergétiques. Quatre techniques parmi les huit couramment utilisées dans la médecine chinoise sont employées dans le *Traité des coups de froid* : sudation, purgation, réfrigération et réchauffement ; (les autres sont : harmonisation, tonification, dispersion et emploi d'émétisants). Les prescriptions comprennent, pour la plupart, entre deux et neuf médicaments qui sont classés en souverain, ministres et assistants. Elles doivent tenir compte des combinaisons bénéfiques et des incompatibilités. Le nom de la prescription indique le nom du médicament principal. La décoction de *cinnamomum* (*gui zhi tang*) contient cinq remèdes avec en plus du *cinnamomum*, la réglisse, le gingembre, la pivoine et les jujubes. En fonction de la symptomatologie et de l'évolution de la maladie, des remèdes sont ajoutés ou retranchés à cette recette de base. Cette technique fit la gloire de Zhang Zhongjing. Le mode de présentation des remèdes le plus fréquemment employé dans le *Traité des coups de froid* est la décoction. Des indications précises sont données sur le dosage des différents médicaments et sur leur procédé de préparation (mâcher, enlever les nœuds, l'écorce, dénoyauter, lavage, découpage, cuisson...).

2. *Les matières médicales et les médicaments*

La *Matière médicale de Shennong* (*Shennong bencaojing*) compte de manière symbolique trois cent soixante-cinq médicaments qu'elle répartit selon le modèle Ciel/Homme/Terre, en trois classes. Les cent vingt remèdes maîtres (*jun*), qui appartiennent à la classe supérieure, ne sont pas toxiques (ou sont dépourvus d'efficacité thérapeutique, *wu tu*). Ils peuvent être consommés longtemps sans être dangereux et ils permettent de prolonger la vie. Les cent vingt remèdes de la classe intermédiaire, qui sont ministres (*chen*), peuvent pour certains avoir des effets toxiques (*tu*) et servent à prévenir la survenue des maladies. Les cent vingt-cinq assistants (*shi*), qui constituent les médicaments de la classe inférieure, peuvent être toxiques (*tu*) et ils sont les seuls à être utilisés pour traiter les maladies et pour éliminer les agents pathogènes (*xie Qi*). L'assemblage des médicaments répond à des règles : un maître, deux ministres, trois assistants et cinq aides par exemple. Il faut également considérer les rapports de dépendance, de renforcement, de crainte ou de haine existant entre les médicaments, comme de leurs effets opposés. La nature des remèdes (fruit, minéral...) et leur appartenance au *yin* ou au *yang* sont enfin prises en compte pour l'établissement d'une prescription. Les médicaments sont individuellement caractérisés par leur saveur (il en existe cinq : aigre, salé, doux, amer, acide) et leur propriété thermique (froid, chaud, tiède et frais). Des indications sont données sur leur lieu d'origine, leur mode de préparation et les formes de leur administration. Il convient généralement de définir les dosages, la durée du traitement (en fonction de l'évolution), et les modalités de son administration qui dépend de la localisation de la maladie. Chaque médicament dispose d'une monographie brève qui en donne une description sommaire : saveur, caractéristique thermique, symptômes traités, noms secondaires et lieu d'origine. Le croton, par exemple, qui est de saveur âcre et a un *Qi* tiède, agit sur la fièvre de type malaria, les obstructions du tube digestif, le gonflement de l'abdomen ; il purge les cinq organes pleins et les six organes creux...

Si le mode de classement des médicaments fait appel à l'ordre social (souverain, ministre...) et à la pensée cosmologique des Han (Ciel/Terre/Homme, trois cent soixante-cinq jours...), on relève dans les monographies des traces de médecine magique (chasser les démons). On remarque enfin et surtout une utilisation parcimonieuse de la théorie des correspondances qui contraste avec son emploi massif dans des textes comme le *Classique de l'interne* ou le *Classique des difficultés*. Les relations entre les saveurs et les caractéristiques thermiques des remèdes d'une part et les organes d'autre part ne sont, par exemple, que peu ou pas développées. La matière médicale rassemble de manière pragmatique l'ensemble des domaines d'efficacité clinique de chaque médicament sans fournir d'explications sur les modes d'action de ceux-ci ou de justifications de leur emploi devant un symptôme donné.

3. L'œuvre de Tao Hongjing

Tao Hongjing, qui vécut au Ve siècle, ajouta aux trois cent soixante-cinq médicaments de la *Matière médicale de Shennong* trois cent soixante-cinq nouveaux remèdes. Il fut le premier à subordonner les trois classes de ce dernier ouvrage aux six catégories reflétant l'origine naturelle des remèdes (pierres précieuses et minéraux ; herbes et arbres ; insectes et poissons ; oiseaux et quadrupèdes ; fruits et légumes ; céréales ; à ce tableau s'ajoute une septième catégorie de médicaments dépourvus d'utilisation). Compilateur du *Shennong bencaojing*, il est l'auteur d'un commentaire (*Shennong bencaojing jizhu*) dans lequel il individualise, pour chaque monographie, les citations de la matière médicale originelle, les notes qu'il a collectées et ses propres commentaires. Son travail servit de référence pour les nombreux auteurs de matières médicales qui vont se succéder dans cette tradition. Plusieurs d'entre elles ont été rédigées sur commandes impériales. Ces ouvrages reproduisaient les textes précédents qui étaient revus et corrigés. L'utilisation d'encres de couleurs distinctes permettait, depuis Tao Hongjing, de différencier les citations des annotations ajoutées. Certaines de ces matières médicales comportaient des illustrations et le nombre de médicaments s'accrut pour atteindre le chiffre de mille quatre-vingt-deux dans la matière médicale complétée et annotée de l'ère Jiayou (*Jiayou buzhu bencao*, 1057). Ces travaux nécessitèrent la réunion de spécialistes qui se livrèrent à des confrontations de documents en vue de déceler les erreurs et de dégager les versions authentiques. Cette tradition savante, si elle était le lieu d'une accumulation de savoir, ne permit pas de poser de nouvelles questions sur le mode d'action des médicaments et sur leur intégration dans les cadres de la théorie médicale. Ces dernières réflexions apparurent avec les auteurs de l'époque Jin Yuan au XIIe siècle.

4. Le « Bencao gangmu »

Il est difficile de terminer un passage consacré aux matières médicales sans mentionner le *Compendium de matière médicale (Bencao gangmu)* écrit par le grand médecin Li Shizhen, qui vécut au XVIe siècle sous la dynastie des Ming. Rapportant la description de mille huit cent quatre-vingt-douze médicaments, ce livre représente l'aboutissement d'une tradition en même temps que l'œuvre de toute une vie. Dans le premier chapitre, l'auteur indique ses sources, qui correspondent à un nombre impressionnant de matières médicales, d'ouvrages médicaux et non médicaux. Il reprend le texte de la matière médicale de Shennong, les commentaires de Tao Hongjing, et il fait également usage de travaux portant sur les prescriptions de plusieurs auteurs qui l'ont précédé ainsi que de citations des *Questions simples* relatant les relations existant entre les *Qi* climatiques et les médicaments. Il tient enfin compte des idées des auteurs de l'époque Jin Yuan sur lesquels nous reviendrons. Le deuxième chapitre, qui donne le nom des médicaments, fait, entre autres, état des aliments incompatibles avec certaines drogues et des médicaments interdits pendant la grossesse. Les chapitres trois et quatre sont consacrés aux symptômes, aux maladies, aux traitements appropriés et aux modalités de préparation et d'administration des remèdes. Les médicaments sont ensuite répartis en seize groupes selon un ordre naturel de complexité : eau, feu, terre, métaux, minéraux, herbes, céréales, fruits..., arbres..., insectes..., coquillages..., quadrupèdes, produits d'origine humaine. Des subdivisions des groupes permettent, par exemple, de rassembler les plantes, en fonction de leurs habitats ou d'un critère particulier comme l'odeur. Ces rapprochements, par affinité, des monographies consacrées aux herbes médicinales rappellent les classifications par familles et genres de nos botanistes. Dix critères président à la présentation des médicaments : *Qi* thermique, saveur, indications principales, procédés de préparation, noms secondaires, prescriptions dans lesquelles apparaît le médicament...

C. INSTITUTIONS, SAVOIR ET ÉCOLES DE PENSÉE

1. Le savoir médical classique

Si, dans la préface de leurs ouvrages, plusieurs commentateurs du XVIIe et du XVIIIe siècle ont considéré que la connaissance médicale avait atteint la perfection dès la dynastie des Han avec trois livres, le

Classique de l'interne de l'Empereur Jaune, la *Matière médicale de Shennong* et le *Traité des coups de froid* de Zhang Zhongjing, cela ne signifie pas qu'il y ait eu depuis absence de progrès et encore moins absence de débats. Ce goût pour un passé auréolé de prestige avec deux empereurs mythiques héros civilisateurs ne doit pas faire illusion. Il témoigne, certes, d'un intérêt pour les racines d'une culture et pour une sagesse, que figurent la haute Antiquité puis le grand maître Confucius, mais il permet aussi de comprendre la conception que les médecins chinois avaient des fondements du savoir médical. Le *Classique de l'interne* est un ouvrage qui fournit les cadres théoriques et les bases de la pratique de l'acupuncture, quand la *Matière médicale* offre une synthèse des connaissances acquises sur les médicaments que l'ouvrage de Zhang Zhongjing dispose en prescriptions dont il indique les règles d'utilisation. Si effectivement avec ces trois ouvrages toutes les bases de la connaissance médicale chinoise sont établies, nous avons vu que le nombre de médicaments n'a cessé de croître et que de nouvelles spécialités comme la pédiatrie et la gynécologie étaient apparues. Le *Classique de l'interne*, de plus, loin d'être une création *ex nihilo*, se présente comme le fruit d'une réflexion qui s'est lentement élaborée au sein d'une tradition. Cette tradition a assimilé les travaux de diverses écoles de médecine pour proposer une synthèse dont les cadres théoriques prédominants sont devenus les théories du *yin yang* et des cinq agents.

Ce travail se double dans l'œuvre de Wang Bing de l'importance accordée au déterminisme climatique des maladies qui est à intégrer dans le cadre d'une théorie très sophistiquée du calendrier (cinq mouvements, six *Qi, wu yun liu qi*). Les connaissances sont également affinées dans les domaines de l'examen des pouls, de l'étiologie des maladies et de la nosologie avec la publication d'ouvrages leur étant spécifiquement consacrés. Il est difficile de parler d'immobilisme mais aucune critique (ou contradiction) majeure n'apparaît sous la plume des médecins du XVIIIe siècle lorsqu'ils parlent des auteurs de la période des Song (X^e-XIIe siècle) et de celles qui l'ont précédée. Alors que vient d'être inventée l'imprimerie, on retrouve la plupart des ouvrages que nous avons mentionnés parmi les livres de référence utilisés sous les Song pour l'enseignement de la médecine : *Questions simples du Classique de l'interne de l'Empereur Jaune* (Suwen), le *Classique des difficultés* (Nanjing), le *Traité d'étiopathogénie* (Zhubing yuanhou lun), les *Prescriptions valant mille onces d'or* (Qian jin yao-fang), la *Matière médicale complétée et commentée* (Buzhu bencao), auxquels s'ajoutent le *Classique des pouls* (Maijing), le *Traité des coups de froid* (Shanghanlun) pour les étudiants en médecine interne et l'*ABC d'acupuncture et de moxibustion* (Zhenjiu jiayijing) pour les apprentis acupuncteurs.

L'époque Jin Yuan (1115-1234 ; 1271-1368) marque en revanche une rupture qui se caractérise par l'apparition d'un débat d'écoles et par la création de ce que Paul U. Unschuld a appelé la « pharmacologie des correspondances ». Les discussions deviennent alors vives et les écoles qui émergent à cette époque de créativité continuent d'avoir des émules sous la dynastie des Ming (1368-1644).

2. La « pharmacologie des correspondances »

Une réflexion tentant de rapprocher dans un même schéma logique les propriétés des médicaments et les caractéristiques que la théorie confère aux symptômes voit le jour. Pour les auteurs de cette époque il devient nécessaire de théoriser l'état pathologique avant d'instituer un traitement. L'analyse des symptômes conduit à les caractériser en fonction de huit références permettant de faire le bilan de la situation pathologique : vide/plénitude, froid/chaleur, pathogène/normal, interne/externe. L'action des médicaments est également théorisée en affectant des effets aux *Qi* et saveurs qui sont les caractéristiques retenues pour les décrire. Le *Qi* froid, par exemple, a pour effet de resserrer quand la saveur âcre provoque une dispersion. Ces interprétations, qui visent à rapprocher les propriétés des médicaments d'une part et les caractéristiques des symptômes d'autre part, de façon à instaurer une logique à l'utilisation des premiers, bénéficient des emprunts faits aux cadres théoriques du *Classique de l'interne* pour comprendre la matière médicale. Des *Qi* thermiques, saveurs et couleurs des médicaments sont déduites leur appartenance au *yin* ou au *yang* et leur affiliation à un des cinq agents. De nouvelles explications sont apportées aux modes d'action des médicaments qui sont capables de monter ou de descendre dans l'organisme (comme le *yang* qui monte), de pénétrer tel ou tel vaisseau-méridien, de combler les vides ou de drainer les plénitudes.

C'est la définition de l'étiologie et du mécanisme de la maladie, selon les termes du paradigme de la médecine des correspondances, qui permet d'opter pour un traitement en faisant appel à des médicaments dont les caractéristiques répondent aux mêmes références. Ces réflexions amènent à redéfinir les médicaments qui ne sont plus essentiellement pensés et classés en fonction de leur appartenance à une hiérarchie à trois niveaux ou en fonction de leur origine naturelle mais en fonction des propriétés thérapeutiques qui les caractérisent. Il existe désormais des médicaments de nature froide ou chaude, des tonifiants, des médicaments qui font diminuer le feu, descendre le *Qi* ou qui agissent de manière préférentielle sur tel organe ou tel méridien. Les changements par rapport aux premières matières médicales se manifestent également par des glissements de sens de notion. L'objectif « entretien de la vie » perd du terrain au profit de l'efficacité thérapeutique et le médicament souverain est désormais le médicament réellement le plus efficace. Ce bouleversement vient d'une tentative de fusion entre trois courants de pensée représentés par le *Classique de l'interne*, la *Matière médicale de Shennong* et les ouvrages de prescriptions de Zhang Zhongjing. Pour les auteurs de l'époque Jin Yuan, les médicaments anciens et la façon de penser leur emploi n'étaient plus adaptés à l'ère du temps. Si le bénéfice d'une telle réflexion est évident, il est également clair que cette démarche est limitée par deux obstacles : trop grande sophistication de la réflexion théorique risquant de conduire à des spéculations dogmatiques, et manque de critères objectifs pour définir de manière universelle les qualités primaires des médicaments (c'est-à-dire leur saveur et leur qualité thermique). Bien que cette volonté de standardisation des médicaments ait marqué de façon indélébile la pensée des médecins d'après la période Yuan, un mouvement de retrait devant les excès de déductions théoriques s'est opéré. Le paradigme des correspondances garda par bien des aspects la dimension d'un projet, et les praticiens ne disposèrent pas d'ouvrages leur indiquant les médicaments répondant aux critères souhaités par les résultats de l'analyse diagnostique. Des remèdes continuèrent d'être utilisés sur des bases purement pragmatiques.

3. Les quatre maîtres et les débats d'écoles

Le deuxième événement qui caractérise cette période est le débat des écoles. Plusieurs auteurs se sont illustrés dans ce domaine comme dans celui du médicament. Il existe des explications historiques à l'apparition de nouvelles théories : néoconfucianisme avec remodelage de la pensée chinoise classique en réaction aux représentations bouddhistes du monde d'origine indienne, regain d'intérêt pour les théories du temps donnant la primauté au calendrier dans le déterminisme de la pathologie (théorie des *wu yun liu qi*), famines pouvant expliquer l'intérêt de Li Gao pour la sphère digestive (estomac, rate) comme source principale de manifestations pathologiques... Quoi qu'il en soit, ces débats et la création de quatre écoles de médecine n'ont pas eu pour conséquence l'instauration d'une nouvelle médecine s'appuyant sur des bases radicalement différentes. On procéda plutôt, mis à part l'accent mis sur tel ou tel concept déjà présent par le *Classique de l'interne*, à une redistribution des cartes et on assista à l'émergence de quelques théories réductionnistes au sein du paradigme de la médecine des correspondances. Ces analyses théoriques ont eu des répercussions pratiques puisqu'elles amenèrent leurs auteurs à proposer des solutions thérapeutiques qui prirent la forme de recettes indiquées de manière prioritaire dans le traitement des maladies. Les maladies furent ramenées à quelques mécanismes simples, et les recettes standardisées représentèrent la cure logique.

Pour le fondateur de l'école du refroidissement (Liu Wansu, *hanliang pai*), la cause essentielle des maladies est à rechercher dans une anomalie de la succession des *Qi* climatiques des saisons ou dans l'incapacité de l'homme à s'y adapter (théorie des *wu yun liu qi* remise à l'honneur). Le feu étant considéré en dernière analyse comme source de maladies quand il est trop puissant, on comprend que cet auteur juge qu'il est essentiel de tonifier le *yin* froid pour lutter contre le feu *yang*.

Li Gao, l'auteur du *Traité de la rate et de l'estomac* (*Piweilun*) met au centre de la pathogénie le dysfonctionnement de ces deux viscères, que la théorie des correspondances affecte à l'agent Terre. Trois facteurs interviennent dans le déclenchement des maladies : une mauvaise alimentation, des efforts démesurés et des émotions excessives. Quel que soit l'agent pathogène, la maladie se manifeste pour lui principalement au niveau de la rate et de l'estomac qui, étant reliés entre eux, peuvent la transmettre à l'ensemble de l'organisme. L'estomac est en effet la source du *Qi* des douze méridiens. Il peut le distribuer aux autres entrailles qui, à leur tour, le communiquent aux organes et aux éléments de la forme corporelle. L'estomac est *yang* quand la rate est *yin* et tous deux appartiennent à l'agent Terre qu'il faut tonifier. Cette école est celle de la tonification de la Terre (*bu tu pai*).

Zhu Zhenheng considérait que le *yang* était en excès et que le *yin* était le plus souvent insuffisant. Il fallait donc « nourrir le *yin* » (*ci yin pai*). Des auteurs, sous la dynastie des Ming (1368-1644), ont tenté d'opérer un rapprochement entre les écoles précédentes en accordant de l'importance à la rate et à l'estomac d'une part et au rein d'autre part. Le feu du rein souvent excessif peut endommager le *yin* du rein. Les principes thérapeutiques de l'école « réchauffer et tonifier » (*wenbu*) deviennent donc l'administration de substances permettant de restaurer les fonctions de la rate et de l'estomac et le *yin* du rein. Ils font pour cela appel à des décoctions censées avoir ces propriétés.

Zhang Congzheng enfin avait pour principe thérapeutique de commencer par chasser les éléments pathogènes (« attaquer et purger », *gongxia pai*). S'il importe peu ici d'entrer dans le détail de l'analyse des idées de ces différents auteurs, il convient de noter que leurs propositions théoriques pour comprendre la maladie et pour lutter contre elle avec les médicaments reprennent certaines notions du *Classique de l'interne* qu'ils érigent en systèmes. Ils font ainsi des choix qui les amenèrent à abandonner le cadre théorique holistique de cet ouvrage au profit de schémas partiels. La logique de leur réflexion, qui a le mérite de prendre en charge la pathologie de leur temps et de créer des ponts entre analyse symptomatique et propriétés des médicaments, pèche par excès de zèle. En mettant un mécanisme, un agent ou un organe à la source principale des maladies, ils exacerbent une fonction aux dépens d'autres que la théorie du *Classique de l'interne* a le soin de faire constamment interagir. Le bénéfice de cette recherche est contrebalancé par la menace de dogmatisme qu'elle fait planer sur la souplesse des schémas du *Classique de l'interne* qui permettent d'appréhender le réel sain et pathologique.

4. De la dynastie des Ming à l'époque contemporaine

Ces risques de réduction du savoir médical à quelques recettes thérapeutiques standardisées ont été parfaitement sentis par certains auteurs de la dynastie des Ming et par les partisans à l'époque des Qing (1644-1911) d'un retour aux sources (dans le cadre du mouvement intellectuel « Étude des textes des Han », *Hanxue*). Et c'est en définitive en réaction contre les auteurs de l'époque Jin Yuan, et sûrement grâce à eux, que les commentateurs du *Classique de l'interne* et les auteurs de ces dernières périodes ont mis en place les systèmes de notions qui ont permis l'élaboration de la version contemporaine de la théorie médicale chinoise. Cette théorie, qui est le fruit d'un syncrétisme, a acquis avec le temps un degré élevé de cohérence. On note un accroissement considérable de la littérature médicale sous les dynasties des Ming et des Qing. À côté des commentaires des grands classiques de la médecine, qui analysent le sens de ces textes et participent au travail théorique dont nous avons parlé, paraissent les premières encyclopédies médicales et la plus grande encyclopédie chinoise qui comporte une riche section médicale (*Encyclopédie des livres et illustrations du passé et du présent (Gujin tushu jicheng)*, 1723).

Si l'Occident commença à découvrir la médecine chinoise au XVIᵉ siècle, la médecine occidentale fit son entrée en Chine grâce aux missionnaires jésuites au XVIIᵉ siècle. C'est à partir de cette période qu'on retrouve des traces des préoccupations anatomiques dans quelques ouvrages. Il faut cependant attendre le XIXᵉ siècle pour que l'influence de la médecine occidentale devienne réellement perceptible et que les médecins se répartissent entre partisans de la médecine traditionnelle et partisans d'une fusion des deux médecines. Après un rejet de la médecine traditionnelle contemporain de la fondation de la République (1911), on a observé un retour de faveur avec l'arrivée de Mao Zedong (1949) et ces dernières années ont vu le développement de trois voies : médecine occidentale, médecine traditionnelle et combinaison des deux.

En terminant ce bref essai sur l'histoire de la médecine chinoise, il est nécessaire de souligner le pouvoir fécondant qu'elle a pu avoir dans la sphère d'influence de la culture chinoise en Asie. Si le Tibet a essentiellement profité de l'examen des pouls, la théorie médicale chinoise s'est rapidement exportée en Corée, au Vietnam et à partir du VIIe siècle au Japon qu'elle a visité avec le bouddhisme et où elle est devenue la source de la médecine Kampo.

RÉFÉRENCES DE LA DEUXIÈME PARTIE

B. Auteroche et P. Navailh, *Le diagnostic en médecine chinoise*, Paris, Maloine, 1983.

Y. Bargeton, D. Colin, C. Despeux, E. Kiener, G. Guillaume, G. De L'homme, P. de La Robertie, *Binhumaixue, Traité des pouls*, Paris, de La Tisserande, 1987.

E. Biot, *Le Tcheou Li ou Rites des Tcheou*, Paris, Benjamin Durat, 1851.

R.F. Bridgman, « La médecine dans la Chine antique », *in Mélanges chinois et bouddhiques*, Institut belge des hautes études chinoises, vol. 10, Bruxelles, 1955.

C. Despeux, *Prescriptions d'acupuncture valant mille onces d'or. Traité d'acupuncture de Sun Simiao*, Paris, Guy Trédaniel, 1987.

C. Despeux, *Shanghanlun, Traités des « coups de froid »*, Paris, de La Tisserande, 1985.

C. Despeux, « Histoire de la médecine chinoise », *Encyclopédie des médecines naturelles*, Paris, Éditions techniques, 1989, IA-1, p. 1-30.

J. Gernet, *Le monde chinois*, Paris, Armand Colin, 1972.

D. Hoizey, *Histoire de la médecine chinoise*, Paris, Payot, 1988.

A. Husson, Huangdi Neijing Suwen. *Méridiens*, numéro hors série, 1973.

Lu Gwei-Djen et J. Needham, *Celestial Lancets. A history and rationale of acupuncture and moxa*, Cambridge, Cambridge University Press, 1980.

G. Métaillié, « Des mots et des plantes dans le Bencao gangmu de Li Shizhen ». *Extrême-Orient-Extrême-Occident*, 1988, 10, 27-43.

Ming Wong, *Ling Shu*, Paris, Masson, 1987.

J. Needham, *Science et Civilisation in China*, vol. II. *History of Scientific Thought*, Cambridge, Cambridge University Press, 1980.

M. Porkert, *The Theoretical Foundations of Chinese Medicine. Systems of Correspondence*, Cambridge (Mass.), MIT Press, 1985.

J. Rall, *Die vier grossen Medizinschulen der Mongolenzeit. Entwicklung der Chinesischen in der China Yuanzeit*, Wiesbaden, F. Steiner, 1970.

J. Schatz, C. Larre, E. Rochat de La Vallée, *Aperçus de médecine traditionnelle chinoise*, Paris, Maisonneuve, 1979.

N. Sivin, *Traditional Medicine in contemporary China*, Ann Arbor, University of Michigan Press, 1987.

R.G.K. Temple, *Quand la Chine nous précédait*, Paris, Bordas, 1987.

P.U. Unschuld, *Medicine in China. A history of pharmaceutics*, Berkeley, University of California Press, 1986.

P.U. Unschuld, *Medicine in China. A history of ideas*, Berkeley, University of California Press, 1985.

P.U. Unschuld, *Nan-Ching - The Classic of difficult issues*, Berkeley, University of California Press, 1986.

Chapitre I

Pasteur et l'infection

L'essentiel de l'œuvre de Pasteur a consisté à donner à la contagion un cadre nosologique précis, une assise expérimentale et une thérapeutique préventive. Cette œuvre colossale est celle d'un homme qui, par sa pensée et sa démarche expérimentale, a dominé son milieu et a eu une responsabilité directe sur le progrès scientifique. Louis Pasteur (1822-1895) fut un scientifique révolutionnaire capable d'imposer un juste paradigme à une biologie jusque-là chaotique et immobile.

A. Les mystères de la contagion

Pasteur n'a pas découvert la contagion. Déjà au Ier siècle avant J.-C., l'érudit Marcus Terentius Varro (116-27 av. J.-C.), ami de Cicéron, partisan de Pompée puis de César, écrivait dans son *De agricultura* que « les régions palustres sont dangereuses parce qu'il se dégage des marais, à la saison chaude, des petits animaux qu'il est impossible de distinguer avec les yeux et qui pénètrent dans le corps par la bouche et les narines pour y provoquer des troubles graves ». Au XIVe siècle, le médecin arabe Ibn Khatima (?-1369) a écrit que, « d'après une longue expérience, la contagion résulte d'un contact direct avec un sujet atteint d'une maladie transmissible » tandis que son collègue Ibn al Khatib (1313-1374) proférait des propos encore plus fermes : « Il en est qui se demandent comment nous pouvons admettre la théorie de la contagion alors que la loi religieuse la nie. À cela, je répondrai que l'existence de la contagion est établie par l'expérience, par la recherche, par le témoignage des sens et par des rapports dignes de foi. Ce sont là des arguments solides. Le fait même de la contamination apparaît clairement quand on remarque que le contact avec les malades suffit à donner la maladie, alors que l'isolement vous maintient à l'abri de la contagion d'une part, et de l'autre que le mal peut se transmettre par les vêtements, la vaisselle et les boucles d'oreilles [1]. »

Un siècle plus tard, à la Renaissance, le médecin italien Girolamo Fracastoro (dit Fracastor, 1483-1553) affirme que les maladies épidémiques sont causées par des semences, des *seminaria*, capables d'envahir le corps humain, de s'y multiplier par reproduction. La transmission de la syphilis, qui venait de faire son entrée en Europe, paraissait confirmer sa théorie.

Mais il fallut attendre longtemps (trois siècles), la découverte du microscope et Pasteur, pour que l'on accepte universellement l'existence de maladies infectieuses et contagieuses. Plusieurs facteurs ont concouru à cette lenteur. Tout d'abord, la survivance du concept de maladie-punition infligée par le courroux d'un dieu fâché par la faute d'un peuple (il dépêche alors une épidémie) ou par celle d'un individu (auquel il envoie une maladie). Les adversaires de Fracastor lui répondirent à propos de la syphilis : « Voilà bien la preuve de la justice de Dieu : on est puni par où l'on a péché ! » Cette vision n'a d'ailleurs pas totalement disparu du subconscient collectif, pour trois raisons : la croyance aux vertus rédemptrices de la douleur, le peu d'intérêt du milieu médical et scientifique pour le microscope et la persistance de vieilles croyances dans le cerveau des savants (théorie des *miasmes*, naissance extraparentale de la vie, génération spontanée). Les miasmes ont été conçus par Hippocrate, dans l'air, la nourriture ou l'eau. Aristote affirme que tout corps sec devient humide et que tout corps humide qui se sèche engendre des animaux. Théophraste, Diodore de Sicile et Pline sont convaincus que des êtres vivants peuvent provenir d'animaux d'une espèce différente. Au XVIIe siècle, le Flamand Jean-Baptiste Van Helmont fait descendre les grenouilles des miasmes du marais et les scorpions d'herbe de basilic. Au XVIIIe siècle, en 1745, on assiste à une controverse bruyante entre l'Anglais John Neadham (1713-1781) qui défend la génération spontanée et l'abbé italien Lazzaro Spallanzani (1729-1799) qui la réfute mais le combat, faute de méthodologie scientifique, reste sans vainqueur. Le confiseur Nicolas Appert fait néanmoins fortune avec des conserves alimentaires préparées selon les conseils de Spallanzani associant fermeture hermétique et ébullition. En 1810, Gay-Lussac (1778-1850) estime que le facteur de protection est l'absence d'oxygène ; en 1837, l'Allemand Theodor Schwann (1810-1882) démontre que ce gaz n'intervient pas et fait porter la responsabilité d'une éventuelle avarie à « un principe renfermé dans l'air ordinaire et que la chaleur peut détruire ». Quant à l'Académie des sciences, préoccupée par le souvenir des querelles entre fixistes (Cuvier) et évolutionnistes (Geoffroy Saint-Hilaire), elle

---

1. Cité dans J. Ruffié et J. C. Sournia, *Les épidémies dans l'histoire de l'homme*, 1984.

évite de discuter de la génération spontanée, ce qui la ramènerait nécessairement à un débat alors insoluble.

B. LES TRAVAUX DE PASTEUR SUR LA FERMENTATION

Les connaissances sur la pathologie microbienne sont donc parcellaires et n'ont fait l'objet d'aucun travail systématique lorsque Pasteur aborde en 1856 le monde vivant. De plus, il est chimiste (il s'est brillamment illustré par des recherches sur l'asymétrie moléculaire), dépourvu de culture biologique, et est amené, par hasard, à quitter la chimie fondamentale pour la chimie appliquée, sans aucune préméditation. Professeur de chimie à la Faculté des sciences, il est en effet muté de Strasbourg à Lille où il trouve une importante concentration d'industriels prêts à entamer une collaboration avec lui. Pasteur ne connaît sans doute pas Davaine (1812-1882) qui en 1850 a identifié la bactéridie charbonneuse. Il a été amené à entreprendre une réflexion sur les fermentations parce que l'alcool amylique est un mélange de deux isomères.

Les théories successivement évoquées jusque-là pour expliquer la fermentation sont également fausses. Lavoisier a bien observé que le sucre produit de l'alcool et de l'acide carbonique à poids égal, mais il a négligé la levure. Le chimiste allemand Justus von Liebig (1803-1873), qui professe à Munich, affirme que la fermentation est un mouvement secondaire à la destruction (décomposition) de la levure. Et le Suédois Jacob Berzelius (1779-1848) prétend que le ferment agit par sa seule présence, par effet de catalyse. Pasteur récuse également, à tort d'ailleurs, les trois hypothèses, et ne s'intéresse pas beaucoup aux recherches morphologiques effectuées sur la levure par Leeuwenhoek lui-même puis par Cagniard de Latour (1777-1859) qui a décrit le bourgeonnement des levures et a soulevé leur intervention dans la fermentation.

Pasteur entreprend une recherche sur la fermentation lactique dont les résultats sont publiés en 1857. Des conditions expérimentales rigoureuses lui permettent d'isoler la levure qui assure la formation de l'acide lactique à partir du sucre. Dans ce premier mémoire, il a identifié une nouvelle classe de levures, décrit les meilleures conditions de culture, et trouvé que l'acidité et la chaleur tuent la levure. Son travail contient les prémisses de son œuvre. « La fermentation se trouve corrélative de la vie, écrit-il, et l'entraîne à des hypothèses. » « Si l'on venait me dire que dans ces conclusions je vais au-delà des faits, je répondrais que cela est vrai, poursuit-il [...]. Voici ma manière de voir. » Et selon P. Debré, biographe de Pasteur, « cette tranquille assurance est une des forces de Pasteur : la rigueur le pousse à admettre un léger défaut de rigueur ».

En 1860, paraît un second mémoire sur la fermentation alcoolique « [...] c'est la levure qui fait la fermentation, et non l'inverse » ; l'originalité de ce travail est que Pasteur y affirme qu'il est en face d'un micro-organisme vivant ; la fermentation, c'est l'acte de reproduction des organismes vivants qui constituent la levure. En même temps, par une analyse chimique rigoureuse des milieux de culture, il démontre que la simplification de Lavoisier est fausse et que l'alcool apparaît de manière complexe avec une longue liste de produits organiques. Il complète son travail par l'identification du mécanisme de l'apparition de l'acide lactique au cours d'une fermentation alcoolique, une contamination malencontreuse, découvre qu'il est des levures aérobiques et anaérobiques, que les micro-organismes anaérobiques sont nécessaires au renouvellement de la vie et que l'organisme de la fermentation butyrique est mobile. « Pasteur, écrit Debré, ouvre la porte d'un nouveau monde, autrement plus actif et plus vaste que celui des levures : celui des bactéries. »

Les paradigmes médicaux précédemment décrits, à l'exception de celui de la médecine expérimentale, ont été acquis par des forces multiples, environnementales, indépendantes des capacités intrinsèques des chercheurs : philosophies, religions, guerres, révolutions, progrès fulgurants de sciences en amont ou progrès de l'instrumentation. Avec Pasteur, c'est la force intellectuelle d'un seul homme, d'un chercheur qui domine. Ses qualités cognitives sont au premier plan et même ses défauts et exagérations de caractère lui ont servi.

Une extraordinaire volonté de découverte a guidé ses recherches chimiques qui ont abouti à la démonstration d'une dissymétrie moléculaire. Il réussit en chimie organique comme en chimie inorganique parce qu'il possède toutes les clefs du succès, hypothèse, méthodologie expérimentale, foi en son étoile. La séquence événementielle conduisant au triomphe a été mise en place une fois pour toutes, prête à resservir.

L'hypothèse est que puisque certaines fermentations forment des produits asymétriques, et puisque l'asymétrie est la vie (comme il le croit depuis toujours), la fermentation est un phénomène biologique naturel et les produits de la fermentation, le sucre et le produit organique du ferment sont des nourritures qui permettent la reproduction des levures. La méthode expérimentale associe manipulation contrôlée des levures, des substrats et des conditions d'incubation et, évidemment, une détermination chimique parfaite tout au long de l'expérience. Chaque manipulation a été dessinée avec une précision méticuleuse, Pasteur passant des heures en observations, l'œil rivé au microscope et ne laissant à personne le soin des cahiers d'expérience où il note tout. Il est parvenu ainsi à distinguer des contaminations, des changements de production fermentaire, des variations induites par l'oxygène ou l'anoxie. Lorsqu'il constate le mouvement d'animalcules dans le milieu expérimental, Pasteur se trouve prêt à aborder la microbiologie. Quant à la force de ses convictions, elle éclate par son indifférence à l'égard des théories bousculées. Pasteur ne craint pas de s'opposer à la fermentation algébrique de Lavoisier, ombre sacrée. Ni à Marcellin Berthelot ou à Liebig, pourtant au faîte d'une gloire internationale, qui ne peut admettre que la fermentation soit un phénomène biologique.

Pasteur n'a cure de ceux qui ne veulent pas le suivre. Il sait qu'il a les moyens d'appréhender les phénomènes vitaux des maladies infectieuses et c'est avec une logique imperturbable qu'il va poursuivre des investigations qui le mènent jusqu'au paradigme de la médecine préventive par vaccination.

C. Les vaccinations de Jenner à Pasteur

La méthode anatomoclinique localise et circonscrit le pathologique. Même lorsque le mal a diffusé largement dans l'organisme, il apparaît comme une dégénérescence segmentaire du tissu sain. Ce qui donne naturellement au médecin l'idée de guérisons par exérèse de lésions solides ou d'une mise à plat par ponction de tumeurs liquides. Le mal apparaît comme un parasite de la vie et la médecine tend à l'éliminer à la manière des extirpations déjà réussies, de pierres vésicales par exemple. Cette approche thérapeutique directe domine encore largement la médecine contemporaine : le mal est extirpé par un bistouri, détruit par la chaleur ou des rayons, corrigé par un médicament.

1. Les débuts de la prévention

Depuis très longtemps des ébauches d'une autre stratégie thérapeutique, consistant non plus à guérir un mal mais à éviter son apparition, ont été mises en œuvre ici ou là, sans démonstration réelle d'efficacité. Il s'est agi d'une prévention par prescience, organisée autour d'impressions ou de vagues certitudes. Hippocrate conseille des régimes préventifs, des départs à la campagne lors d'épidémies. Boccace dans son *Decameron* ajoute des divertissements aux séjours agrestes. Des incendies, divers calfeutrages, ont éloigné des miasmes infectieux et la quarantaine s'est révélée un procédé efficace pour éloigner les maladies infectieuses. Mais le résultat de ces diverses manœuvres était relatif. Il s'agissait davantage d'un bricolage sanitaire que d'une conduite médicale construite. Par ailleurs, on sait aussi depuis longtemps que certaines maladies transmissibles donnent lieu à une immunité. À propos de l'épidémie de peste qui a détruit un quart de la population grecque pendant la guerre du Péloponnèse,

Thucydide écrit : « [...] Nul n'était victime une deuxième fois, ou tout ou moins, il n'y avait pas d'issue fatale. »

2. La variolisation

La variole a été importée d'Orient au XIIe siècle par les Croisés et par les Sarrasins qui envahissent l'Espagne. Aux XVIe et XVIIe siècles, elle s'est étendue à toute l'Europe et passe en première place de la pathologie infectieuse par sa fréquence et sa gravité ; elle cause une mort sur quatre, grêlage et cécité – ses séquelles – atteignent la moitié de la population. Transmise par les Conquistadores puis par des Européens du Nord, elle touche aux XVe et XVIe siècles les Amérindiens qui succombent en nombre. Le mal paraît inexorable ; plus les hommes s'agitent et plus il s'étend, rien n'y fait.

En réalité, un moyen de prévention, découvert aux Indes et en Chine depuis longtemps, a une efficacité réelle mais on répugne, par peur, à l'utiliser massivement tant en Orient qu'en Occident. Il s'agit de la *variolisation*, inoculation à une personne saine d'un contenu pustuleux que l'on pressent peu virulent. Car la variole protège de la variole ; même lorsqu'elle est peu intense, la variole ne rechute jamais. Cette méthode permet de sauver des vies humaines et elle préserve le visage, une assurance prisée par les femmes. L'Europe fut informée avec précision de cette méthode par Lady Wortley Montagu, femme de l'ambassadeur de Grande-Bretagne à Constantinople, qui, en 1717, décrit le principe, le procédé et l'efficacité de l'injection du contenu pustuleux. À Constantinople, on utilise une veine du bras ou de la jambe ; en Grèce, l'injection est faite au front, aux deux poignets et à la poitrine, à la manière d'un signe de croix. Le fils de Lady Montagu a été variolisé à Constantinople, à l'âge de trois ans ; sa fille, en 1721, au retour en Angleterre pour démontrer l'inocuité du procédé. « On prend la petite vérole à Constantinople, comme en d'autres pays on prend les eaux ! » s'exclamait de son côté l'ambassadeur de France auprès de la Sublime Porte.

Malgré ces plaidoyers, l'Europe hésita entre le danger d'une nouvelle méthode et le péril d'une nouvelle épidémie. La variolisation fut essayée en Angleterre de façon satisfaisante sur six condamnés à mort et sur des enfants de charité... Elle fut expérimentée avec bonheur au *Middlesex hospital* à Londres : sur mille huit cents inoculations, six cas mortels seulement. Le procédé est adopté par quelques Américains (George Washington fait vacciner ses troupes pendant la guerre d'Indépendance) et par des Européens. En France, Théodore Tronchin inocule les deux enfants du duc d'Orléans et J. Tenon fait l'apologie de la variolisation. Il est suivi dans toute l'Europe jusqu'en Russie. En 1774, Louis XVI, ses deux frères et la comtesse d'Artois reçoivent du pus varioleux. La Grande Catherine anoblit le médecin anglais Dimsdale pour avoir introduit la méthode dans son empire.

La variolisation avait pourtant des inconvénients. De la fièvre et une éruption plus ou moins graves pouvaient compliquer l'opération. Les précautions prises pour prélever un liquide peu virulent (obtenu à la convalescence ou issu d'une variole à symptomatologie atténuée) ne suffirent pas : des décès fragilisèrent la pratique. Enfin, la variolisation n'étant pas accomplie sur une grande échelle (elle fut en fait réservée aux personnes aisées), les épidémies ne furent guère entravées.

Les médecins qui ont prôné le recours à la variolisation ont seulement adapté à leur pratique le résultat d'une constatation populaire, l'absence de récidive. Leur action a comporté trois temps : mise au point d'une méthode d'inoculation, affirmation de son inocuité et démonstration de son efficacité. Aucun n'a eu cependant la conviction d'avoir fait une découverte *stricto sensu*. Tout au plus d'un moyen d'utilité pratique. Personne, semble-t-il, n'a eu le sentiment de se trouver devant une révolution de la médecine. Et pourtant, la variolisation portait tous les signes d'un changement radical. Elle annonçait l'ère des vaccinations et de la prévention de masse. Des préoccupations cliniques immédiates l'ont emporté sur des interrogations fondamentales, la peur et le souci d'efficacité sur les mécanismes d'action, ce qui dans une période de tâtonnement n'est pas surprenant.

3. Edward Jenner et la vaccine

En plusieurs endroits au XVIIIe siècle, on reconnut que la vaccine, maladie des pis de la vache (ou *picote* dans le sud de la France, *cow-pox* en Grande-Bretagne), protège de la variole. En 1781, le pasteur Rabaut-Pommier l'observe dans la région de Montpellier. En 1791, Platt fait la même constatation dans le Holstein. En 1774, cinq ans après son compatriote Jolst Base, un fermier anglais du nom de Benjamin Jesty avait déjà inoculé dans ce but le *cow-pox* à sa famille, à la grande indignation de ses concitoyens. Il revendiquera d'ailleurs plus tard la paternité de la méthode.

Vers 1776, le médecin de campagne Edward Jenner (1749-1823) reçoit la même information de ses patients, mais il ne conclut rien. Encouragé par son ami, John Hunter (1728-1793), célèbre chirurgien de l'hôpital Saint-Georges, il va vérifier scientifiquement la croyance populaire. « Ne pensez pas, écrit Hunter, expérimentez ; soyez patient, soyez précis ! » Jenner prolonge son étude pendant une vingtaine d'années, observe systématiquement, écarte les autres éruptions vésiculeuses des bovidés (le « faux *cow-pox* ») et précise à quel stade évolutif le *cow-pox* exerce un effet de protection. Il parvient à une certitude si forte qu'il se sent obligé de conduire une expérience décisive chez l'homme. Le 14 mai 1796, il prélève le contenu d'une pustule de vaccine sur la main d'une servante de ferme contaminée par les vaches, et l'inocule au bras d'un jeune garçon du nom de James Phipps. Dix jours après, une pustule vaccinale typique apparaît au point d'injection, qui guérit sans incident. « Ensuite la variole a été inoculée à ce garçon ; ainsi que je m'étais risqué à le prédire, elle ne produisit aucun effet », écrit-il après un délai d'observation silencieux et prudent. En juin 1798, Jenner publie à Londres cet extraordinaire résultat sous le titre suivant : « Une enquête sur les causes et les effets de la variole-vaccine, maladie découverte dans certains comtés occidentaux de l'Angleterre, notamment dans le Gloucestershire, et connue sous le nom de *cow-pox.* » Jenner est formel dans ses conclusions : « Je crois avoir bien démontré que la petite vérole des vaches est un préservatif assuré contre la petite vérole ordinaire. » Les objections furent nombreuses, en partie liées à des défauts d'inoculation. On cite des échecs, la Royal Society présente des réticences ; même Pasteur s'interroge : « On cite même bon nombre de personnes vaccinées qui ont eu la variole et chez lesquelles la vaccine s'est ensuite montrée efficace, qui ont repris la variole et qui ont eu trois fois cette affection. » Jenner ne faiblit pas et publie en 1799 ses *Observations ultérieures sur la vaccine.* Son procédé, diffusé alors rapidement dans tout l'Occident, est proposé aux princes et aux dirigeants, aux équipages de la flotte et aux armées. En France, les plus ardents partisans de la vaccination de bras à bras, à l'anglaise, furent La Rochefoucauld-Liancourt, Guillotin et Thouret, du « Comité de la vaccine » de la Révolution française. Après y avoir soumis l'armée en 1805, Napoléon promulgue en 1809 un décret en faveur de la nouvelle méthode. Le roi de Rome la subit le 11 mai 1811 par Husson, médecin de la Cour. En 1803, on a commencé à y avoir recours en Asie, aux Antilles et en Amérique du Sud.

Après deux siècles de transmission par inoculation du *cow-pox,* le virus de la variole a disparu de la planète et a emporté avec lui toute préoccupation majeure de prévention.

4. La quête de l'immunité

Le principe de la vaccination a attiré l'attention de plusieurs médecins. Dès 1772, l'Écossais Francis Home (1719-1813) a soulevé l'hypothèse d'une inoculation préventive dans la rougeole. « [...] j'ai cru que je rendrais un service important à l'humanité si je pouvais parvenir à la rendre plus douce et moins dangereuse par le même moyen que les Turcs ont imaginé pour rendre la petite vérole moins cruelle... Mais les taches de la rougeole ne donnent aucune matière ».

Auguste Chauveau (1827-1917), vétérinaire lyonnais, inocule plusieurs fois des bactéridies charbonneuses à des moutons et constate que l'animal qui a échappé à une première injection résiste à celles qui suivent. Il démontre aussi que les agneaux nés de mères infestées avant la mise bas résistent à la maladie.

Casimir-Joseph Davaine (1812-1882) constate que les bâtonnets bactéridiens ne se multiplient pas dans le sang du fœtus, même lorsqu'on en trouve de grandes quantités dans le sang de la mère.

Toussaint, un vétérinaire toulousain, conçoit une méthode préventive efficace. Il propose de chauffer le sang envahi par les bactéridies à 55° pendant dix minutes, ce qui est suffisant pour détruire les microbes. L'injection du plasma chauffé à des chiens les protège efficacement contre l'injection de bactéridies charbonneuses virulentes. « Huit jeunes chiens de chasse – écrit-il dans le *Bulletin de l'Académie de médecine*, séance du 27 juillet 1880 –, provenant de trois mères, ont été mis en expérience. Quatre ont été vaccinés par le procédé que j'ai adopté et quatre ne l'ont pas été ; j'avais choisi mes animaux de telle sorte que dans l'un et l'autre lot il y eût des frères. Les quatre témoins non vaccinés ont succombé à la première inoculation en deux à quatre jours ; les quatre animaux vaccinés ont résisté à quatre inoculations successives par piqûre ou injection de sang charbonneux sous la peau. » Toussaint remarque que cette vaccination n'est efficace que si l'on attend une dizaine de jours, c'est-à-dire le délai nécessaire à la production des anticorps comme on le sait aujourd'hui.

Raymond Auzias-Turenne était naturaliste et élève de Geoffroy Saint-Hilaire. Son livre, intitulé *La Syphilisation*, paraît en 1878 ; il s'agit d'une édition posthume préparée par le soin de collègues fidèles à son souvenir. L'expérimentation sur le singe confirme le grand principe de la variolisation, c'est-à-dire la prévention d'une maladie infectieuse par injection préalable de son vecteur. Mais ici l'étude concerne la syphilis et Auzias-Turenne recourt au terme de « syphilisation ». Il propose de réaliser la vaccination humaine à partir des sérosités du chancre mou, pensant, à tort, que le chancre mou est à la syphilis ce que le *cow-pox* est à la variole. Auzias-Turenne se plaît à théoriser : il s'élève farouchement contre la génération spontanée, reconnaît que la virulence des micro-organismes infectieux peut varier, affirme que l'immunisation est possible contre certaines maladies et attribue l'immunité à l'épuisement de quelque substance nécessaire à l'agent infectieux responsable de la maladie.

Au même moment, l'Académie de médecine se préoccupe beaucoup des rapports entre *cow-pox* (vaccine) et variole : les deux maladies sont-elles distinctes ou le *cow-pox* est-il, comme Jenner le pense, une forme atténuée de la variole ? Pasteur est informé de toutes ces expériences. Le livre d'Auzias-Turenne qui lui a été donné par son neveu Adrien Loir l'a passionné. René Dubos, dans sa biographie de Pasteur, dit qu'il l'a relu souvent et longuement. Et Pasteur de s'exclamer en présence de ses collaborateurs : « Il faut immuniser contre les maladies infectieuses dont nous cultivons le virus ! » Pasteur commence des expériences sur le choléra des poules au printemps 1879 et vaccine publiquement contre le charbon à Pouilly-le-Fort le 5 mai 1881. Pasteur s'est montré talentueux et original dans ses travaux sur l'asymétrie et la fermentation. Il est clair que, dans le domaine des vaccinations, son œuvre a été préparée par des recherches contemporaines mais il eut le talent d'entreprendre et de chercher jusqu'à la démonstration.

D. LA CONTRIBUTION DE PASTEUR

Pasteur, comme il le dit lui-même dans ses remerciements à la Société centrale de médecine vétérinaire qui le reçoit en 1880, a vécu trois vies scientifiques : « [...] de 1847 à 1857, dit-il, je me suis occupé spécialement de cristallographie ; de 1857 à 1877, mes études ont porté sur les fermentations et les ferments ; depuis 1877 enfin, je poursuis des recherches sur les maladies contagieuses ». Les propriétés et caractères physiologiques de la bactéridie charbonneuse ont été ses investigations électives avec des résultats à la mesure de la gloire passée de l'expérimentateur. Pasteur démontre la responsabilité de la bactéridie, parvient à la cultiver, démontre son polymorphisme et précise sa transmission à partir de cadavres putréfiés. Surtout, ce qui importe le plus ici, il observe que des inoculations de bactéridies charbonneuses donnent des résultats variables : de nombreux animaux succombent mais d'autres résistent et parfois guérissent ; ils deviennent alors réfractaires à une nouvelle contamination, en accord avec des observations antérieures.

1. Le choléra des poules

Toussaint, professeur à l'École vétérinaire de Toulouse déjà cité, appela à l'aide Pasteur, ses expériences ne progressant pas. Pasteur accepte et met en œuvre ses remarquables capacités d'investigation. D'abord regarder et s'enquérir sur le terrain : « Parfois se déclare dans les basses-cours une maladie désastreuse, qu'on désigne vulgairement sous le nom de choléra des poules. L'animal en proie à cette affection est sans force, chancelant, les ailes tombantes. Les plumes du corps soulevées lui donnent une forme en boule. Une somnolence invincible l'accable [...]. Les désordres intérieurs sont considérables. » Puis définir les caractéristiques de l'agent infectieux reconnu, c'est-à-dire les meilleures conditions de la culture pour l'obtention de souches virulentes et les meilleures conditions d'administration pour que la virulence s'exalte. Par voie de conséquence, Pasteur étudie les facteurs qui s'opposent à une virulence maximale. Le hasard lui vient en aide. Il avait commencé ses expériences au printemps de 1879. Au retour des vacances d'été, il constate que les cultures, vieillies, ont perdu leur virulence mais – observation capitale – que les animaux d'expérience qui ont résisté à l'inoculation se montrent réfractaires à des micro-organismes à virulence intacte. Et il étudie avec méthode les circonstances dans lesquelles la virulence faiblit : « ... faisons des cultures successives de ce virus, à l'état de pureté, dans du bouillon de muscles de poule, en prenant chaque fois la semence d'une culture dans la culture précédente et essayons la virulence de ces cultures diverses. L'observation démontre que cette virulence ne change pas d'une manière sensible... Dans ce que je viens de dire, j'ai passé sous silence la durée de l'intervalle d'une culture à la culture voisine... Pour un intervalle d'un à huit jours, les virulences successives n'ont pas changé. Pour un intervalle de quinze jours, même résultat. Pour un intervalle d'un mois, de six semaines, de deux mois, on n'observe pas davantage de changement dans les virulences. Toutefois, à mesure que l'intervalle grandit, on croit saisir parfois... comme un affaiblissement du virus inoculé. Allons donc encore au-delà des intervalles précités... Portons leurs durées à trois, à quatre, à cinq, à huit mois et plus. Cette fois, la scène change du tout au tout. Les différences entre les virulences successives... vont se traduire maintenant par des effets considérables... nous avons une méthode pour obtenir des virulences progressivement décroissantes, et finalement un vrai virus vaccinal qui ne tue pas, donne la maladie bénigne et préserve de la maladie mortelle ».

Pasteur conclut en incriminant l'oxygène de l'air. Il reconnaît immédiatement l'analogie d'un phénomène accidentel expérimental et l'immunité acquise par administration d'un micro-organisme voisin (c'est le cas du *cow-pox*) ou privé de sa virulence naturelle. Le phénomène avait été déjà décrit mais ne quittait pas la mémoire de Pasteur. Il n'y eut pas de découverte originale, mais un raisonnement analogique immédiat et perspicace, couplé à un grand savoir-faire méthodologique qui fait trouver le meilleur procédé pour atténuer la virulence. Pasteur comprit par ses observations sur le choléra des poules qu'il devait être possible de produire à volonté au laboratoire des vaccins contre toutes les maladies infectieuses. Un phénomène accidentel devenait une règle générale et le mot « vaccination » pouvait être inventé.

Il s'agissait pour lui d'élaborer une technique générale, valable pour toutes les maladies infectieuses. Dans le délai incroyablement bref de quatre ans, Pasteur parvint à réaliser les applications pratiques de cette conception prophétique pour le choléra des poules, le charbon, l'érysipèle des porcs et la rage.

2. *Le charbon*

En 1877, Pasteur est parvenu à cultiver la bactérie du charbon et provoque cette maladie par son injection : « La rate augmente de volume, devient noire et diffluente sous la moindre pression, les globules du sang se montrent en amas agglutinatifs, et, après les premiers symptômes extérieurs du mal, on constate la mort en quelques heures ; le sang est alors rempli de petits filaments d'une grande ténuité mais qui sont immobiles. » Les expériences sont compliquées par le polymorphisme du germe qui passe, selon les conditions expérimentales, d'une forme filamenteuse à une forme corpusculaire avec des virulences et des résistances différentes.

Une observation avait montré la faisabilité d'une vaccination contre le charbon : un groupe de huit moutons avait été maintenu pendant assez longtemps dans un pâturage où était enterré un animal mort du charbon ; plusieurs animaux survécurent à l'inoculation d'une culture virulente de charbon tandis qu'aucun mouton témoin (c'est-à-dire d'animaux non élevés sur ce pâturage contaminé) ne survécut. Des recherches ultérieures montrèrent que les vaches résistant à une première attaque du charbon pouvaient tolérer l'inoculation de grandes quantités de produits virulents.

Pasteur découvre le procédé s'opposant à la formation des spores et atténuant la virulence des bacilles, une addition d'antiseptiques à la culture et un chauffage discret à 42-43°C. La virulence diminue progressivement. La meilleure immunité lui parut accessible par une vaccination en deux temps avec inoculation préparatoire d'une culture de très faible virulence suivie d'une injection plus virulente. Cette technique assura la protection complète de cobayes, lapins et moutons contre la forme la plus virulente du bacille. « [...] puisque le charbon ne récidive pas, chacun de nos microbes charbonneux atténués constitue pour le microbe supérieur un vaccin, c'est-à-dire un virus propre à donner une maladie plus bénigne. Quoi de plus facile dès lors que de trouver dans ces virus successifs des virus propres à donner la fièvre charbonneuse aux moutons, aux vaches, aux chevaux sans les faire périr et pouvant les prévenir ultérieurement de la maladie mortelle ? Dès qu'arrivera l'époque du parcage des troupeaux dans la Beauce, nous en tenterons l'application sur une grande échelle [1] ».

Le jeudi 5 mai 1881, dans une ferme de Pouilly-le-Fort (Seine-et-Marne), Pasteur décida d'expérimenter en public, devant une foule nombreuse et composite, sur soixante moutons et dix vaches. Au début du mois de juin de la même année, les résultats furent rapportés aux visiteurs émerveillés par la résistance des animaux vaccinés et la mort systématique de ceux qui ne l'étaient pas. À la suite de ce succès,

---

1. Cité dans P. Debré, *Louis Pasteur*, 1995.

une vaccination systématique des troupeaux fut entreprise. Il y eut quelque 80 000 moutons vaccinés en 1882, et 3 400 000 en 1894. C'est au lendemain de cette affaire de Pouilly-le-Fort que Pasteur, vedette du congrès international de médecine à Londres, proposa les mots « vaccin » et « vaccination », en hommage, avait-il dit, « au mérite et aux immenses services rendus par un des plus grands hommes de l'Angleterre, votre Jenner ».

L'expérience de Pouilly-le-Fort fit taire, pour un moment, les nombreux médecins (dont quelques confrères de l'Académie de médecine) qui continuaient à croire en la génération spontanée, à discuter sur les échecs de la vaccination et d'une façon générale sur l'invasion des doctrines microbiologiques dans la médecine classique. Pasteur avait accepté de répondre à un défi dangereux par un acte de foi et de courage. Sa réussite éclatante est bien décrite par Roux, son assistant : « Dans la foule qui se pressait ce jour-là à Pouilly-le-Fort, il n'y avait plus d'incrédules, mais seulement des admirateurs. »

3. La rage

La méthodologie pasteurienne est immuable : isolement et caractérisation d'un micro-organisme, découverte d'une méthode d'atténuation de la virulence puis vaccination. Le procédé d'atténuation de la virulence, en ce qui concerne les trois premiers vaccins préparés dans le laboratoire de Pasteur, est ajusté aux propriétés du micro-organisme que l'on veut combattre : vieillissement des cultures pour le choléra des poules, culture dans la chaleur pour le charbon, passage par le lapin pour l'érysipèle du porc. On a peine à imaginer que des techniques aussi délicates aient été maîtrisées en seulement trois années sans que le processus d'immunisation ait été compris au plan théorique.

Fabriquer un vaccin contre la rage n'est pas une petite affaire. On se demande ce qui y a conduit Pasteur, d'autant plus que cette maladie ne fait que quelques dizaines de morts par an. Est-ce un souvenir d'enfance, la vision à Arbois d'un loup enragé mordant tout ce qui se présentait dans sa course folle ? Est-ce l'attrait d'une maladie terrifiante et mystérieuse ? L'histoire est muette sur ce point.

Roux trouve le procédé d'immunisation : des injections de moelles de lapin contaminées par le virus rabique, faiblement virulentes, à virulence maximale ensuite.

L'idée d'injecter à un homme du virus rabique est terrifiante, même si la virulence a été atténuée. De plus, elle est contraire à la croyance de l'époque qui veut qu'on ne puisse plus rien faire lorsque le virus est dans la place ; c'est avant qu'il faut agir. Roux refuse de participer à ce qu'il croit une folie. Pasteur répond – non sans anxiété, d'ailleurs – en vaccinant le 6 juillet 1885 le jeune Joseph Meister, âgé de neuf ans, dont les morsures évoquaient une évolution pratiquement certaine vers la rage. Quelques semaines plus tard, un petit pâtre à Villiers-Faray, le jeune Jean-Baptiste Jupille, âgé de quinze ans, subit le même sort.

En octobre 1886, 2 490 vaccinations ont été faites en dépit d'une intense campagne de dénigrement. On reproche à Pasteur l'injection de matériel virulent, à l'encontre d'une maladie rare dont on ne sait exactement si elle va survenir. En somme, de faire courir un risque excessif sans avoir la possibilité d'une véritable évaluation d'efficacité. Des échecs surviennent et augmentent en nombre à mesure que la vaccination progresse. Les critiques s'accroissent, des actions en justice sont préparées, Roux se rapproche à nouveau de son maître dont la santé chancelle. En 1888, une commission anglaise d'évaluation de la vaccination pasteurienne antirabique témoigne de son efficacité, au moins dans certaines circonstances.

Un homme a bouleversé en dix années la médecine en introduisant la vaccination, première méthode de prévention efficace, obtenue non par une simple observation fortuite mais à la suite d'une véritable démarche expérimentale. La méthodologie est stéréotypée dès le premier succès : précision des exigences nutritives de chaque micro-organisme, éminemment variables d'une souche à l'autre, atténuation progressivement croissante de la virulence, expérience de protection chez l'animal, passage à l'homme. Les qualités nécessaires à cette action sont évidentes : précision de l'observation d'abord pour identifier le germe, découvrir des immunisations naturelles et les changements de virulence, obstination méthodologique ensuite pour acquérir une reproductibilité parfaite, audace enfin pour entrer en médecine humaine. Louis Pasteur possède tous ces dons. Ses paillasses de laboratoire sont de véritables usines de vie, conçues par son raisonnement et montées par ses mains. Bruno Latour a justement parlé du « *Blitz Krieg* » pasteurien.

La vaccination n'est sous-tendue par aucune théorie. La cause de l'immunité est inconnue : pour Tyndall, Auzias-Turenne, et pour Pasteur, une substance nécessaire au germe aurait été épuisée par le premier contact du germe et de l'individu infesté ; pour Pasteur aussi, l'immunité pourrait être acquise par une substance produite par les germes et qui se retourne ultérieurement contre eux. « Je suis porté à croire, écrit-il en 1885, que le virus figuré rabique doit être accompagné d'une matière qui, en imprégnant le système nerveux, le rendrait impropre à la culture du microbe figuré. De là l'immunité vaccinale. S'il en est ainsi, la théorie pourrait bien être très générale. Ce serait une immense découverte. » La découverte n'a pas été faite. Pasteur n'a pas inventé un concept mais un instrument conçu à la suite d'observations étrangères et personnelles. Cette restriction n'entame aucunement l'importance de son œuvre. Des méthodes qui permirent une avancée décisive de la médecine, par exemple le dosage radio-immunologique, qui ouvrit l'ère d'une nouvelle endocrinologie, ont été honorées des plus hautes distinctions. La méthodologie pasteurienne vaut bien le même hommage.

Pourtant des sociologues des sciences ont mis en doute l'existence d'une quelconque méthode et ont donné une description hyperréaliste de la science : « Tout compte fait, la recherche scientifique consisterait à faire triompher certaines idées par tous les moyens, à tirer profit des circonstances sociales, à imposer pragmatiquement (et même politiquement) certaines croyances et certaines pratiques [...] les " sciences " en tant qu'activités cognitives n'ont aucune spécificité ; et la " rationalité ", au sens que donnent à ce mot les hommes de science eux-mêmes, n'a aucun contenu » (P. Thuillier). Pasteur se serait surtout servi (génialement) des appétits de la société de son temps, de l'hygiénisme, de la quête d'absolu scientifique, de la curiosité d'un public souhaitant connaître le travail de laboratoire. La société aurait été motrice. Peut-être, en tout cas partiellement. Pasteur a-t-il été trop avide de gloire ? Il n'en reste pas moins que la méthode vaccinale a été formulée par lui seul.

RÉFÉRENCES

F. Dagognet, *Pasteur sans la légende*, Paris, Les empêcheurs de penser en rond, 1994.

P. Debré, *Louis Pasteur*, Paris, Flammarion, 1995.

R. Dubos, *Louis Pasteur*, Paris, PUF, 1955.

B. Latour, *Les microbes, guerre et paix*, Paris, A. M. Métailié, 1984.

M. Morange, *L'Institut Pasteur*, Paris, La Découverte, 1991.

J. Nicolle, *Pasteur*, Verviers, Marabout Université, 1969.

D. Raichvarg, *Louis Pasteur, l'empire des microbes*, Paris, Découverte/Gallimard, 1995.

J. Ruffié, J. C. Sournia, *Les épidémies dans l'histoire de l'homme*, Paris, Flammarion, 1984.

C. Salomon-Bayet, *Pasteur et la révolution pastorienne*, Paris, Payot, 1986.

P. Thuillier, « La science existe-t-elle ? Le cas Pasteur », *D'Archimède à Einstein*, Paris, Fayard, 1988, p. 281.

Chapitre II

Vers une médecine cellulaire chimique et moléculaire

À partir du XXe siècle, la médecine s'appuie définitivement sur la chimie tant au niveau de la clinique (pour connaître la composition corporelle) que de la recherche qui descend au plan cellulaire et moléculaire. Cette réduction, qui concerne l'ensemble de la pensée médicale, est illustrée par la découverte des maladies innées du métabolisme et des hémoglobinopathies. Dans le domaine de la recherche, la miniaturisation technologique annonce des progrès fulgurants en immunologie, pathologie des communications cellulaires et neurosciences.

A. L'APPORT DES TECHNIQUES ET DES SCIENCES EXACTES

L'intrusion de l'instrumentation dans le champ de la médecine au XIXe siècle a précédé celle des sciences exactes, chimie et physique, mais aussi statistiques et mathématiques. Des intrusions qui s'avèrent d'emblée massives et productives. La chimie permet de mettre au point des molécules ayant des vertus thérapeutiques : morphine (Sertuener, 1806), quinine et émétine (Pelletier et Caventou, 1820), acide acétylsalicylique (Gerhardt, 1853), trinitrine (Brunton, 1867), digitaline (Nativelle, 1879), aspirine (Hoffmann, 1893). Les premiers médicaments puissants sont le fruit d'une extraction chimique disciplinée qui accroît le rendement thérapeutique à chaque étape de purification. Cette chimie analytique est rapidement complétée par des procédés de synthèse. La chimie permit aussi l'exploration des constituants organiques du corps humain, urée, sucre, sodium, hémoglobine, bilirubine, etc.

Les laboratoires d'analyse médicale deviennent les compléments indispensables du diagnostic clinique. La chimie sous-tend tout effort de recherche. La découverte des propriétés anesthésiantes du chloroforme (Soubeiran, Liebig, 1831) et de l'éther (Morton et Warren, 1846) donne un formidable essor à la chirurgie : première appendicectomie en 1848 (Haucock), première néphrectomie en 1869 (Simon) et première hystérectomie la même année (Langenbeck). C'est un savoir chimique qui a permis l'œuvre pasteurienne, des recherches sur les fermentations à la mise au point des réductions de virulence microbienne, préalable nécessaire des vaccinations. La médecine du XXe siècle ne se dessaisira plus de la chimie.

De la physique dépendent des améliorations régulières du microscope, de la radioscopie surtout et la radiothérapie du cancer (Despeignes, 1896).

Jusqu'à l'intrusion de l'instrumentation, des techniques et des sciences de médecine, le clinicien, malgré son impuissance thérapeutique, possédait le monopole de son art, conduisant à sa manière recherche, examens des malades et soins. L'École de médecine de Paris, la méthode anatomoclinique, se situent à l'acmé de cette autorité impartageable puisqu'elle dépend seulement de mains et de cerveaux médicaux. Avec des instruments, des techniques et des sciences, les médecins ont paradoxalement acquis une efficacité naguère insoupçonnable, mais ils ont perdu leur monopole sur la santé. La médecine tend à se dépersonnaliser dans la recherche et dans les soins. Les facteurs limitant les actions individuelles sont liés à la puissance de l'instrumentation *in vitro* et *in vivo*, à l'édification de règles strictes encadrant les procédures cliniques, et à l'action industrielle périmédicale conditionnant le développement de nouveaux médicaments et de nouveaux procédés d'investigation. Une réduction d'autonomie est survenue à tous les niveaux de l'organisation de la médecine : la capacité d'observation du chercheur est conditionnée par les méthodes d'exploration disponibles à son époque ; le pouvoir du clinicien est soumis aux méthodes d'étude du corps humain et à des normes éthiques ; la thérapeutique dépend d'une activité industrielle. La domination de la clinique par des techniques et des sciences dures, commencée avec l'apparition des premiers instruments, exaltée par la progression de la connaissance, culmine avec la médecine contemporaine, médecine moléculaire de la fin du XXe siècle. En place du grand espace de liberté de la méthode anatomoclinique, fonctionnent des spécialisations fermées et interdépendantes.

B. LA MÉDECINE CELLULAIRE

Les ressources de la recherche anatomopathologique sont connues depuis l'œuvre de Giovanni-Battista Morgagni (1682-1771) qui occupa les chaires enviées de médecine théorique puis d'anatomie à l'Université de Padoue. L'anatomie et l'anatomie pathologique ont permis l'édification d'une médecine anatomoclinique, premier progrès significatif depuis l'Antiquité. Le recours au microscope, découvert en 1674 par le drapier Antonj Van Leeuwenhoek (1632-1723) de Delft, qui n'est couramment utilisé qu'à partir de 1830, donne à ces disciplines un surcroît de puissance considérable. Le cancer, par exemple, ne peut plus être considéré comme une entité mais comme un groupe morbide hétérogène constitué de pathologies différentes. Deux médecins dominent l'anatomie pathologique en France, Alfred Donné (1801-1878), qui décrit les leucémies, et Jean Cruveilhier (1791-1872), auteur d'ouvrages majeurs sur l'anatomie descriptive et l'anatomie pathologique du corps humain, découvreur de l'ulcère chronique de l'estomac et de la bénignité de certaines tumeurs.

1. La théorie cellulaire de Virchow

En Allemagne, Rodolph Virchow (1821-1902) ne se contente pas d'une simple contribution à l'édification d'une nosologie microscopique. Ce médecin prussien a donné en effet une nouvelle impulsion à la médecine en énonçant que le site des phénomènes morbides est cellulaire. Il rejette ainsi la théorie humorale, alors en vigueur, qui plaçait l'origine des maladies dans le milieu intérieur, plasma, lymphe, bile, humeurs et liquides péricellulaires. Sans doute l'« humorisme », comme on désignait alors aussi la théorie humorale, n'est pas totalement faux lorsqu'il s'agit d'infections microbiennes ou de maladies de la nutrition puisque la cause morbide emprunte le milieu intérieur. Virchow ne s'est d'ailleurs pas opposé aux procureurs du milieu intérieur, Andral (1797-1870) et Gavarret (1809-1890) et autres moins illustres. Dans sa théorie du « solidisme » il a seulement souhaité souligner l'importance du tissu atteint. Il ne saurait être question de nier que le milieu intérieur véhicule des bactéries pathogènes mais de donner aux événements cellulaires provoqués par l'infection la pleine responsabilité des événements morbides et de susciter une recherche thérapeutique à ce niveau.

2. Un nouveau centre d'intérêt

La *théorie cellulaire* de Virchow attira l'attention médicale sur un ensemble du corps humain, les cellules, entièrement négligé jusque-là. Il faut bien admettre qu'il est le plus lointain et que la richesse du milieu extra-cellulaire (ou « intérieur ») a attiré les premières recherches. Mais le secteur extra-cellulaire n'est qu'un compartiment de passage. Un deuxième pôle d'intérêt surgit, celui d'une physiologie et d'une pathologie cellulaires, qui concerne l'élément constitutif de base du corps humain, la cellule, dont le microscope a révélé l'existence. La théorie cellulaire fut assez mal reçue en France sinon par Cruveilhier (1791-1874), acceptée en Allemagne par Rokitansky (1804-1878), Schleiden (1804-1881) et Schwann (1810-1882) et à Strasbourg par Emile Küss (1815-1871). La méthode expérimentale de la recherche cellulaire ne diffère pas dans sa démarche de celle qui explore le milieu extra-cellulaire avec une succession d'observations, d'hypothèses et de vérifications.

La notoriété de Virchow lui a permis d'attaquer Koch pour sa tuberculine et ses idées sur la contagiosité du bacille bovin et de défier publiquement Bismarck. Il assura avec la même autorité la diffusion de sa théorie. Peu à peu, tout au long du XXᵉ siècle, l'exploration du milieu cellulaire complète celle du milieu extra-cellulaire, et parfois même le domine lorsque la connaissance des phénomènes extracellulaires paraît acquise. De nombreuses branches de la médecine se sont constituées autour de cellules cibles malades. L'hématologie, en raison du nombre des cellules véhiculées par le sang et de leur accessibilité. L'immunologie, science des cellules qui interviennent directement ou par l'intermédiaire de produits de sécrétion, pour neutraliser un corps étranger à l'organisme. L'endocrinologie qui, après avoir été concernée par la chimie, la sécrétion et les effets systémiques des hormones, est désormais impliquée dans l'étude de leurs effets cellulaires dans des organes-cibles. La neurologie, dans une grande mesure, par l'acquisition des propriétés fonctionnelles d'ensembles neuronaux.

C. LA MÉDECINE MOLÉCULAIRE

Le long voyage exploratoire de la médecine à l'intérieur du corps humain qui a commencé avec l'anatomie s'est donc poursuivi grâce à la chimie. Un nouveau paradigme, en cette seconde moitié du XXᵉ siècle, caractérise la science biologique et médicale en s'appuyant sur la connaissance de la nature de la matière organique, normale et pathologique. Il ne s'agit plus de l'exploration de constituants organisés, sucres ou acides nucléiques par exemple, à laquelle ont œuvré les médecins du XIXᵉ siècle à l'incitation des travaux de Lavoisier et de ses collègues britanniques, mais des structures élémentaires de l'organisation biologique, de molécules qui sont associées entre elles au sein des corps organiques. La science du Vivant, normal et pathologique, est parvenue au détail unitaire, suivant en cela la prévision de Démocrite et de Leucippe, philosophes ioniens du Vᵉ siècle avant J.-C.

1. L'exploration des structures élémentaires

La médecine contemporaine étudie et se fonde sur les plus petites particules composant les tissus organiques en accord aussi avec les conceptions de ceux qui les ont imaginées. Amedeo Avogadro (1776-1856), John Dalton (1766-1844), Stanislas Cannizzaro (1826-1910), Julius Lothar Meyer (1830-1895), ont inauguré l'ère atomique de l'histoire des hommes. En effet, après que Lavoisier eut démontré que ni l'air, ni l'eau ne sont des corps simples, l'Italien Amedeo Avogadro utilisa pour la première fois en 1811 le mot *molécule* (littéralement *petite masse*) pour soutenir l'hypothèse selon laquelle les gaz, dans les mêmes conditions de température et de pression, renferment sous le même volume le même nombre de particules, et John Dalton en 1803 formule une « thèse atomique ».

Dans son *Modernen Theorie der Chemie* (1862), Meyer définit la molécule comme la plus petite fraction de matière possédant les mêmes propriétés que la matière de départ, et constituée d'atomes identiques ou non. C'est à ce niveau qu'opèrent désormais la recherche biologique et la médecine, devenues moléculaires. La dissection de l'organisme vivant ne se conduit plus au niveau de ses tissus comme le prônait Bichat, mais au niveau des parties élémentaires, insécables, de leurs constituants.

De nombreuses découvertes et inventions ont contribué à l'essor moléculaire. La révolution réalisée par ce changement d'échelle de travail correspond à un saut quantitatif, fruit d'une augmentation brutale de la puissance d'investigation et de traitement. Il ne s'agit pas d'un changement qualitatif de stratégie. La médecine moléculaire est la prolongation logique des médecines qui l'ont précédée, anatomique à partir du XVe siècle, anatomoclinique puis physiologique à partir du XVIIe. L'observation du Vivant normal et pathologique reste à la base de la méthode, seule la précision de l'outil exploratoirc change de grandeur : après l'œil et la main nus utilisés par la médecine anatomoclinique d'un Laennec, la chimie analytique des médecines expérimentales et physiologiques ouvertes par Claude Bernard, est venu le temps de l'observation nanocosmique.

Une chimie fine de la matière vivante est au centre des processus exploratoires, devant elle-même beaucoup à des découvertes scientifiques en amont, essentiellement d'essence physique. La fragmentation des tissus organiques à des fins d'analyse, étape limitante, est désormais permise par une grande variété de centrifugations, filtrations, et chromatographies. Les molécules sont séparées à l'aide de champs électromagnétiques, d'affinités physico-chimiques. Des procédés d'amplification et d'automatisation ont remarquablement accéléré la cartographie du génome humain. Et la synthèse chimique n'a pas été négligée : dans les années 1960, grâce au chimiste américain G. Merrifield, la synthèse en phase solide des peptides était à la pointe du progrès ; de nos jours la chimie des nucléotides, qui permet de fabriquer des gènes ou fragments de gènes artificiels, a pris le dessus. La physique fournit une aide considérable avec des molécules aisément repérables, radioactives surtout, positons depuis peu, qu'un métabolisme intense rend éphémères dans le corps humain et donc anodines.

Au XIXe siècle, au temps de Pasteur et de Claude Bernard, le médecin était concerné par les tissus extra-cellulaires de l'organisme, le sang, la lymphe, parce que les microbes y circulent lors d'une septicémie et parce que les processus de régulation y sont particulièrement nets. Au tournant du siècle, le médecin prussien Rodolph Virchow récusa cet « humorisme » et proposa une théorie cellulaire selon laquelle les maladies se développent et se font sentir au niveau des cellules, les unités morphologiques constitutives du corps humain identifiables par le microscope. Les maladies du sang et des glandes endocrines, le cancer, les affections immunitaires, ont démontré sans conteste l'énorme intérêt de la pathologie cellulaire. Mais la chimie transcende la morphologie, les barrières épithéliales et les membranes cellulaires ne résistant pas ou résistant mal à la diffusion des molécules. Leur mouvement est en fait permanent au sein d'une cellule ou d'une cellule à l'autre quelle que soit la distance qui les sépare. L'analyse chimique d'un matériau diffusible est plus signifiante qu'une étude morphologique, si fine soit-elle, de cellules figées dans un fixatif.

2. *Les anomalies moléculaires et les travaux de Garrod, Pauling et Ingman*

a) Archibald Garrod

La médecine moléculaire est née dans les années 1920 lorsque Sir Archibald Garrod (1857-1936) décrivit des « maladies innées du métabolisme » par altération héréditaire d'une enzyme qui produit le surplus spécifique de son substrat dans l'organisme. Les enzymes sont en effet des protéines qui activent les transformations chimiques, les dégradations moléculaires en particulier, et toute absence ou diminution d'une enzyme aboutit à l'accumulation spécifique dans l'organisme d'un corps chimique non transformé avec les manifestations morbides qui en dépendent. « Nous avons appris à penser la pathologie en termes de cellules, nous sommes en train de la penser en termes de molécules ! » s'exclamait Archibald Garrod. La plupart des erreurs innées du métabolisme, précisa son ami William Bateson (1861-1926), sont transmises de manière récessive, ce qui implique que les deux parents d'un descendant malade soient des porteurs sains de l'anomalie héréditairement transmise. La phénylcétonurie est l'une de ces maladies métaboliques qui s'expriment chez des enfants ayant reçu deux gènes mutés qui provoquent une destruction insuffisante de la phénylalanine, un constituant normal de l'alimentation. Leur organisme s'encombre de phénylalanine qui intoxique le cerveau. Un régime alimentaire dépourvu de cette substance prévient ou amende la maladie nerveuse ; une connaissance précise de la chimie organique conduit à des mesures thérapeutiques.

La pathologie innée du métabolisme, cependant, ne satisfaisait pas entièrement les biologistes dans la mesure où son identification se fait par le produit d'une mauvaise réaction enzymatique et non par l'enzyme malade qui est, en fait, le véritable responsable.

b) Linus Pauling et Vernon Ingman

En 1949, le chimiste américain Linus Pauling, né en 1901, identifie des anomalies moléculaires de l'hémoglobine, le pigment des globules rouges du sang qui assure l'oxygénation des tissus. Ce fut le véritable coup d'envoi de la pathologie moléculaire.

La *drépanocytose* est une maladie des globules rouges, héréditairement transmise, qui cause leur destruction – d'où une anémie – et leur déformation en faucilles ou en feuilles de houx. Un subictère témoigne de l'accumulation dans l'organisme de pigments dérivés de l'hémoglobine. À l'anémie et à l'ictère chroniques s'ajoutent des douleurs profondes sur le trajet des vaisseaux qui indiquent des perturbations du courant sanguin. La drépanocytose atteint les populations africaines, surtout dans les régions présahariennes où elle touche jusqu'à 4 % des habitants. Leurs descendants, aux États-Unis, aux Antilles ou au Brésil, sont également atteints.

Cette maladie est une hémoglobinopathie, une anomalie du pigment respiratoire des globules rouges. L'hémoglobine malade est insoluble à l'abri de l'air, au contraire de l'hémoglobine normale. Les globules rouges atteints ont, au microscope, un aspect remarquable. Ils changent de forme lorsqu'ils sont à l'abri de l'air ; d'abord normaux en disques biconcaves, sous l'influence d'une baisse de pression d'oxygène ils prennent la forme de feuilles de houx et de faucilles. L'oxygénation étant en cause dans ces changements morphologiques qui apparaissent en hypoxie et l'hémoglobine étant la molécule qui transporta l'oxygène, Linus Pauling en déduisit génialement que le mécanisme de la maladie se trouvait au niveau du pigment respiratoire. Avec son élève Itano, Pauling chercha à déceler l'anomalie par des procédés physico-chimiques et en particulier par électrophorèse en phase liquide. À cette époque, l'analyse d'une protéine était extrêmement difficile : Pauling se décida pour l'électrophorèse en espérant qu'un défaut de la structure protidique de l'hémoglobine se traduirait par une modification de sa migration dans un champ électrique. En 1947, un appareil d'électrophorèse était coûteux, encombrant, fragile et lent. Il fallut deux ans à Pauling et Itano pour démontrer que l'hémoglobine d'une drépanocytose migre moins vite que celle d'une personne saine. On appela cette dernière l'hémoglobine A tandis que celle de la drépanocytose recevait la dénomination d'hémoglobine S (S pour *sickle cell* (cellule en faucille) ou drépanocytose). En 1949, Pauling compléta cette recherche chimique par une investigation génétique : il découvrit que le père et la mère du malade possèdent chacun des hémoglobines hétérologues, hémoglobine A et hémoglobine S, ce qui ne provoque pas de signe clinique ; en d'autres termes, le patient est homozygote et les parents, transmetteurs sains de la drépanocytose, hétérozygotes, chacun des deux parents devant porter un gène malade pour que la maladie apparaisse cliniquement dans la descendance ayant hérité de deux gènes.

L'hémoglobine est une protéine constituée par quatre chaînes polypeptidiques identiques deux à deux, dites chaînes α et ß, formant la globine, et par un groupement prosthétique formé de quatre hétérocycles pentagonaux et de quatre atomes de fer (formant l'hème). Le changement de charge électrique de l'hémoglobine S qui rend compte de l'anomalie de sa migration dans un champ électrique a évoqué la substitution d'un ou de plusieurs acides aminés constitutifs des chaînes de la globine.

L'invention par le Suédois Tiselius (1947, 1949) d'une seconde méthode d'électrophorèse, en phase solide celle-ci (papier, acétate de cellulose, gel de polycrylamide), et avec laquelle on peut faire plus d'une centaine d'examens en deux heures avec un appareillage peu coûteux, fut un grand progrès.

Vernon Ingman parvint en Angleterre à caractériser l'anomalie de l'hémoglobine S et rapporta ses résultats à la première conférence internationale sur l'hémoglobine organisée en 1956 à Washington par l'Académie des sciences des États-Unis. Il avait utilisé une technique très ingénieuse consistant à découper l'hémoglobine en fragments peptidiques grâce à une enzyme, la trypsine ; ces peptides, enchaînements linéaires d'acides aminés plus petits que la chaîne de globine dont ils dérivent, furent soumis à une électrophorèse dans une première dimension puis à une chromatographie dans une seconde, perpendiculaire à la première, c'est-à-dire à une migration par capillarité dans le papier imprégné d'un solvant convenable. Les peptides colorés apparurent sous la forme de taches violettes formant de « véritables empreintes digitales de la protéine » (*Finger prints*). Comparant les cartes peptidiques des hémoglobines A et S, Ingman constata qu'une tache migrait d'une façon particulière. Il sépara dans chaque carte les acides aminés constitutifs de la tache, les compara à leur tour par chromatographie et réussit à préciser qu'un *acide glutamique* de la chaîne ß normale était remplacé par une *valine*. Ingman établit plus tard que ce phénomène intervient sur le sixième acide aminé de chacune des deux chaînes ß. Une chaîne d'hémoglobine étant un assemblage d'une centaine d'acides aminés, il s'ensuivait qu'un changement mineur, un pour cent de cette constitution, suffit à provoquer un tableau clinique stéréotypé et sévère.

En utilisant la même technique de fractionnement physicochimique, de nombreuses autres maladies de l'hémoglobine ont été caractérisées à la fois aux plans moléculaire et chimique. Il s'agit entre autres des *thalassémies*, anémies primitivement méditerranéennes qui ont l'heureuse propriété de conférer une résistance au paludisme, mais d'être source d'anémie chronique, *hémoglobinose* E du royaume cambodgien et de l'ancien empire khmer. La plupart des hémoglobinoses partagent les caractéristiques majeures de la drépanocytose : l'anémie a une géographie, sinon ethnique au moins régionale, traduisant une transmission héréditaire ; une symptomatologie précise dépend d'une altération limitée d'une chaîne peptidique de la globine.

Ces découvertes remontent aux années 1960. Elles ont ouvert la biochimie du gène, une médecine moléculaire qui entend préciser la nature de la maladie au niveau même de la molécule qui porte le programme de l'hérédité (l'acide désoxyribonucléique, ADN) puisque l'ordre des acides aminés constitutifs d'une protéine est commandé par des gènes. La cause première de la drépanocytose parut ainsi affecter le gène codant pour la chaîne b de l'hémoglobine, localisable dans le bras court du chromosome 11 : en son sixième codon, une thymine a pris la place d'une adénine.

Une telle médecine moléculaire, qui s'est étendue rapidement au domaine de toutes les hémoglobinopathies, a un énorme intérêt et la contribution de Pauling doit être considérée comme l'une des plus importantes de la médecine moderne. Elle permet de dégager dans un fouillis symptomatique complexe les anomalies moléculaires simples qui le déterminent : elles sont présentes en périphérie dans une protéine ordonnée par un programme héréditaire et se retrouvent donc au niveau de ce programme. La pathologic moléculaire dégage un couple pathologique linéaire formé d'un gène malade et de son produit. Quatre avantages considérables ressortent du paradigme déclenché par Linus Pauling et Vernon Ingman.

En premier lieu, l'échelle d'investigation a, sans doute définitivement, changé de niveau. Après la perception sensorielle de la méthode anatomoclinique et la chimie analytique (et physiologique selon l'école allemande) de la méthode expérimentale, procédés somme toute assez grossiers, apparaît une chimie fine qui cernant le niveau moléculaire est tout à la fois simplificatrice, efficace et élégante. Des gains de puissance et de rendement se font percevoir d'emblée derrière les avancées des techniques et des méthodes, instrumentalisation, automatisation et informatisation en particulier.

La deuxième originalité de la pathologie moléculaire tient à ce qu'elle offre deux sites opérationnels, nucléaire et périphérique, aux fins diagnostique et thérapeutique. L'anatomie pathologique conventionnelle et les principes pasteuriens ont conduit, pendant près d'un siècle, à reconnaître et attaquer le mal en périphérie, au sein de tissus constitués. Avec la pathologie moléculaire une alternative inédite apparaît, une maladie pouvant être cernée à deux niveaux. Il est devenu possible, ou théoriquement possible au moins, d'entreprendre soit une thérapeutique correctrice sur le produit du gène, soit une thérapie génique proprement dite. Remplacer un gène défectueux dans un tissu périphérique différencié tel que le sang constitue une entreprise raisonnable dans l'état actuel de la science.

Ensuite, la découverte d'altérations chimiques précises de l'**ADN** constitue un stigmate détectable de la maladie qui peut être utilisé dans des stratégies préventives et prédictives. Une éradication de certaines hémoglobinopathies est ainsi concevable par diagnostic chimique *in utero*, ou sur ovocyte fécondé au stade préimplantatoire.

La pathologie moléculaire, enfin, et ceci n'est pas son moindre intérêt, possède une forte valeur heuristique. En découvrant des anomalies ponctuelles sur les chaînes peptidiques de l'hémoglobine ainsi que sur les gènes qui les expriment, Pauling et Ingman ont soumis à tous les domaines de la pathologie un réductionnisme intense comportant une analyse fine, moléculaire, des dégâts morbides, couplée à celle du génome si une influence héréditaire est en cause.

La plupart des raisonnements physiologiques, pathologiques et pharmacologiques sont fondés aujourd'hui sur des analyses et des résultats moléculaires. La médecine dans son intégralité est devenue moléculaire.

Avant de décrire cette évolution qui concerne toute la médecine, il est important de clarifier un point de sémantique du langage médical contemporain. L'attaque moléculaire a initialement concerné les hémoglobinopathies, des affections héréditaires du pigment respiratoire des globules rouges qui ont été répertoriées à la fois par des anomalies géniques et par des irrégularités structurelles des protéines exprimées. Cette double approche, en amont et en aval d'une activité vitale essentielle, adaptée à des maladies héréditairement transmises, a été qualifiée de *biologie moléculaire* et la pathologie, de *pathologie moléculaire*.

Cette terminologie a été rapidement dépassée par le progrès. La biologie dans son ensemble a en effet suivi la démarche réductionniste qui amène l'investigation et la discussion au niveau de la molécule. Les détails des fonctions vitales et les médicaments qui les modifient y sont conçus ; la physiologie et la pharmacologie, naguère concernées par l'organisme entier, un tissu, une fonction dans son ensemble, sont devenues à leur tour moléculaires et la médecine tout entière est descendue au même niveau. Une phénoménologie du détail caractérise cette *médecine moléculaire* qui mérite cette dénomination, même si ses préoccupations ne concernent pas directement l'**ADN**. *Biologie* et *pathologie* moléculaires n'apparaissent plus que comme des chapitres de la nouvelle étape paradigmatique qui est proposée à la médecine du XXe siècle, dans sa globalité.

D. L'HORIZON MOLÉCULAIRE

Depuis quelques années, l'évolution de la médecine s'exprime en effet par une nouvelle philosophie, une biophilosophie qui interprète la vie par le jeu de ses molécules. Claude Debru a été l'instigateur de ce mouvement avec *Philosophie moléculaire* (1987), *L'Esprit des protéines* (1983), *Neurophilosophie du rêve* (1990). Jean-Noël Missa avec *L'Esprit-cerveau* (1993) et Philippe Meyer avec *Biophilosophie I, l'illusion nécessaire* (1995). L'interrogation philosophique, qui concerne l'homme dans sa globalité, a recours à sa connaissance des événements situés au niveau de ses constituants élémentaires. C'est là désormais le domaine des enjeux de la science et l'on ne peut être surpris que la philosophie soit descendue dans la même arène.

1. L'approche réductionniste et moléculaire

L'échelle moléculaire est l'aboutissement d'une réflexion et d'une technologie. Celle-ci a consisté en l'utilisation de marqueurs, essentiellement radioactifs, qui permettent de suivre le destin métabolique d'une molécule. À partir des années 1960, les biologistes peuvent disposer de molécules de haute activité spécifique, en interactions fortes ou réversibles avec les molécules endogènes, et possédant toutes les activités de la molécule endogène naturelle. Ils purent alors reconstituer, comme le dit Debru, la « longue chaîne d'objets et d'événements qui constitue le processus vital, les retours cycliques, les réseaux d'interaction qui assurent la stabilité de l'organisme en régulant les flux constants qui le traversent ». Autrement dit, les étapes de la production d'une molécule, de son parcours, de ses effets et de son inactivation. Soit encore des chaînes de synthèse, de transport et d'action dans des organes cibles. La physiologie traditionnelle se préoccupe de connaître les effets que provoque l'exérèse d'une glande endocrine et les médiateurs de ces effets, tandis que la physiologie moléculaire commente en termes d'enzyme, de stockage intracellulaire, de sécrétion quantique, de molécule de transport et de récepteur, les éléments qui concourent au processus vital. Elle est considérablement aidée par une chimie analytique performante qui parvient aisément à identifier chacune des étapes en s'aidant d'inhibiteurs de réactions chimiques, d'agonistes et d'antagonistes qui stimulent et inhibent les récepteurs, mis au point cette fois par une chimie de synthèse. La foi moléculaire est authentifiée par la purification des composés caténaires de l'organique, la reproduction *in vitro* de certaines de ces étapes avec des corps synthétiques et la mise en évidence *de visu* de l'organisation moléculaire par microscopie électronique et couplage à des molécules optiquement repérables.

Six découvertes, choisies parmi des centaines, montrent l'intérêt et la toute-puissance de l'approche réductionniste et moléculaire.

1) Dans les années 60 Jensen constate qu'après injection d'œstrogènes radioactifs, l'utérus constitue un organe cible de ces hormones car elles s'y concentrent avec prédilection ; de plus, la radioactivité est maximale dans le noyau cellulaire, ce qui suggère un effet médié par une synthèse protidique *via* des récepteurs nucléaires.

2) Le pharmacologue britannique Ahlquist explique, en 1948, la diversité des effets pharmacologiques des catécholamines par celle de leurs récepteurs et en particulier par deux variétés α et ß. Cette découverte est à l'origine de deux variétés de thérapeutiques inédites, les α- et ß-bloquants.

3) En 1994, les récepteurs de la sérotonine sont classés en sept grands groupes, certains d'entre eux pouvant être divisés en sous-classes de propriétés différentes. Certaines classes de récepteurs dans le système nerveux central sont impliquées dans les mécanismes de la dépression, tandis que d'autres (SHT 3) du système digestif président aux vomissements alimentaires. À nouveau, l'individualisation de plusieurs variétés de molécules est à l'origine de thérapeutiques très diversifiées.

4) Nombre de messagers et d'hormones (de nature peptidique pour la plupart) sont reconnus par des récepteurs situés à la surface des cellules cibles et ne pénètrent pas à l'intérieur des cellules. Des composés intermédiaires avertissent les machines intracellulaires de l'occupation ou de la libération des récepteurs de surface. Parmi eux, un corps dit AMP-cyclique (adénosine monophosphate) sur lequel d'intéressantes opérations chimiques peuvent être tentées soit pour amplifier, soit pour réduire leur activité.

5) Jusqu'ici, les messagers intercellulaires, les hormones, appartenaient aux catégories chimiques des stéroïdes, des polypeptides et des amines. Les Américains R.F. Furchgott et L.J. Ignarro et le Britannique S. Moncada ont démontré qu'un gaz, le monoxyde d'azote, pouvait désormais être considéré comme tel. Ce messager biologique dilate les vaisseaux (1986-1987) et possède un rôle de régulation ubiquitaire dans l'organisme.

6) De grosses molécules dites « complexes HLA », dont la structure est très polymorphe, sont également situées sur les membranes des cellules. Elles jouent un rôle essentiel dans l'immunité cellulaire (J. Dausset, 1965, 1967) et elles constituent des marqueurs de pathologie à composantes immunitaires.

Les chapitres décrivant l'histoire de la pharmacologie, de la génétique, du développement et des neurosciences, appréhendées au niveau moléculaire, illustreront plus complètement l'explosion de la médecine moléculaire. Restons dans celui-ci au niveau des généralités concernant le paradigme d'une médecine réduite (au sens philosophique du mot) aux particules élémentaires de la matière vivante.

2. Le langage spécifique de la chimie du Vivant

La première caractéristique est l'apparition d'un langage spécifique qui évoque missions et mouvements particuliers, qui renseigne sur l'animation moléculaire caractéristique du monde vivant. Les processus fondamentaux de la vie – synthèse, sécrétion, stockage, voyage dans le corps, action et inaction – doivent être implicites. Une molécule peut naître directement d'un programme de l'ADN, de l'action d'une enzyme ou même d'une fragmentation aléatoire. Elle peut être libérée de son tissu d'origine par expulsion active ou diffusion passive. Son action se porte sur la cellule qui la forme, ou à petite et à grande distance. Tantôt son trajet est aidé par une autre molécule qui lui sert de « transporteur », tantôt il est conduit par d'autres forces dynamiques de l'organisme, des turbulences induites par la dynamique du sang ou par les mouvements du fluide interstitiel secondaires aux mouvements des muscles. L'effet d'une molécule est toujours conséquence de son interaction avec une autre molécule que l'on dénomme récepteur si elle est spécifique. La structure d'une molécule permet, en fonction de ses parties solubles dans l'eau ou de celles qui peuvent se lier aux graisses, de deviner quelques-unes de ces grandes étapes. Le vocabulaire de la chimie inorganique est pauvre par suite d'une stabilité moléculaire forte et d'une entropie faible. Celui de la chimie du Vivant doit tenir compte de son exceptionnelle plasticité et de la force de son renouvellement. L'ordre vivant est maintenu par la nature des liens moléculaires, par des processus de freinage (le produit d'une réaction enzymatique s'oppose à l'enzyme) et d'accélération, de coopération intermoléculaire positive.

3. La médecine moléculaire : ses atouts et ses dangers

La chimie moléculaire du Vivant ne s'accommode pas des surfaces planes. Elle se conçoit en quatre dimensions, le mouvement s'associant au relief.

À peine née, une nouvelle molécule organique fait rêver de ses voyages et de ses buts. C'est là une deuxième caractéristique de la chimie moléculaire, qui stimule l'hypothèse et active la recherche. Fini les inventaires inertes et les dissections aveugles. Le chercheur du XXe siècle est envahi, dès l'apparition d'une nouvelle molécule, et parfois dès avant sa recherche, par des schémas fonctionnels et des possibilités d'action et d'inaction. La chimie moléculaire contribue fortement à l'imagination créatrice du chercheur.

L'importance de la valeur heuristique de l'approche moléculaire l'a fait diffuser de la stricte biologie de la molécule de l'hérédité à celle du cerveau et des tissus périphériques de l'organisme. D'autant plus que des progrès instrumentaux et techniques sont venus en abondance compléter sa propre réussite. Ceux-ci, d'ailleurs, vont parfois trop vite : la découverte d'une fonction est nécessairement plus lente que celle d'une molécule et la recherche biologique tend de nos jours à être encombrée par des entités structurales aux finalités mystérieuses et inefficaces. C'est là un exemple d'inflexion négative de progrès telle qu'elle a été envisagée au début de ce livre.

La miniaturisation de la recherche biologique a aussi concerné la clinique médicale. Des hémoglobinopathies, des anomalies géniques, la médecine a allégrement évolué vers des anomalies d'enzymes (innées ou acquises) et des maladies (ou des insuffisances quantitatives) de récepteurs. Des marqueurs chimiques, c'est-à-dire des molécules particulières et repérables, peuvent être titrés soit dans le sang, soit dans d'autres tissus de l'organisme, pour connaître l'évolutivité de certaines affections ou le risque de survenue d'autres maladies. Médecines préventives et prédictives se sont mises au pas moléculaire. S'y ajoute la mesure de constituants chimiques du sang tels que l'urée, le sucre ou le cholestérol. La chimie est incontestablement devenue pilier de la médecine moderne et ceci est à l'origine de grandes performances, mais quelques risques sérieux se profilent à l'horizon et le noircissent. Le recours à la chimie augmente la distance du médecin au malade, la détection sensorielle du praticien de la tradition anatomoclinique étant remplacée par des analyses *in vitro* généralement automatisées. Le hiatus est encore renforcé par une informatisation qui comporte par essence même un risque d'oubli de la personne humaine malade. Il est trop tôt pour dire que la médecine moléculaire expose au danger d'une déshumanisation de la médecine, mais il faut prendre conscience de ce risque évolutif. Afin de rendre à la médecine sa pleine humanité hippocratique par un renforcement des liens affectifs entre les malades et ceux qui les entourent, infirmiers, infirmières et médecins.

RÉFÉRENCES

J. Bernard, *État de la médecine*, Paris, Buchet-Chastel, 1960.

G. Daremberg, *Les grands médecins du XIXᵉ siècle*, Paris, Masson, 1907.

T. Kuhn, *The structure of scientific revolutions*, trad. fr., Paris, Flammarion, 1972.

P. Meyer, *L'irresponsabilité médicale*, Paris, Grasset, 1993.

G. Schapira, *Le malade moléculaire*, Paris, PUF, 1994.

Chapitre III

La génétique

L'observation des phénomènes héréditaires est ancienne, pendant long-temps leur compréhension est restée intimement liée aux théories de la génération. Si Hippocrate et Aristote proposaient une participation asymétrique des deux sexes à la formation d'un individu, les auteurs du XVIIIe siècle étaient encore réduits à des hypothèses. La fin du XIXe siècle est marquée par la définition de la théorie cellulaire, la découverte du mécanisme de la fécondation et l'identification du matériel génétique au chromosome. La reconnaisance de l'ADN comme support de l'information génétique et la mise en évidence de sa structure ne surviennent néanmoins que dans les années 1950. La première description d'une maladie métabolique héréditaire au début du XXe siècle est l'occasion, avec les progrès de la biochimie, de la naissance et de la rapide croissance de la génétique médicale. Celle-ci est tributaire de la redécouverte des lois de Mendel et de la création de la génétique formelle qui a bénéficié du modèle de la drosophile. Deux disciplines participent activement à la caractérisation du monde vivant du point de vue de l'hérédité. Ce sont la génétique des populations et la cytogénétique qui ont permis la découverte des anomalies chromosomiques et qui, pendant plusieurs années, ont constitué le seul moyen autorisant la localisation de gènes sur les chromosomes. La génétique bactérienne puis le génie génétique fournirent enfin les moyens de disséquer les gènes humains. La génétique médicale entra avec ces nouveaux outils dans l'ère du diagnostic prénatal et de la thérapie génique. Depuis, le déterminisme moléculaire des cancers et des maladies génétiques polyfactorielles a commencé à pouvoir être questionné.

A. Ressemblances et univers de la forme

On peut affirmer sans crainte d'exagération que la génétique est le livre dans lequel s'inscrit l'histoire du vivant. Elle a permis de comprendre les mécanismes de l'évolution et de la reproduction des virus et des organismes supérieurs. Le matériel génétique possède, en effet, la double caractéristique apparemment contradictoire d'être le support de la fabrication de l'identique au fil des générations, et d'être l'objet de mutations et de modifications qui servent de base à l'évolution. S'il faut attendre le XXe siècle pour connaître la nature chimique exacte de ce matériel et voir éclore la génétique moléculaire qui a bouleversé nos connaissances aussi bien en biologie qu'en médecine, force est de constater que les biologistes du XIXe siècle avaient largement préparé le terrain. Deux grandes figures dominent ce siècle, C. Darwin, qui en 1865 publie *L'Origine des espèces*, et G. Mendel, longtemps oublié, qui, établissant la ségrégation indépendante des caractères héréditaires, fournit à la génétique sa méthode. À côté de ces deux grandes figures, de nombreux autres chercheurs ont défini de façon plus précise l'unité du Vivant. Cette unité prend forme avec la théorie cellulaire qui affirme que la cellule est le constituant élémentaire d'un organisme vivant. La localisation du matériel génétique dans le noyau puis sur les chromosomes offre ensuite une définition plus précise du support de l'hérédité. Ces objets, pour un temps instruments de débats théoriques vifs, se sont avérés indispensables à la compréhension des mécanismes de participation des deux sexes à la fécondation. Si les progrès de la microscopie comme de la chimie ont représenté des étapes décisives dans l'identification du matériel génétique, les cadres théoriques sur lesquels les observations ont pu s'imprimer et dans lesquels elles ont pu être interprétées ont été tout aussi importants. La distinction entre génotype et phénotype en est un exemple. De question en question, les généticiens ont élaboré des paradigmes qui tous ont eu leurs vedettes. Les biches de Harvey (1578-1657) et les lapines de De Graaf (1672) ont laissé la place à la drosophile de T. Morgan (1910), et aux bactéries et aux phages de la période d'avant-guerre. La souris ne pointera que beaucoup plus difficilement son museau à côté de l'imposante mouche du vinaigre lorsque l'embryologie attirera l'attention des généticiens et des biologistes moléculaires.

1. La génération

Si le caractère héréditaire de certaines anomalies avait été repéré, c'est avant tout la génération qui suscite la réflexion de naturalistes pendant la période qui va de l'Antiquité jusqu'au XVIIIe siècle. Les mots de gène et de génétique n'ont pas encore été inventés. Aux concepts d'âme, de forme, de matière et de substance qu'Aristote met en place pour penser le monde vivant, succède le dogme chrétien de la création. Les notions de caractères essentiels et accidentels qui autorisaient une distinction entre ce qui était primordial et ce qui était secondaire ont motivé les classifications de nombreux botanistes et zoologistes qui désiraient mettre en ordre le Monde. Mystérieuse, l'essence servit longtemps de référence pour définir l'espèce, avant que les communautés reproductives et l'isolement géographique ne fussent pris en compte.

Hippocrate reconnaissait la participation des deux sexes à la génération qui était assurée par le mélange des semences dans l'utérus excité par la chaleur animale. Déjà la semence venait de l'ensemble des parties du corps, et la plus forte se chargeait de la différenciation sexuelle mâle. Aristote offrit au mâle la forme qui organisait l'être à venir quand la femme se contentait de fournir la matière. Manipulant les œufs fécondés et visitant les utérus de biche après l'accouplement, l'expérimentateur Harvey arrivait au XVIIe siècle à la conclusion que les animaux se développaient à partir de la matière oviforme et que l'action de la semence mâle se limitait à provoquer le passage de l'âme végétative à l'âme sensitive provenant du père et responsable de la perfection dudit animal.

2. L'animalculisme et l'ovisme

La description des ovaires et des testicules, comme la découverte des œufs et des « animalcules » spermatiques qui finirent par être vus au microscope chez plusieurs espèces à la fin du XVIIe siècle (R. De Graaf, Van Leeuwenhoek) furent l'occasion d'un débat scientifique passionné. L'embryon provenait totalement de l'œuf pour les ovistes alors que les animalculistes prêchaient la doctrine inverse.

3. La préformation et l'épigenèse

Si une théorie « ovo-vermiste » a permis de concilier ces deux points de vue, la question de la genèse des formes du Vivant restait entière. Elle opposa les partisans de la théorie de la préexistence des germes et les préformationnistes aux épigénéticiens. Une des formes de la première théorie proposait d'expliquer les passages itératifs de l'infiniment petit à l'être organisé par un emboîtement des germes. Pour les préformationnistes comme C. Bonnet (1762, 1778) toutes les parties des plantes ou des animaux étaient contenues sous forme minuscule dans les germes qui appartenaient à l'espèce. L'embryon de l'épigénéticien (C.F. Wolff, 1759) se formait en revanche par solidification de fluides qui permettaient aux organes d'apparaître les uns après les autres. La question était grave et complexe et l'on comprend les hésitations de Haller (1707-1777) qui fit un va-et-vient entre les deux théories quand il étudia le développement du poulet. Comment en effet décider entre ces deux interprétations quand on ne dispose pas des concepts de génotype, de phénotype, de cellules, de celui d'information en biologie, et quand le degré de visibilité qu'offrent les moyens de l'époque vous arrête à un niveau où commence l'imagination ?

Deux hommes cultivés de cette deuxième moitié du XVIIIe siècle pouvaient avoir une compréhension opposée d'un même phénomène. Devait-on pour autant s'interdire la création de tout modèle en considérant que la science ne permettait pas encore de poser la question ? Il fallut attendre des descriptions plus fines, l'avènement de la théorie cellulaire et l'utilisation des mutations comme moyen d'investigation du développement, pour accéder à la vision moderne de l'embryogenèse.

4. Maupertuis et Buffon

Les cadres conceptuels de l'époque offraient aux matérialistes la seule force d'attraction newtonienne pour rendre compte des structures du Vivant. L'insatisfaction que générait son insuffisance n'avait pour égale que celle offerte par la mystérieuse puissance organisatrice de la matière qui pouvait soutenir l'épigenèse et devenir source d'un vitalisme peu explicatif. L'idée fort ancienne de composants élémentaires de la matière vivante amena Maupertuis et Buffon à discuter le problème de la génération d'un autre point de vue. Pour le premier, les particules organiques fournies par les liqueurs mâle et femelle s'attiraient par ressemblance pour créer les différentes structures de l'individu. Les « molécules organiques » de Buffon provenaient de chaque partie du corps. Grâce au mélange des deux semences, elles généraient par attraction et affinité la forme sous le contrôle du « moule intérieur ». À ces dernières explications mécanistes justifiées par l'univers conceptuel de l'époque, manquait la connaissance de l'organisation et de la structure élémentaire du Vivant.

B. DE LA THÉORIE CELLULAIRE AU NOYAU ET À LA CHROMATINE

Les progrès de la microscopie, l'utilisation de colorants, la multiplication des observations et du nombre des observateurs permirent progressivement au cours du XIXe siècle de cerner le support matériel de l'hérédité et de préciser le mécanisme de la fécondation. Ce ne fut cependant que pendant le dernier quart du siècle que le contenu du noyau acquit définitivement cette propriété. De façon parallèle, un certain nombre de fonctions du vivant trouvèrent les explications de leur raison d'être dans ses constituants.

1. La théorie cellulaire

Si la littérature du début de ce siècle abonde en termes devant désigner la structure élémentaire des organismes, le mot ancien de *cellule* restait purement descriptif et vide de tout contenu fonctionnel. Après Haller qui fit du corps un ensemble de fibres, Bichat vit dans les tissus ses composants essentiels. C'est avec Schwann (1810-1882) et Schleiden que s'est élaborée en grande partie la théorie cellulaire. Les « murs » qui marquaient la limite du territoire cellulaire devinrent des membranes, qui séparaient activement les milieux extra- et intra-cellulaires en agissant chimiquement sur les substances qu'elles orientaient vers l'un ou l'autre de ces compartiments. Devenues siège de phénomènes métaboliques et composants élémentaires de l'organisme, les cellules étaient à la fois uniques, répondant à un schéma commun, et différentes de façon à assurer les diverses fonctions de l'organisme. Si les cellules provenaient de la division d'autres cellules, persistait la possibilité d'une formation de cellules à partir de l'amoncellement de matériel autour du noyau. Cette dernière explication fut éliminée par Virchow (1858) pour qui toute cellule provenait d'une autre cellule et pour qui elle devenait le terme ultime de la compréhension des propriétés du Vivant. Cette analyse s'opposait à la pensée vitaliste qui faisait de la vie une propriété qui transcendait les composants élémentaires de l'organisme.

2. Les théories de l'hérédité

La cellule restait néanmoins un vaste territoire dans lequel plusieurs structures pouvaient être candidates pour jouer le rôle de support de l'hérédité. La solution vint, à la fin du siècle, des études des mécanismes de la fécondation et de la division cellulaire. Rencontre de deux cellules particulières, que sont l'œuf et le spermatozoïde, la fécondation représentait à la fois le point de départ de la formation du futur être et un modèle idéal pour comprendre le rôle des noyaux. Malgré la reconnaissance de la nature cellulaire des gamètes, une forte opposition au préformationnisme a conduit certains biologistes matérialistes à proposer une explication physicaliste à la fécondation. Selon cette thèse, ce n'était pas un matériau ni une forme qui étaient transmis, mais une excitation capable de déclencher le processus du développement (T. Bischoff, W. His, 1850-1875).

Les théoriciens de l'hérédité de la deuxième moitié du siècle avançaient également des hypothèses matérialistes, élaborées en dehors de l'observation microscopique, et susceptibles de rendre compte de la reproduction des cellules et d'êtres identiques. Pour Darwin, auteur d'une théorie de la pangenèse (1868), les cellules germinales contenaient des « gemmules » indépendantes qui se multipliaient pour être transmises de cellule en cellule au moment de la division cellulaire. Pour Nägeli (1885), des filaments composés de groupes de molécules et localisés dans une section particulière du protoplasme appelé « idioplasme » étaient responsables de l'aspect génétique de l'organisme.

3. Les noyaux et les chromosomes

De patientes observations amenèrent progressivement à individualiser le noyau et à préciser son rôle. Elles furent rendues possibles par les progrès réalisés en microscopie par l'utilisation de colorants permettant de distinguer les structures cellulaires, et par les choix judicieux des matériaux biologiques d'expérience. Des lapins, des grenouilles, des plathelminthes, des ascaris furent utilisés par différents auteurs pour montrer que les gamètes mâles étaient les éléments fécondants du sperme, qu'ils s'attroupaient autour de l'œuf avant que l'un d'entre eux y pénétrât. Les œufs transparents d'oursins offrirent finalement à O. Hertwig la possibilité de montrer que le deuxième noyau dans l'œuf fécondé provenait d'un seul spermatozoïde. Les noyaux mâle et femelle fusionnaient pour former un seul noyau et tous les autres noyaux provenaient de ce dernier par division au cours de l'embryogenèse (1875). La thèse physicaliste était définitivement écartée. La mise en évidence, au cours des années 1880, de bâtonnets dans les noyaux des cellules, des précurseurs des gamètes mâles et femelles, amena à localiser le matériel héréditaire à l'intérieur du noyau et à l'identifier aux chromosomes. La réunion en nombre égal des chromosomes des noyaux mâle et femelle pour former le zygote et leur division longitudinale au moment de la première division de l'œuf fournissaient de solides arguments pour faire d'eux et du noyau les vecteurs de l'hérédité. La preuve expérimentale fut définitivement apportée en 1889 par T. Boveri qui utilisa des œufs d'oursins débarrassés de noyau et fécondés par du sperme d'une espèce différente pour montrer la prédominance des caractères paternels de la larve qui se développait.

C. CHROMOSOMES, GÈNES ET MUTATIONS

1. Mendel et la ségrégation des facteurs

Les travaux de Mendel furent redécouverts en 1900 simultanément par C. Correns, E. Tschermak et H. de Vries. De Vries est connu pour être l'auteur d'une théorie matérialiste de l'hérédité faisant intervenir une unité génique, le pangène. Publié en 1866 dans la *Revue de la société d'Histoire naturelle* de Brünn et communiqué à plusieurs scientifiques, l'article de Mendel n'avait pas attiré l'attention et resta oublié pendant trente-quatre ans. L'originalité de la pensée de Mendel et la cause de son incognito résidaient dans son approche expérimentale, quantitative et sans *a priori* théorique de l'hérédité. Il appartenait à une époque où l'étude des croisements en botanique et en zoologie n'avait rien d'exceptionnel. Il se singularisa, en revanche, en ne s'attardant pas à proposer une définition de l'espèce et en délaissant l'essence, pour suivre la transmission d'un nombre limité de caractères simples du petit pois (grand/ petit, ridé/ lisse...). Mendel, rapprochant ces caractères par paires, quantifia leur répartition au

décours des croisements. Il observa que, si à la première génération
(F1) un des deux caractères d'une paire avait l'exclusivité, de nouveaux
croisements de pois de génération F1 laissaient réapparaître, selon
une proportion fixe, le caractère qui avait disparu. Ce dernier caractère
était présent chez 1/4 des membres de la génération F2, alors que
les 3/4 récupéraient le caractère de F1. Le caractère seul détectable
dans la génération F1 reçut le qualitatif de dominant quand l'autre
devint un caractère récessif. Mendel émit l'hypothèse, à partir de ces
observations, que l'organisme disposait de paires de facteurs pouvant
être différents ou identiques pour un type de caractère donné. Étudiant
sept caractères, il montra la régularité et la constance de son analyse
dans les résultats des croisements. Il proposa à partir de là deux
généralisations qui furent par la suite considérées comme des lois.
Chacun des deux facteurs existant pour chaque caractère gagnait une
cellule germinale différente et les deux facteurs se trouvaient ainsi
séparés (ségrégation). Les facteurs paternels et maternels ségrégeaient
de plus indépendamment chaque cellule recevant au hasard un
ensemble de facteurs provenant des parents mâle ou femelle (assor-
timent indépendant).

2. Les biométriciens et l'héritage de Darwin

Cette interprétation fut diversement reçue en Grande-Bretagne.
Les opposants furent les biométriciens F. Galton puis K. Pearson qui,
dans la lignée de Darwin, étudiaient la répartition statistique des
caractères dans des populations pour définir des schémas de compréhension de l'hérédité. Comme les caractères qu'ils analysaient étaient
complexes et déterminés à la fois par l'hérédité et l'environnement,
ils aboutissaient à des distributions normales et concluaient que la
majorité des variations se produisaient sur un mode continu. Dans
ce type d'études, les valeurs extrêmes évoluaient au cours de la
descendance vers une moyenne et les résultats étaient interprétés
dans le cadre d'une théorie du mélange (taille, poids, parties du
corps). Ces variations rappelaient les petites variations plus ou moins
continues sur lesquelles agissait la sélection dans *L'Origine des espèces*
de Darwin. Pour W. Bateson, enthousiasmé par la lecture de l'œuvre
de Mendel, les différences interindividuelles, en revanche, étaient
discontinues et déterminées par l'hérédité. Les modèles théoriques
avancés pour expliquer les mécanismes de l'hérédité compliquaient
les débats autour des variations génétiques continues et discontinues.
Si les variations continues étaient évoquées, par certains, pour rendre
compte des différences interindividuelles, les variations discontinues
l'étaient par d'autres, pour expliquer l'apparition de nouvelles espèces.
Ces discussions tournaient autour de la théorie de l'évolution et de
la notion d'espèce.

3. La notion de gène.

Les conditions du débat étaient de plus aggravées par la confusion des termes employés qui ne recouvraient pas les mêmes idées. Créant le mot de « gène » en 1911, le botaniste W. Johannsen ouvrit la voie qui allait conduire à la distinction du génotype et du phénotype. Apparence et matériel génétique prirent lentement leur distance. Il pensait en effet que les organismes ne recevaient pas des caractères mais des potentialités génétiques pour ces caractères. T. Morgan, qui travaillait à l'Université Columbia, fonda son opposition initiale aux idées de Mendel sur l'absence de preuves de l'existence de ces facteurs. Ces facteurs lui rappelaient les spéculations théoriques de Weissmann, qui avait pourtant eu l'intuition, en 1885, de la différence génotype/ phénotype, en distinguant la voie somatique du plasma germinal identifié à un matériel nucléaire support de l'hérédité. Sa théorie postulait, en revanche, l'existence d'un nombre illimité de biophores susceptibles de se multiplier et contrôlant chacun un caractère cellulaire spécifique sans qu'aucun support expérimental ou des observations ne viennent étayer cette thèse.

4. La théorie chromosomique de l'hérédité et la génétique de la drosophile

Le rapprochement opéré en 1902 entre les observations cytologiques des chromosomes et les lois de Mendel permit à W. Sutton de proposer une théorie chromosomique de l'hérédité. Cette théorie s'appuyait sur la similitude existant entre la séparation des chromosomes homologues au cours de la méiose et la ségrégation des facteurs de Mendel. Les études de Boveri sur les chromosomes d'oursins plaidaient également en faveur de chromosomes jouant le rôle de bases matérielles de l'hérédité mendélienne. Cette théorie ouvrit la porte aux travaux révolutionnaires de Morgan qui, en faisant le choix de s'intéresser à la drosophile, opta pour un modèle idéal pour un généticien, car à temps court de génération. En reprenant la méthode des croisements définie par Mendel, il détecta au sein d'une population de drosophiles aux yeux rouges la présence d'un mâle aux yeux blancs, dont il suivit la descendance. Il découvrit ainsi une première mutation récessive liée au sexe ; d'autres suivirent rapidement. Le terme de mutation, dont le support matériel ne fut compris que de nombreuses années plus tard, résultait d'un emprunt fait par T. Morgan à H. de Vries. Ce dernier l'avait utilisé dans un contexte totalement différent pour désigner le mécanisme d'apparition d'une espèce nouvelle.

Entouré de trois étudiants, A. Sturtevant, C. Bridges et H. Müller, T. Morgan créa la génétique moderne, en établissant les notions d'allélisme multiple et de liaison génétique. L'élaboration de cette deuxième notion a été la conséquence de l'exploration d'une hypothèse consistant à penser que les facteurs de Mendel associés lors de la ségrégation étaient disposés de manière linéaire sur un chromosome. La distance les séparant était d'autant plus grande que la fréquence des échanges entre deux chromatides observés au moment de la méiose sous forme d'entrecroisements (*crossing over*) était plus élevée. C'est pour confirmer cette hypothèse que Sturtevant réussit à construire la première carte chromosomique. Les allèles multiples répondaient à l'existence d'états alternatifs d'un même locus (ou emplacement d'un gène sur un chromosome). L'ensemble de ces travaux conduisit, en 1915, à la publication d'un ouvrage sur les mécanismes de l'hérédité mendélienne. Les facteurs de Mendel étaient devenus des unités physiques occupant des *loci* à des endroits déterminés d'un chromosome, des recombinaisons pouvant séparer ces gènes. Les quatre groupes de liaisons de la drosophile, établis à partir de nombreux mutants, correspondaient à ses quatre chromosomes. Les travaux de l'équipe de Morgan, outre le caractère unitaire d'interprétation qu'ils fournissaient à divers champs de recherche comme ceux de l'évolution et de l'embryologie, offrirent aux généticiens une méthode expérimentale qui satisfaisait leurs exigences pragmatiques. Mutations et modifications chromosomiques diverses pouvaient expliquer la variabilité, quand il était possible de comprendre que la sélection avait pour cible le phénotype et non directement le génotype.

Les travaux de l'école de T. Morgan sur la drosophile ont permis à la génétique, en poursuivant les observations de Mendel, de proposer une définition opérationnelle du gène et des mutations, ainsi que de disposer les gènes sur un chromosome. L'aventure de la génétique physiologique puis moléculaire s'est poursuivie avec la génétique bactérienne et la biologie moléculaire. La découverte du support chimique de l'information génétique et de la structure des gènes procaryote et eucaryote représente l'aboutissement de cette incursion au cœur des molécules du Vivant.

D'autres approches de l'hérédité complétèrent la voie royale de la génétique moléculaire et allaient, pour deux d'entre elles, la rejoindre. Il s'agit de l'analyse des maladies héréditaires, qui s'appuya rapidement sur les résultats de la chimie physiologique devenue biochimie, et de la cytogénétique dont la naissance effective fut plus longue.

D. GÉNÉTIQUE DES POPULATIONS

1. Génétique mathématique et populations

Loin du terrain des mécanismes de l'hérédité, la génétique des populations naquit dans le milieu des généticiens qui s'intéressaient aux bases génétiques de l'évolution et réalisèrent que ce phénomène devait être étudié en prenant pour point de départ des collections d'individus et leur descendance. Cette génétique mathématique fournit les bases de la synthèse évolutionniste qui mit fin à l'opposition entre biométriciens (Pearson) favorables à une hérédité par mélange conditionnant une variation continue et mendéliens partisans de l'hérédité particulaire. Le mathématicien Hardy et le biologiste Weinberg donnèrent en 1908 la première formulation mathématique de la distribution des génotypes homozygotes et hétérozygotes dans une population, en fonction de la fréquence des gènes.

La théorie de l'évolution de Darwin posait, en effet, le problème de son mécanisme envisagé du point de vue de l'hérédité, problème que Darwin avait laissé en suspens en proposant une théorie transitoire. Plusieurs facteurs devaient être pris en compte par un généticien mendélien pour expliquer ce phénomène, qu'il s'agisse de la micro- ou de la macro-évolution (qui rendaient compte respectivement des différences interindividuelles et des différences entre espèces). Les mutations, qui représentaient un événement rare, créaient de nouveaux gènes qui devenaient la source de la novation et de la variabilité de l'espèce. L'immigration de gènes dans une population de l'espèce en provenance d'une autre population de cette espèce constituait une autre source de variabilité des groupes. Ces deux facteurs pouvaient ne plus avoir des effets bénéfiques ou maléfiques pour la survie, en fonction des autres gènes que possédait l'individu, et du milieu qui exerçait une sélection. À ces différentes « pressions » s'ajoutait la dérive génétique qui témoignait de la variation aléatoire des fréquences des gènes, d'autant plus nette que l'effectif des groupes était plus petit. À ces différents facteurs on pouvait encore ajouter les modalités d'accouplement dans le groupe qui étaient susceptibles d'exclure des rencontres entre des gènes. Le premier à aborder ces problèmes fut le mathématicien Norton qui montra, en 1915, de façon étonnante, que des avantages sélectifs minimes conduisaient à des changements génétiques très importants en peu de générations.

Plusieurs auteurs qui sont considérés comme les pères de la génétique des populations, J. Haldane, R. Fisher et S. Wright, proposèrent à partir des années 1920 une analyse mathématique de la composition génétique des populations, et de la manière dont elle était modifiée par différentes pressions de sélection et fréquences de mutations. Ils publièrent divers articles et ouvrages consacrés à la théorie génétique de la sélection naturelle qu'ils traitèrent statistiquement en utilisant des coefficients de sélection faibles (rapport de survivants d'un type donné aux survivants d'un autre type d'une génération à l'autre). Ce genre de travaux permit à R. Fisher d'affirmer en 1930 la dépendance de la valeur sélective moyenne d'une population d'individus vis-à-vis de la variance des valeurs sélectives des gènes du patrimoine de cette population. Plus la variabilité interindividuelle était élevée, plus la valeur sélective moyenne s'accroissait rapidement. Si R. Fisher s'intéressait aux grandes populations et n'accordait pas beaucoup d'importance aux dérives d'échantillonnage, S. Wright, qui travailla plus tard avec T. Dobzhansky, insista sur l'importance de la dérive génétique dont il fallait tenir compte du fait de la petite taille des communautés reproductrices effectives. Biologiste moscovite de terrain et spécialiste des papillons, S. Tchetverikov apporta une contribution plus concrète et insista sur la variabilité génétique cachée des espèces due à l'apparition des mutations à l'état hétérozygote alors que seuls les homozygotes étaient exposés à la sélection. Sa pensée se singularisa également par la place qu'il réservait à la sélection qu'il rendait responsable des changements observés dans les populations (non dus à la pression des mutations), et par l'importance qu'il donnait à l'interaction entre les gènes.

2. Les groupes sanguins

Une contribution originale à la génétique des populations fut apportée par l'étude des groupes sanguins. Analysant l'agglutination de sang d'individus en présence de sérum d'autres personnes, K. Landsteiner, à Vienne, réussit dès 1900 à répartir les sujets en trois groupes A, B et C, par ordre d'importance décroissante, le groupe C réunissant les globules de ceux qui ne réagissaient avec aucun sérum. Quelque temps plus tard E. von Dungern et L. Hirszfeld identifièrent un quatrième groupe qu'ils nommèrent AB et dont les globules réagissaient avec tous les sérums. Le groupe C devenu le groupe O, la nomenclature ABO était définitivement acquise en 1911. Au même moment A. Epstein et R. Ottenberg soulevèrent, dans un article publié en 1908, l'hypothèse de l'hérédité des groupes sanguins. Cette hypothèse fut confirmée par une enquête portant sur soixante-douze familles, conduite par von Dungern et Hirszfeld. Ils proposèrent une transmission héréditaire qui répondait aux lois de Mendel. Envoyés pendant la Première Guerre mondiale en Grèce, Hirszfeld et son épouse purent analyser les groupes sanguins de huit mille personnes appartenant à dix-neuf ethnies différentes. Ils constatèrent que le taux du groupe B allait de 7,2 % chez les Britanniques à 41,2 % chez les Indiens et que celui du groupe A variait de façon inverse (43,4 % chez les Britanniques et 19 % chez les Indiens). Ces résultats suggéraient l'existence d'un double gradient allant de l'Asie centrale à l'Europe du Nord-Ouest avec la présence de deux foyers d'origine pour les groupes A et B qui avaient subi une dispersion ultérieure. En 1932 plus de mille articles rapportaient les conclusions de l'examen du sang de cinq cent mille personnes. Cette très vaste enquête permit dès 1924 à F. Bernstein d'appliquer les principes d'Hardy-Weinberg aux données obtenues sur les groupes sanguins et de proposer un modèle définissant les allèles et les *loci* chromosomiques. Ces résultats intéressèrent également les fondateurs de la génétique des populations S. Wright, J. Haldane et R. Fisher. Ce dernier prit également en compte le système Rh après la Seconde Guerre mondiale. Ce système, découvert en 1940 par Landsteiner et Wiener, dut sa dénomination au fait que les anticorps produits par injection de globules rouges du singe *Macacus Rhesus* chez des lapins provoquaient l'agglutination des globules rouges des sujets rhésus positif. À la description du système MN par Landsteiner (1927), succédèrent celles de nombreux systèmes sanguins, surtout après la Seconde Guerre mondiale. Ils ont permis d'établir des cartes géographiques de répartition des gènes dans des populations, avec pour conséquences des hypothèses sur le peuplement, les migrations et les différenciations des populations. Cette variabilité n'est pas l'apanage des groupes sanguins mais a également été rapportée pour des enzymes et des protéines dont le polymorphisme a été précisé.

E. GÉNÉTIQUE MÉDICALE, BIOCHIMIE ET MÉTABOLISME

1. *La biochimie et la génétique médicale*

Avec les débuts de la génétique médicale, s'ouvre une autre page de l'histoire de la génétique qui est celle des maladies héréditaires et des explications que leur fournit la biochimie. Les médecins rassemblèrent des observations cliniques, donnèrent des descriptions symptomatiques et dressèrent des arbres généalogiques qui permirent aux biologistes de mettre en évidence des anomalies métaboliques et plus tard des protéines et des enzymes anormales. Deux dates ont marqué cette aventure. Peu de temps après la redécouverte des lois de Mendel, un médecin britannique, A. Garrod, montra en 1902 que l'alcaptonurie était un trouble métabolique constitutionnel en rapport avec une unité héréditaire (un gène). Il publia un second article consacré aux « Inborn errors of metabolism » dans le *Lancet* en 1908. En 1956 Ingram démontra que la charge électrophorétique de l'hémoglobine S, responsable de la drépanocytose, était due à la substitution d'un acide aminé par un autre dans la chaîne ß de l'hémoglobine. Grâce au développement de la chimie biologique devenue biochimie, la connaissance des éléments constitutifs du vivant et de leur métabolisme progressa rapidement, pendant la deuxième partie du XIXe siècle et le début du XXe siècle.

Du fait de son importance quantitative et de son rôle physiologique essentiel lié au transport de l'oxygène dans le sang, l'hémoglobine vit sa fonction précisée et servit de modèle pour l'étude structurale des protéines. Une fois la théorie colloïdale abandonnée au profit des macromolécules, la biochimie individualisa son objet avec la découverte du métabolisme et surtout des enzymes qui font la spécificité de ses réactions. De grands noms ont jalonné cette dernière histoire depuis les analyses quantitatives appliquées aux systèmes biologiques développées par Liebig (1830-1840). Berzelius (1837) postula la nature catalytique de la fermentation et C. Bernard (1850-1855) la fonction glycogénique du foie avant que L. Pasteur (1854-1864) ne découvrît la fermentation dans les micro-organismes. À la mise en évidence par E. Fisher de la spécificité des enzymes (modèle clef-serrure pour la relation substrat-enzyme, 1894) succéda la découverte en 1897 de la fermentation alcoolique dans des extraits acellulaires de levure (E. Büchner). E. Fisher et Hofmeister démontrèrent en 1902 que les protéines étaient des polypeptides, et Michaelis et Menten développèrent en 1913 leur théorie cinétique de l'activité des enzymes. Si Warburg postula l'existence des enzymes respiratoires pour l'activation de l'oxygène en 1912, il fallut attendre 1937 pour que Krebs émît l'hypothèse de l'existence du cycle de l'acide citrique.

2. L'alcaptonurie

La définition des fonctions des enzymes et l'hypothèse « un gène-une enzyme » de Beadle et Tatum (1940) furent déterminantes pour que puisse s'élaborer une intelligibilité des maladies héréditaires du métabolisme chez l'homme. Avec la mise en évidence de l'alcaptonurie qu'il identifia à une incapacité à transformer normalement la phénylalanine et la tyrosine, A. Garrod joua un rôle de pionnier et ouvrit la voie à une interprétation biochimique des maladies métaboliques répondant aux lois de Mendel. Il avait été précédé sur ce chemin par Baedecker qui découvrit en 1859 une substance dans l'urine qui virait au brun en présence de solutions alcalines, ainsi que par Wolkoff et Baumann qui démontrèrent en 1891 que l'alcaptone était l'acide homogentisique. La description de ce type d'affection, qui rassemblait des données cliniques, biologiques, anatomiques, génétiques et des propositions pathogéniques, fournit le canevas de l'enquête étiologique de la génétique médicale qui s'inspira également des résultats de la génétique bactérienne.

3. La galactosémie

Si la découverte de la galactosémie, qui se manifestait très tôt dans la vie, a été attribuée à Reuss (1908), le premier cas familial fut publié par Göppert en 1917. En 1955 il existait déjà quatre-vingts cas sûrs colligés, dont soixante-quinze avaient été rapportés entre 1950 et 1955. La maladie, qui se manifestait dans sa forme typique dès le début de l'alimentation lactée, se caractérisait par une anorexie intense avec vomissements et diarrhée. Un ictère constant et précoce s'accompagnait plus tardivement d'un arrêt de la croissance, d'une hépatomégalie et d'une torpeur accentuée. Une cataracte bilatérale avec retard mental venait compléter ce tableau. Si le diagnostic pouvait être orienté par la découverte d'une galactosurie et, dans les formes atténuées, par une épreuve d'hypergalactosémie provoquée, la compréhension définitive de l'origine de la maladie ne fut possible qu'à partir du moment où le biochimiste danois Kalckar démontra que parmi les quatre enzymes intervenant dans le métabolisme du galactose, c'était la galactose-1-phospho-uridyltransférase qui était déficiente dans les hématies de quinze malades (1956). L'interférence du galactose-1-P avec le métabolisme cellulaire venait expliquer la physiopathologie de l'affection. La sanction thérapeutique était la suppression du galactose de l'alimentation de l'enfant. La découverte de la lésion biochimique suggérait *a priori* sa nature génétique. Les arguments en faveur de cette hypothèse s'appuyaient sur la transmission de l'affection certes, mais surtout sur l'hypothèse un gène-une enzyme de Beadle et Tatum et sur les découvertes de la génétique bactérienne. Il faut se souvenir que la structure de l'ADN venait d'être postulée par J. Watson et F. Crick en 1953.

4. Les glycogénoses

La compréhension des glycogénoses suivit un chemin parallèle. Esquissée en 1921 par Parnas et Wagner, leur description a été précisée par Snapper, Van Creveld (1928) et von Gierke qui en 1929 distingua les formes hépatiques et hépatorénales. Pompe décrivit en 1932-1933 une surcharge cardiaque. Ce sont les travaux cliniques et biologiques de Meyer et Schönheimer (1929) et surtout les analyses biochimiques de Cori sur la structure du glycogène et les étapes de son métabolisme qui bouleversèrent la conception que les médecins avaient des glycogénoses (1954-1957). Les glycogénoses ne se présentaient plus désormais comme une même affection se manifestant, sans que cela pût être expliqué, au niveau du foie, des muscles ou du cœur, mais comme des entités définies cliniquement et chimiquement qui évoquaient très fortement la mise en cause de gènes différents.

5. La phénylcétonurie

La phénylcétonurie fournit un autre exemple, important par sa fréquence, de la chronologie de la compréhension des affections enzymatiques héréditaires qui touchent les voies métaboliques des différents composants de l'organisme. Sa découverte en Norvège est due à A. Fölling, médecin amené à examiner dix enfants souffrant d'un retard mental apparu peu de temps après la naissance. Deux de ces enfants étaient frères et leur mère avait été frappée par l'odeur anormale de leur urine (1934). Si les analyses initiales ne révélèrent rien, un test coloré amena à développer une recherche systématique qui déboucha sur la mise en cause de l'acide phénylpyruvique. D'autres cas d'oligophrénie phénylpyruvique furent rapidement rapportés par Penrose en Grande-Bretagne (1935), Rhein et Stoeber en France (1936) et Jervis aux États-Unis (1937). Le recueil des cas dans les années qui suivirent permit de prendre conscience de l'incidence fréquente de l'affection et de montrer qu'elle se transmettait selon le schéma mendélien comme un trait récessif. Ces résultats venaient en conclusion des analyses des fratries considérées individuellement ou d'un point de vue statistique. L'acide phénylpyruvique étant le premier formé lors de la dégradation de la phénylalanine, la maladie s'accompagnait de l'élévation du taux sanguin de phénylalanine. Le régime pauvre en phénylalanine, proposé par Bickel en 1954, a représenté un tournant décisif pour le traitement de cette affection ; il visait à prévenir la chute rapide du quotient intellectuel caractéristique de l'évolution spontanée de la phénylcétonurie. Les modalités du régime et les produits utilisables pour éviter la détérioration mentale furent précisés par la suite de façon à ménager un apport suffisant, mais non excessif, en cet acide aminé essentiel. Le déficit en phénylalanine-hydroxylase hépatique a été prouvé en 1953 sur des biopsies de foie par Jervis, puis confirmé au cours des années suivantes par d'autres équipes. Un test de dépistage, proposé par Guthrie en 1963, fut rapidement et largement diffusé. Ce n'est bien sûr pas ici le lieu de dresser un catalogue des maladies héréditaires et ces quelques exemples ne sont donnés que pour suivre la démarche des cliniciens et des généticiens confrontés à la pathologie, de façon à dégager la logique biochimique et mendélienne qui a sous-tendu leur réflexion.

6. L'hémoglobine et les hémoglobinopathies

Mis à part les enzymopathies du métabolisme qui soulignaient l'importance accordée aux enzymes et à leur spécificité dans la gestion du vivant, une autre molécule a joué un rôle de pionnier en génétique en fournissant un modèle pour comprendre la structure des protéines et les mutations, causes de maladies. Il s'agit bien sûr de l'hémoglobine. Tous ces travaux illustrent également le transfert des connaissances opéré de la biochimie vers la médecine en passe de devenir moléculaire. Hoppe-Seyler utilisa pour la première fois en 1864 le terme d'*hémoglobine* pour désigner le pigment rouge contenu dans les hématies. Largement distribuée dans le monde animal et responsable du transport de l'oxygène vers les tissus, qui employaient ce dernier pour dégrader les aliments de façon à produire des molécules énergétiques, l'hémoglobine ne quitta plus les préoccupations des physiologistes, des biochimistes et des physiciens avant qu'ils ne réussissent à préciser ses propriétés et sa structure. Les premières études spectroscopiques de l'hémoglobine dans ses différents états datent de la fin du XIXe siècle comme la définition de son rôle de transporteur (Pflüger). Bohr a établi en 1904 les courbes de saturation de l'hémoglobine en oxygène pour différentes pressions partielles de gaz carbonique. En 1910, avant qu'on ne connût la structure tétramérique de la molécule, Hill avait proposé une formulation mathématique empirique donnant une description de la courbe de dissociation (hémoglobine-O_2). Christiansen, Douglas et Haldane comprirent en 1914 que la décharge du gaz carbonique au niveau du poumon était facilitée par l'oxygénation du sang, tandis que le processus inverse se produisait au niveau des tissus. Grâce à l'ultracentrifugation, Svedberg détermina le poids moléculaire de l'hémoglobine qui correspondait à 4 unités de 16 700 (1926). Les travaux qui allaient permettre l'établissement de la structure tridimensionnelle de l'hémoglobine débutèrent en 1936 avec l'arrivée à Cambridge de Max Perutz qui avait quitté l'Autriche. Il rejoignit le laboratoire de J. Bernal qui avait pris les premiers clichés (rayons X) d'une protéine cristallisée deux ans auparavant. Si une première représentation spatiale de la molécule a été proposée en 1960, il fallut attendre 1968 pour que l'équipe de Perutz en obtînt une image précise. L'intérêt des médecins pour l'hémoglobine s'éveilla grâce à J. Herrick, praticien de Chicago qui fut amené à examiner un patient noir âgé de vingt ans admis à l'hôpital pour fièvre et toux. Ce patient, qui avait réduit ses activités physiques depuis plusieurs années, avait souffert trois ans auparavant d'une otite purulente qui avait duré six mois. Des douleurs dans les jambes l'handicapaient depuis l'enfance. Alors que l'examen clinique ne décela qu'un subictère et des adénopathies, l'analyse du sang révéla une anémie et surtout la présence d'un nombre important de globules en faucille (*sickle cell*) et en croissant. Herrick attendit six ans avant de publier cette observation pour laquelle il ne pouvait pas porter de diagnostic définitif. D'autres publications confirmèrent rapidement le cas princeps décrit par Herrick et la nature héréditaire de l'affection fut reconnue. Pauling, Singer et Wells montrèrent que la migration électrophorétique de l'HbS était différente de celle de l'Hb normale (HbA, 1948). L'explication de cette différence fut donnée en 1956 par Ingram qui identifia la substitution d'un acide aminé par un autre au niveau de la chaîne β. La maladie acquit ainsi une définition moléculaire. Les séquences des chaînes α et β ont été déterminées par Hill, Braunitzer, Königsberg et Schroeder (1962), ce dernier ayant également ment rapporté celle de la chaîne γ.

Depuis la découverte de l'anomalie moléculaire responsable de la drépanocytose, de nombreuses autres hémoglobines anormales ont été décrites et on dénombrait 300 mutants en 1980. Des enquêtes de génétique des populations ont permis d'étudier la répartition géographique de l'HbS et celles des trois autres mutants les plus fréquents que sont l'HbC, également le plus souvent rencontrée en Afrique, l'HbE localisée principalement en Asie du Sud-Est et l'HbD Punjab observée dans les populations Punjabi de l'Inde. Si les substitutions d'acides aminés sont les causes les plus fréquentes des mutations, un *crossing over* non homologue rend compte des hémoglobines Lepore et anti-Lepore.

Les thalassémies sont dues à un défaut de synthèse de l'une des chaînes de globine qui provoque un déséquilibre du rapport des polypeptides constitutifs de la molécule tétramérique d'Hb. Elles ont largement bénéficié des apports de la biologie moléculaire pour la définition de leurs anomalies causales. Ces apports ont pris la forme de l'étude de la biosynthèse des chaînes de globine dans des réticulocytes du sang périphérique et de la moelle osseuse, puis celle de l'analyse de l'ADN du génome. Les syndromes β thalassémiques constituaient un groupe hétérogène, au sein duquel s'individualisait la forme la plus sévère, la thalassémie majeure qui a été identifiée pour la première fois en 1925 par T. Cooley (« anémie de Cooley »). En décrivant une méthode de quantification des gènes α globines par hybridation avec un ADNc, Kan bouleversa en 1976 les conditions du diagnostic des α thalassémies. Si les localisations des gènes globines α et non α sur les chromosomes 7 et 11 de la souris étaient anciennes, elles ont pu être déterminées chez l'homme grâce à des hybrides cellulaires. L'isolement de l'ADN et l'hybridation avec un ADNc permirent de mener à bien ces recherches. On savait cependant depuis longtemps, grâce aux études génétiques des mutants humains, que les gènes des chaînes α et β ségrégeaient de manière indépendante et étaient donc situées sur des autosomes différents. C'est finalement au début des années 1980 que l'organisation des *loci* α et β globines a pu être connue grâce aux travaux de biologie moléculaire, qui réservèrent la surprise de la découverte des pseudogènes.

F. Cytogénétique et carte chromosomique

1. Le dénombrement des chromosomes

Les débuts de la cytogénétique ont été lents et ses résultats ont dépendu des techniques employées. L'évaluation du nombre de chromosomes a en effet varié avant d'atteindre son chiffre actuel, en 1956, avec les travaux de Tjio et Levan. Depuis 1920, la méthode habituellement utilisée pour leur étude consistait à fixer les tissus dans une solution Carnoy-Flemming. Des coupes faites au microtome grâce à de la paraffine étaient ensuite colorées avec de l'hématoxyline. Ce procédé, comme l'origine souvent *post mortem* des prélèvements, expliquent vraisemblablement la variabilité des résultats en fonction des auteurs. Flemming le premier, en 1882, fixa le nombre de chromosomes entre 22 et 24. Ces chiffres furent acceptés jusqu'en 1912, date à laquelle Winiwarter, qui travaillait à Liège, dénombra 48 chromosomes chez la femme (46 + XX) et 47 chez l'homme (46 + XO). Oguma, à Hokkaido, arrivait au même chiffre en 1922. Un an plus tôt cependant, Painter, qui trouvait également 48 chromosomes, distinguait la présence de deux X chez la femme et d'un X et d'un Y chez l'homme. Cet âge noir de la cytogénétique, comme l'a qualifié Hsu, se termina en 1952, date à laquelle apparurent des techniques satisfaisantes de préparation des chromosomes (cellules tumorales d'ascite de souris ; Levan et Hauschka) ainsi que la première préfixation à l'aide de substances chimiques (Bayreuther). C'est aussi durant cette même période que se développèrent les techniques de culture de tissus et l'utilisation des solutions salines hypotoniques pour les préfixations lancées par Hsu en 1952. La combinaison de ces différents progrès techniques permit à Tjio et Levan en 1956 d'affirmer que le nombre exact de chromosomes était de 46 au lieu de 48. Ces résultats, obtenus sur des cellules de poumon embryonnaire, furent confirmés par Ford et Hamerton la même année sur des spermatocytes où ils distinguèrent également les chromosomes X et Y. L'analyse du caryotype humain d'individus souffrant de retards mentaux et d'autres anomalies congénitales suivit rapidement, et J. Lejeune et coll. les premiers découvrirent en 1959 que le mongolisme était provoqué par la trisomie de l'un des plus petits chromosomes humains, le chromosome 21.

2. *Les trisomies, le chromosome X*

Si la trisomie 21 n'était pas une maladie nouvelle puisqu'on a retrouvé le crâne d'un Saxon (IXᵉ siècle) aux dimensions équivalentes à celles d'un crâne d'un trisomique contemporain, et que des enfants atteints pouvaient s'observer sur plusieurs peintures du XVᵉ siècle, c'est à J. L. Down, qui travaillait à l'asile de Surrey, que l'on dut la description en 1866 du syndrome qui porte son nom. Parmi les nombreuses hypothèses émises pour expliquer cette anomalie, celle de A. Bleyer (en 1930) était remarquable car il parlait de non-disjonction des chromosomes pendant la méiose. Cette hypothèse lui avait été suggérée par l'observation d'un tel phénomène dans l'onagre stérile qui possédait 15 chromosomes au lieu de 14 comme la plante normale. La découverte de Lejeune et coll. coupa court aux discussions et fut suivie par la description des caryotypes des syndromes de Turner (45, X) par Ford et coll. et de Klinefelter (47, XXY) par Jacobs et Strong également en 1959. Ces découvertes s'accompagnèrent l'année suivante de celles de la trisomie D (actuelle trisomie 13) et de la trisomie 18. 1960 fut aussi marquée par la mise au point, par Nowell, de la stimulation de la croissance des lymphocytes *in vitro* par la

PHA, cette phytohémagglutinine qui agglutinait les érythrocytes. La détermination des caryotypes a largement bénéficié de la culture *in vitro* des lymphocytes qui ne prenait que 48 à 72 heures.

Bien que l'autoradiographie permît d'identifier certains chromosomes (1965), il était impossible de reconnaître chaque chromosome sur ces bases uniquement morphologiques. Seule l'introduction de la technique des bandes l'autorisa. Caspersson et coll., en 1970, utilisèrent la microscopie de fluorescence, qu'ils avaient employée avec des chromosomes de plantes, pour analyser ceux de l'homme. Ils découvrirent que ceux-ci présentaient des bandes d'intensité différente. Ce fut l'étude attentive de ces bandes qui conduisit à l'identification de tous les chromosomes humains. De nouvelles techniques furent proposées, et l'étude des bandes en prophase offrit la possibilité d'une détermination encore plus précise des segments et des points de cassure des chromosomes (Yunis, 1976). Le remplacement de la thymidine par la bromodésoxyuridine a permis la mise en évidence de chromosomes se répliquant tardivement et s'inscrit dans le cadre de ces améliorations techniques. Le corpuscule de Barr observé après coloration de la chromatine (1949) reçut en 1961 une explication avec l'hypothèse de Lyon selon laquelle un chromosome X chez la femme était inactivé au cours d'une phase précoce du développement. Cette inactivation qui se produisait au hasard autorisait, par rapport à l'homme qui ne possédait qu'un seul chromosome X, une compensation de dosage. Le corpuscule de Barr correspondait au chromosome X inactif (Ohno et Cattanach, 1962). Cette observation était particulièrement importante pour l'intelligibilité du statut des conductrices des maladies liées à l'X (hémophilie, maladie de Duchenne). La détermination du caryotype de primates (gorille, chimpanzé) a servi de support à des études de phylogénie. Des efforts d'homogénéisation de la nomenclature des chromosomes humains ont été faits au cours de six conférences réunies à cet effet entre 1960 (Denver) et 1981.

3. Caryotype et diagnostic

Après les conquêtes initiales qui concernaient le nombre de chromosomes, les affinements techniques firent entrer la détermination du caryotype dans le bilan des anomalies constitutionnelles à partir des années 1970. Ses indications les plus fréquentes étaient les dysmorphies faciales, les malformations organiques, les retards staturopondéraux ou mentaux, les stérilités ou les fausses couches à répétition. Il participa au diagnostic anténatal réalisé à partir de liquide amniotique (ou de villosités choriales) et permit de découvrir des anomalies du nombre et/ou de la structure des chromosomes. Ces dernières années furent également marquées par le développement des techniques de haute résolution et la mise en évidence des fragilités chromosomiques. La synchronisation des cultures de lymphocytes (Budr, thymidine) autorisa la réalisation du caryotype au stade de la prophase (ou prométaphase) au lieu de la métaphase. Il fut dès lors possible de détecter 800 bandes sur des chromosomes plus longs là où la technique habituelle ne laissait voir que 300 à 400 bandes. Des anomalies plus fines de structure, comme la délétion sur le chromosome 13 dans le rétinoblastome, devinrent alors observables. C'est l'addition aux milieux de culture de certaines substances chimiques qui permit la détection de fragilités chromosomiques : X fragile (débilité mentale masculine liée à une fragilité de l'extrémité distale du bras long de l'X). Cette dernière période est aussi enfin le moment du début de l'analyse des anomalies acquises des cellules malignes en hématologie avec la découverte de nombreuses translocations. Ces recherches, qui ont continué d'être fructueuses au début des années 1990, ont été complétées par l'analyse du caryotype des tumeurs solides. Un rapprochement s'est opéré ces dernières années entre la cytogénétique et la biologie moléculaire grâce à la technique de l'hybridation *in situ* qui permet de localiser, à l'aide d'une sonde, un gène sur une région chromosomique. La biologie moléculaire et la cytogénétique ont désormais des rôles complémentaires pour assigner une place aux gènes sur les chromosomes, la cytogénétique ayant même permis dans plusieurs cas de guider leur clonage.

4. La carte chromosomique et les RFLP

La détermination de la carte chromosomique a très tôt été une ambition des généticiens. Si la première liaison génétique entre l'hémophilie et le daltonisme, deux caractères liés à l'X, fut découverte en 1937 par J. Bell et J. Haldane, ce ne fut qu'en 1951 qu'une liaison fut établie entre deux caractères autosomiques, les groupes sanguins Lewis et sécréteur. 1967 fut l'année de la localisation du groupe sanguin Duffy sur le chromosome 1. La première méthode permettant de mettre en évidence une liaison génétique a consisté à étudier la ségrégation de deux caractères dans des familles. Elle ne permettait pas de localiser un gène sur un chromosome à moins que l'emplacement d'un des deux caractères ne fût déjà connu. La cytogénétique, qui seule autorisait à assigner un gène à un chromosome, a profité des progrès techniques qui amenaient à déceler des délétions, des translocations réciproques et des sites fragiles. Avant l'avènement de la biologie moléculaire, c'était l'hybridation interspécifique des cellules somatiques en culture, décrite en 1960 (Barski, Sorieul et Cornefert), qui servait de guide pour déterminer la place des gènes sur les chromosomes. L'hybride résultant de la fusion d'une cellule de rongeur avec une cellule humaine diploïde perdait en effet au hasard les chromosomes humains pour n'en conserver que quelques-uns ou un seul. La détection d'une protéine humaine, enzymatique ou non, dans les hybrides, désignait le chromosome sur lequel son gène était situé. L'hybridation *in situ* à l'aide de sondes d'ADN marqué (phosphore radioactif, fluorochrome) a autorisé par la suite une bien meilleure localisation.

Jusqu'au milieu des années 1970, on ne disposait que de 20 à 30 marqueurs, c'est-à-dire de gènes à plusieurs allèles codant pour des enzymes, des antigènes des groupes sanguins ou d'autres protéines. Une technique dérivée de la biologie moléculaire, RFLP (*Restriction Fragment Length Polymorphism* ou « polymorphisme de longueur des fragments de restriction »), a changé profondément l'abord de la carte chromosomique humaine. En 1978, lors d'un séminaire de génétique à l'Université de l'Utah, D. Botstein, R. Davis et M. Skolnick proposèrent d'utiliser des séquences d'ADN comme marqueurs. Deux ans plus tard, ce groupe auquel s'était joint R. White publiait les premiers résultats. Profitant de l'important polymorphisme des séquences de nucléotides de l'ADN et du nombre remarquable d'enzymes de restriction découvertes, il était devenu possible, grâce à la méthode de Southern, de déceler des fragments d'ADN de tailles différentes chez un même individu (deux) et chez divers individus ainsi que de les utiliser comme marqueurs. Ces marqueurs qui pouvaient être anonymes (à fonction non définie) et constituer des systèmes alléliques, servirent aussi bien au repérage des gènes de maladies qu'à la cartographie du génome. L'hybridation *in situ*, les études de liaison entre marqueurs et l'analyse des ségrégations de maladies et de marqueurs, permirent d'atteindre ce double objectif. La maladie de Huntington fut la première pour laquelle on disposa d'une liaison avec un marqueur autosomique, quand les maladies liées à l'X bénéficièrent des premières localisations de gènes grâce aux RFLP. De nouveaux marqueurs comme les « minisatellites » sont venus compléter la panoplie, et le projet de cartographie du génome humain est devenu une entreprise internationale à laquelle le Généthon participe activement en France. La carte physique couvre aujourd'hui grâce à l'emploi des YAC (*yeast artificial chromosome*) près de 90 % du génome humain.

G. Biologie moléculaire et génétique médicale

1. La génétique classique

La démarche de la génétique classique consistait à partir de la protéine pour, au moyen de l'ARNm, cloner l'ADNc qui permettrait l'identification de l'ADN génomique codant pour cette protéine. En utilisant cette stratégie les biologistes moléculaires firent, à partir de

1976, de l'analyse des gènes de l'hémoglobine le modèle à suivre pour l'exploration des autres gènes. Les gènes de l'hémoglobine sont ainsi arrivés les premiers pour le clonage d'un gène humain (1976), la détermination de l'organisation génomique d'une famille de gènes (α et β), pour le diagnostic anténatal par hybridation moléculaire (α-thalassémie), l'utilisation des RFLP dans un but diagnostic (HbS) et pour l'étude de l'expression « tissu spécifique » après transfert de gènes (1988). Ce fut également pendant ces années que furent précisés les mécanismes moléculaires au niveau de l'ADN des thalassémies et des persistances héréditaires de l'hémoglobine fœtale. La même logique a fourni les bases moléculaires de l'explication de l'hypercholestérolémie familiale, qui est une affection à transmission autosomique dominante exposant à des risques graves d'athérome. La dissection moléculaire de cette maladie, qui est la maladie génétique monofactorielle la plus fréquente, valut en 1985 le prix Nobel à Brown et Goldstein. L'aventure débuta en 1974 quand on découvrit qu'une anomalie du récepteur des LDL était à l'origine de cette maladie. À la caractérisation de ce récepteur et à la définition de sa fonction dans le métabolisme du cholestérol, succédèrent le clonage du gène et l'identification des mutations en cause. L'isolement du gène de l'hémophilie A, qui bénéficia de la même stratégie, demanda la mise en place de moyens importants. Le mode de transmission de la maladie était connu avec précision depuis le début du XIXe siècle. Deux filles de la reine Victoria, qui eut un fils hémophile, disséminèrent en se mariant le gène muté dans les familles royales d'Allemagne, d'Espagne et de Russie. L'agent responsable de cette maladie héréditaire liée au sexe, le facteur VIII, n'avait pas été caractérisé et ce ne fut qu'en 1980 que sa purification fut entreprise par un des membres de l'équipe de chercheurs qui réussit le clonage. Le facteur VIII est un cofacteur qui permet à une protéase, le facteur IX, d'activer la cascade de la coagulation et vingt-cinq mille litres de sang de vaches ont été nécessaires pour obtenir quelques milligrammes de cette protéine. La réunion d'une quantité suffisante de facteur VIII humain permit de séquencer un court segment de la protéine, et ainsi de fabriquer une molécule d'ADN utilisable comme sonde pour extraire d'une banque les clones contenant le gène du facteur VIII. Cette dernière entreprise était particulièrement délicate étant donné la dégénérescence du code. L'isolement des premiers clones permit d'initier une « marche sur le chromosome » et, finalement, de caractériser un gène long de 186 000 bases et possédant 26 exons. Dès 1985 la carte génétique du gène du facteur VIII était analysée. Un diagnostic fondé sur le polymorphisme *Bcl*1 a été proposé. L'amplification par PCR des RFLP a depuis été appliquée pour le diagnostic génotypique de l'hémophilie A.

2. La génétique inverse, DMD et mucoviscidose

Si le répertoire de McKusick recensait environ 5 000 maladies génétiques monofactorielles en 1992, on connaissait très peu de protéines pour lesquelles ces gènes codaient. Dès 1979, E. Solomon et W.F. Bodmer suggérèrent une nouvelle stratégie fondée sur l'utilisation des polymorphismes de restriction pour identifier les gènes de ces maladies. Cette démarche, nommée génétique inverse et plus tard clonage positionnel, devait permettre d'isoler un gène sans connaître son produit (Botstein et coll., 1980). Il suffisait, pour localiser le gène responsable, d'étudier l'association entre un ou des marqueurs génétiques définis (RFLP) et la maladie. L'analyse de la liaison génétique, dans les familles atteintes, entre des marqueurs et le *locus* morbide pouvait être facilitée par le mode de transmission héréditaire qui limitait les recherches au chromosome X pour la myopathie de Duchenne, et par des découvertes cytogénétiques comme la délétion 13q14 dans le rétinoblastome. Elle pouvait au contraire être beaucoup plus longue, comme dans le cas de la mucoviscidose, où plusieurs années ont été nécessaires pour qu'une cartographie d'exclusion permît de localiser le gène sur le chromosome 7 en 7q3.1 (1980-1985). Quatre ans supplémentaires de marche et de sauts dans cette région du chromosome 7 ont été nécessaires pour que puisse être cloné puis séquencé fin 1989 le gène CFTR impliqué dans la mucoviscidose (L. Tsui, J. Riordan). Décrite en 1860 par Duchenne, la dystrophie musculaire qui porte son nom (DMD) n'était connue au début des années 1980 que par sa symptomatologie. On savait que c'était une maladie liée au sexe, d'hérédité récessive. La découverte de cas de DMD chez des filles porteuses de translocations dont le point de cassure était constamment en Xp21 avait, dès 1977, attiré l'attention vers cette région du chromosome X. Les premiers RFLP identifiés correspondaient, comme le montrèrent des recombinaisons, à des *loci* situés de part et d'autre du gène DMD. Deux stratégies furent développées en 1985 pour isoler le gène. La première a consisté à cloner le point de jonction de la translocation (X, 21), qui contenait des gènes codant pour l'ARN ribosomal (R. Worton ; P. Ray). La deuxième conduisit à analyser une délétion cytogénétique interstitielle en Xp21 trouvée chez un garçon qui présentait, outre une DMD, une granulomatose chronique et une rétinite pigmentaire. L'hybridation de l'ADN du malade en excès avec de l'ADN normal permit d'isoler des séquences d'ADN absentes dans le génome du malade (Kunkel et coll.). Grâce à une collaboration internationale, les chercheurs purent préciser la structure du gène de taille très importante et les anomalies géniques à l'origine de la maladie.

3. La génétique moléculaire des maladies polyfactorielles

En plus des maladies génétiques monofactorielles, la biologie moléculaire a permis ces dernières années d'aborder le défrichage du puzzle des maladies héréditaires polyfactorielles. En combinant les enquêtes familiales et de population, les études de liaison avec des marqueurs polymorphes et l'analyse de gènes candidats impliqués dans la sécrétion d'insuline et le métabolisme du glucose, il a été possible de découvrir un certain nombre d'anomalies géniques dans le diabète. Identifié au début des années 1960 par Fajans et coll., le diabète MODY (*maturity onset diabetes of the young*), qui est une forme de diabète non insulinodépendant (DNID), a servi de modèle. Des mutations du gène de la glucokinase ont été décrites dans certaines familles souffrant de DNID à début tardif (1992). Alors que plusieurs gènes candidats étaient éliminés, une forme particulière de DNID à transmission maternelle et accompagnée d'hypoacousie a été décrite (1992). Ce DNID est dû à une mutation ponctuelle dans l'ADN mitochondrial, localisée au niveau de la séquence codant pour l'ARNt leucine. Une délétion de l'ADN mitochondrial de plus de 10Kb a également été rapportée dans un diabète insulinodépendant associé à une surdité (1992). L'analyse des gènes impliqués dans l'étiologie du diabète comme de l'hypertension artérielle, qui est compliquée par la nature multigénique des causes de ces affections, est à l'heure actuelle en plein débrouillement.

H. MALADIES GÉNÉTIQUES ET THÉRAPIE GÉNIQUE.

L'incursion de la biologie moléculaire en génétique a bouleversé les pratiques. À côté du diagnostic anténatal dont nous avons parlé, il paraît justifié, malgré le peu de cas en cours pour l'instant, de terminer ce survol historique par la thérapie génique. Elle représente une modalité thérapeutique qui était encore inenvisageable il y a peu d'années.

Le génie génétique a permis ces dernières années la fabrication de différentes protéines humaines (insuline, interférons...). Celle du facteur VIII pose quelques problèmes techniques à cause de la grande taille de cette molécule. Mis à part ces produits qui éviteront les risques de contamination virale inhérents aux méthodes antérieures de purification, ce sont surtout les expériences de thérapie génique proprement dites (avec les vecteurs eucaryotes) qui ont le plus marqué ces toutes dernières années. Cette approche a été initiée avec le traitement de deux cas d'immunodéficience combinée sévère qui ont bénéficié de transfert, dans des lymphocytes, du gène ADA (Adénosine déaminase, 1990). Elle a été par la suite appliquée à la cure de deux cas d'hypercholestérolémie familiale. Des essais thérapeutiques, utilisant non plus des vecteurs rétroviraux, mais des adénovirus recombinants, sont tentés dans la mucoviscidose, et des modèles animaux ont été développés pour étudier le traitement curatif définitif de l'hémophilie.

RÉFÉRENCES

M.B. Adams, « La génétique des populations », *in Histoire de la génétique*, Paris, ARPEM, 1990.

P. Chambon, « La structure des gènes », *Pour la science*, avril 1994, p. 6-17.

C. Darwin, *L'origine des espèces*, Paris, La Découverte, 1985.

C. Debru, *L'esprit des protéines*, Paris, Hermann, 1983.

J. Frézal, *L'hérédité humaine*, Paris, PUF, 1984.

J. Gayon, « Le formel et l'empirique dans l'histoire de la génétique », *in Histoire de la génétique*, Paris, ARPEM, 1990.

A. Jacquard, *Éloge de la différence, la génétique et les hommes*, Paris, Seuil, 1978.

F. Jacob, *La logique du vivant. Une histoire de l'hérédité*, Paris, Gallimard. 1970.

M. Lamy, P. Royer et J. Frézal, *Maladies héréditaires du métabolisme chez l'enfant*, Paris, Masson, 1959.

R.P. Levine, *Génétique*, Paris, Edisciences, McGraw-Hill, 1971.

E. Mayr, *Histoire de la biologie, diversité, évolution et génétique*, Paris, Fayard, 1982.

R.C. Olby, G.N. Cantor, J.R.R. Christie & M.J.S. Hodge, *Companion to the History of Modern Science*, Londres et New York, Routledge, 1990.

R. Rey, « Génération et hérédité au XVIIIe siècle », *in L'ordre des caractères*, Paris, Vrin, 1989.

G. Schapira, *Le malade moléculaire*, Paris, PUF, 1994.

E. Therman, *Human chromosomes*, Springer, 1986.

J.H. Tjio & W.W. Nichols, « History and present status of human chromosome studies », *in Vitro Cellular & Developmental Biology*, 1985, 21, p. 305-313.

H. Wajcmann, *L'hémoglobine*, Paris, PUF, 1980.

Chapitre IV

La biologie moléculaire

Les débuts de la biologie moléculaire se confondent historiquement avec la rencontre de deux disciplines ou deux approches du vivant que sont la génétique et la biochimie, héritière de la chimie physiologique. Les physiciens ont participé activement à cette naissance, aussi bien au niveau conceptuel qu'au plan technique, en mettant à disposition les moyens d'analyse des macromolécules. Alors que dans les années 1940 l'enchaînement de leurs acides aminés constitutifs donnait une explication à la structure des protéines, la double hélice fournit quelque temps plus tard une solution à l'énigme de l'autoréplication du vivant. Les bactéries et les phages ont joué un rôle déterminant dans l'identification du matériel génétique et de son fonctionnement. On comprit, en effet, au cours des années 1960, que l'ARN messager servait d'intermédiaire entre l'ADN et les ribosomes, lieu de la synthèse protéique. Le déchiffrement du code génétique permit d'établir une correspondance entre la succession des triplets de bases et la disposition des acides aminés dans les chaînes polypeptidiques. En même temps qu'étaient purifiées les enzymes impliquées dans la réplication et dans la transcription, les bactéries offrirent le premier modèle de régulation de l'expression génétique, et avec le prophage, un préalable indispensable à la compréhension des proto-oncogènes. Si le génie génétique souleva des inquiétudes, il permit de cloner des gènes eucaryotes et de découvrir leur structure en mosaïque ainsi que des signaux de régulation. Alors que devenaient envisageables une modification du patrimoine génétique des plantes et un traitement curatif définitif de maladies héréditaires, l'utilisation de sondes et de la réaction PCR facilita leur diagnostic. Au nombre des portes ouvertes par cette nouvelle technologie figure l'explication du mécanisme de synthèse des immunoglobulines. La découverte des RFLP amena à définir des stratégies inédites pour la cartographie du génome et le repérage de gènes responsables de maladies. Combinée avec la génétique classique cette démarche a été initialement appliquée aux maladies monogéniques avant d'envahir, maintenant, les affections polyfactorielles touchant une large population.

A. Biochimie, génétique

La première moitié du XXᵉ siècle a été dominée par la description des voies métaboliques des sucres, des acides aminés et des acides gras avec la mise en place du cycle de Krebs, et par la découverte de la chimie des processus énergétiques du vivant. Les propriétés cinétiques des enzymes qui catalysaient ces réactions furent précisées en même temps que débuta l'étude de leur structure.

1. Structure et fonction des protéines

La théorie colloïdale, qui ramenait les molécules de grande taille à des agrégats de molécules plus petites et qui voulait donner un statut physiologique particulier aux constituants des êtres vivants, vit sa prééminence battue en brèche par la théorie des macromolécules. Le concept de spécificité d'interaction des molécules du vivant, qui s'appuyait sur les résultats des études enzymologiques et de l'immunologie naissante, reçut une explication chimique claire grâce à Linus Pauling dans les années 1940. Il a apporté les moyens permettant de prédire la structure des molécules dans l'espace et surtout a distingué les liaisons covalentes des liaisons faibles qui recouvraient les liaisons hydrogènes et les liaisons ioniques. Ces dernières jouaient un rôle essentiel non seulement dans la genèse des structures tertiaire et quaternaire des protéines mais également dans les interactions entre molécules. On comprit dès lors que la disparition des liaisons hydrogènes était responsable de la dénaturation des protéines par la chaleur.

2. Gènes et mutations

La génétique, dont la mission était l'étude des modalités de transmission des caractères héréditaires, est la seconde science sur laquelle allait s'appuyer la biologie moléculaire. Si les travaux de T.H. Morgan et de son école avaient permis de localiser les gènes sur les chromosomes de la drosophile et de dresser la carte de leur disposition, ils restaient dans l'incapacité de leur fournir une base chimique. On pensait en effet que les chromosomes étaient composés d'ADN et de protéines. Les techniques utilisées pour la préparation de l'ADN autorisaient la détermination de ses composants de base mais interdisaient d'envisager un très haut poids moléculaire pour cette molécule. Les protéines, siège de la spécificité des réactions chimiques du vivant, occupaient de plus le devant de la scène, laissant à l'ADN un rôle structural de support ou un rôle énergétique. L'effet mutagène mis en évidence par H.J. Müller en 1927 soutenait l'hypothèse que les gènes étaient les pièces maîtresses des êtres vivants, mais il fallut attendre la naissance de la génétique des micro-organismes pour que les études des mutations devinssent la méthode d'une génétique fonctionnelle.

Les connaissances balbutiantes de la chimie du matériel génétique constituaient l'obstacle essentiel à la compréhension d'une de ses propriétés fondamentales qu'est l'autoréplication. Cette dernière, dont les généticiens savaient l'importance, a conduit des physiciens devenus biologistes à proposer des théories sans qu'aucune conclusion expérimentale ne vînt les sanctionner.

B. PROTÉINES ET GÈNES

1. Une maladie innée du métabolisme

Si elles avaient été pressenties dès le début du siècle grâce aux observations d'A. Garrod, les relations entre enzymes et gènes ne furent clairement établies qu'en 1941 avec l'hypothèse « un gène-une enzyme » de Beadle et Tatum. L'analyse d'une, puis de plusieurs familles d'alcaptonuriques amena A. Garrod à suspecter le rôle d'un facteur mendélien récessif. La nature chimique du produit étant connue et son précurseur, la tyrosine, identifié, A. Garrod conclut, dans son article de 1908 sur les erreurs innées du métabolisme, que l'alcaptonurie congénitale était due à l'absence d'une enzyme spéciale responsable de l'ouverture du cycle benzénique. Cette découverte appartenait plus à l'archéologie d'une discipline qu'à son développement, dans la mesure où elle ne put être généralisée expérimentalement.

2. Un gène, une enzyme

Une deuxième étape, plus décisive, fut franchie en 1935 par G. Beadle et B. Ephrussi qui, travaillant sur les pigments des yeux de drosophile, définirent une approche expérimentale et montrèrent l'existence de produits chimiques assurant le lien entre gènes et caractères phénotypiques. Ces travaux, qui inauguraient un rapprochement entre génétique et embryologie, s'adressaient encore cependant à un matériel trop complexe. Le choix d'étudier le champignon *Neurospora*, organisme à développement rapide et pouvant croître dans des conditions minimales de milieu, s'avéra tout à fait judicieux. Des mutations pouvaient rendre la croissance de *Neurospora* dépendante d'un métabolite défini. Ce fut en s'intéressant à ces mutants (auxotrophes, pour un acide aminé) de *Neurospora* que Beadle et Tatum établirent des relations entre les étapes de la voie de biosynthèse d'un acide aminé et les gènes qu'affectaient les mutations. Chacune de ces étapes était sous le contrôle d'un gène différent. Si la découverte de Beadle et Tatum eut un retentissement considérable et fut récompensée quelques années plus tard par un prix Nobel, elle était surtout remarquable par le sillon méthodologique qu'elle avait permis de creuser. Elle ouvrit en effet la porte à la définition de l'organisation des métabolismes bactériens, quand il fut reconnu que ces micro-organismes étaient pourvus de gènes. Surtout elle rapprocha dans une même démarche expérimentale la pratique génétique des mutations et l'analyse biochimique. La question de la nature du gène n'était pourtant pas pour autant résolue et un nouveau terme, celui de fonction, était venu s'ajouter à sa définition d'unité de recombinaison et de mutation. Désormais trois définitions du gène coexistaient pour rendre compte du même objet.

C. Nature et structure du matériel génétique

1. La transformation des bactéries

Des deux expériences qui permirent de donner un support chimique au gène, la première, de O.T. Avery et coll., sur la transformation bactérienne passa relativement inaperçue en 1944, alors que celle de A. Hershey et M. Chase portant huit ans plus tard sur le phage λ bénéficia d'un contexte beaucoup plus favorable. Le travail de O. Avery prit ses sources dans une observation faite en 1928 par un médecin britannique, F. Griffith, qui avait découvert que l'injection simultanée, chez la souris, de pneumocoque R (*rough*) non virulent et de pneumocoque S (*smooth*) pathogène inactivé au préalable par chauffage provoquait la mort de l'animal avec récupération de pneumocoque S vivant. Il était donc possible de transformer des bactéries non virulentes en pneumocoques pathogènes.

2. Avery, MacLeod, McCarthy et l'ADN

Profitant de la mise au point de systèmes *in vitro* de culture permettant d'étudier le phénomène, O. Avery, aidé de C. MacLeod et de M. McCarthy, entreprit dès 1935, à l'Institut Rockefeller, la purification du facteur transformant. Les résultats montrèrent que ce facteur était un acide désoxyribonucléique. Le faible enthousiasme produit par des conclusions prudemment présentées par O. Avery pouvait s'expliquer par l'idée que se faisaient de l'ADN les chercheurs à l'époque. P.A. Levene avait imposé en 1933 un modèle de structure de l'ADN qui lui donnait l'aspect d'une molécule de faible masse molaire, monotone et constituée de l'arrangement répétitif de quatre nucléotides. Cette terne molécule, en regard des protéines porteuses de la spécificité des réactions chimiques du vivant, se voyait de plus proposer un rôle énergétique du fait de la découverte quelques années plus tôt de la fonction de l'ATP par F. Lipmann. E. Chargaff, reprenant en 1945 les travaux de Levene sur la composition chimique de l'ADN, réussit à conférer un peu plus de diversité à cette molécule, en constatant que la répartition en fréquence des nucléotides variait en fonction des organismes étudiés. À ces résultats s'ajoutait une constatation capitale : les concentrations d'adénine étaient identiques à celles de thymine comme celles de guanine à celles de cytosine.

3. Le rôle des physiciens

Les expériences de A. Hershey et de M. Chase, qui établirent sans ambages que l'ADN était la substance nécessaire et suffisante à la synthèse d'un phage complet et qu'il constituait donc la base chimique des phénomènes génétiques, profitèrent d'un univers conceptuel différent. Aux découvertes de Chargaff concernant l'ADN s'ajoutait, en effet, le choix d'un modèle simple pour l'étude de l'autoréplication du matériel génétique, le phage. Si le phage était connu de longue date du point de vue pathologique grâce aux découvertes de F. d'Herelle et F. Twort en 1917, c'est l'utilisation qu'en ont faite les physiciens devenus biologistes, regroupés autour de M. Delbrück, qui allait être déterminante pour les expériences de Hershey et Chase. Physicien de formation, Delbrück, se souvenant des travaux de Müller, proposa initialement un modèle physique du gène dont il essaya de préciser les caractéristiques grâce à des mutations induites par des radiations. Ces résultats attirèrent l'attention de Schrödinger, auteur de *What is life ?* Cet ouvrage traduisait l'intérêt des physiciens pour les problèmes biologiques, en même temps qu'il dévoya un certain nombre d'entre eux au profit de l'étude du Vivant. Ce ne fut cependant qu'après avoir quitté Berlin pour visiter en 1937 le laboratoire de T.H. Morgan que Delbrück fut mis en présence de l'objet idéal. Les phages étaient, en effet, facilement repérables par la lyse bactérienne qu'ils provoquaient en se reproduisant. L'analyse quantitative de la croissance des phages, sans que la question du support chimique du phénomène ne soit posée, motiva l'intérêt de la communauté scientifique. S. Luria, un autre physicien, et A. Hershey rejoignirent alors le « groupe du phage ». L'introduction des statistiques et d'un modèle simple, servant à poser autrement des questions fondamentales, fit du phage l'objet à la mode étudié dans plusieurs laboratoires. La croissance du phage, qui se multipliait aux dépens de la bactérie, passait par trois étapes bien définies : absorption sur la bactérie, latence puis libération. Le phage n'avait cependant pas toute la simplicité souhaitée, comme l'indiquaient les premiers clichés de microscopie électronique qui le montraient fixé sur la bactérie. Sans la pénétrer, et muni d'une forme suggérant que, telle une seringue, il injectait son contenu à l'intérieur de la bactérie, il était constitué chimiquement d'ADN et de protéines.

4. Les expériences de Hershey et Chase

L'expérience de Hershey et Chase fit appel à des molécules radio-marquées permettant de différencier les protéines qui incorporaient le ^{35}S et l'ADN qui fixait le ^{32}P. Des agitations, réalisées à plusieurs moments de la culture après mise en contact des phages avec les bactéries, provoquaient le détachement des phages de la surface de la membrane bactérienne, sans empêcher la rapide pénétration de l'ADN phagique dans leurs hôtes. Lorsque l'infection était réalisée avec des phages marqués par le ^{35}S, la majorité des protéines marquées restaient à l'extérieur des bactéries, alors qu'avec des phages marqués par le ^{32}P la quasi-totalité du marquage était retrouvée dans les bactéries. Ces résultats, joints à ceux d'autres expériences, démontraient que l'ADN, et lui seul, était l'instrument essentiel à la reproduction phagique. Les protéines du bactériophage étaient organisées en coque, entouraient l'ADN et servaient à injecter ce dernier dans la bactérie. Cette découverte, rapidement reconnue et attendue, bénéficiait de la simplicité du modèle et de la question posée, puisque finalement celle-ci pouvait dans les meilleurs cas apporter une réponse du type tout ou rien aux interrogations sur les rôles respectifs de l'ADN et des protéines dans la reproduction du bactériophage.

D. PHYSICIENS, STRUCTURE DE L'ADN ET RÉPLICATION

1. *Les apports de la physique à la biologie*

L'attrait des physiciens pour la biologie, dont nous avons parlé, pouvait admettre plusieurs explications. La participation à l'effort de guerre, avec les conséquences qu'eut l'explosion des premières bombes atomiques, et l'entrée de la physique dans une phase paradigmatique de science normale, avant tout préoccupée de vérification après qu'eurent été établies les théories des quanta et de la relativité, n'en faisaient plus une discipline auréolée d'un intérêt et d'un prestige prodigieux. L'ouvrage de l'un des plus éminents physiciens, Schrödinger, contribua également à attirer physiciens et biologistes vers la biologie moléculaire naissante. Intéressé par les travaux sur les mutations de Müller et Delbrück, Schrödinger utilisa les concepts de la physique pour penser le Vivant et il mit au centre de ses préoccupations le gène, à la fois caractérisé par sa stabilité et par le fait qu'il puisse être le siège de rares mutations. Les gènes, en même temps que pièces élémentaires d'organisation, étaient le support d'une information qui déterminait le développement et le fonctionnement de l'individu.

L'apport de la physique à la biologie ne fut pas seulement théorique, mais également pratique. La première moitié du XXe siècle fut en effet marquée par l'apparition de techniques devenues aujourd'hui indispensables, comme l'ultracentrifugation due à T. Svedberg, l'électrophorèse mise au point par A. Tiselius et le marquage radio-isotopique des molécules. Avec la technique de diffraction des rayons X, les chimistes et les physiciens avaient trouvé le moyen pour étudier la structure tridimensionnelle des macromolécules biologiques. L'interprétation des impacts obtenus sur une émulsion photographique après diffraction des rayons X par une molécule autorisait à proposer des structures en trois dimensions. Après la guerre, les travaux de L. Pauling avaient permis de mettre en évidence les régions en α hélice des protéines.

2. La double hélice de Watson et Crick

Ce fut grâce à la cristallographie et surtout grâce à la rencontre entre F. Crick et J. Watson que la génétique devenue moléculaire donna une forme à son objet. Après avoir été l'étudiant de S. Luria, J. Watson gagna le laboratoire Cavendish à Cambridge pour travailler avec M. Perutz et L. Bragg. Ayant tenté de cristalliser la myoglobine, il abandonna ce sujet pour s'intéresser avec F. Crick à la structure de l'ADN. Le King's College de Londres abritait M. Wilkins et R. Franklin qui avaient déjà entrepris l'étude des images de diffraction obtenues sur des cristaux d'ADN. C'est en consultant ces résultats que J. Watson et F. Crick commencèrent à réfléchir à des modèles de structure pour l'ADN. Influencé par la découverte de Pauling et ayant en main les données de Wilkins, J. Watson, après plusieurs tentatives infructueuses, finit par découvrir que les paires de base G-C et A-T occupaient le même volume spatial, ce qui autorisait l'érection d'une double hélice tout à fait régulière. Ce modèle, qui impliquait que l'adénine s'unît nécessairement à la thymine (et une cytosine avec une guanine), était en parfait accord avec les résultats de E. Chargaff qui avait établi que les molécules d'adénine et de thymine se trouvaient dans l'ADN en nombre égal, comme celles de cytosine et de guanine. Le modèle proposé par Watson et Crick fut vérifié par Wilkins qui en apporta la preuve expérimentale. La structure en double hélice de l'ADN fut publiée en 1953 par la revue *Nature*.

3. La réplication semi-conservative, Meselson et Stahl

Cette structure non seulement pouvait rendre compte des capacités d'autoréplication du matériel génétique et de l'invariance reproductive, mais elle fournissait encore un support à l'étude des mutations qui depuis longtemps avaient été utiles aux généticiens. C'est dans une deuxième publication de 1953 que J. Watson et F. Crick, qui avaient fait une très importante découverte sans manipulation, proposaient une séparation des deux brins d'ADN, sur lesquels les nucléotides du milieu pouvaient se modeler pour s'assembler en un nouveau brin. Ce modèle de réplication fut contesté, et d'autres modèles furent mis en avant. La preuve expérimentale directe de la nature semi-conservative de la réplication provint des résultats de M. Meselson et F. Stahl, publiés en 1958. Cette expérience a été réalisée à l'aide de bactéries cultivées dans un milieu contenant de l'azote ^{15}N de telle façon que toutes les bactéries n'aient que de l'ADN ^{15}N. Mises en présence ensuite d'azote ^{14}N, ces bactéries se multipliaient et des prélèvements effectués à des temps réguliers permettaient d'analyser le comportement de l'ADN au cours d'une centrifugation en présence de chlorure de césium. Si au début de l'expérience seul était détecté l'ADN ^{15}N lourd, une molécule d'ADN de densité intermédiaire apparaissait au bout de quelque temps et elle était finalement suivie par une molécule d'ADN léger. L'interprétation des résultats était que la séparation des deux brins d'ADN lourd avait permis la synthèse d'un brin léger retrouvé dans les molécules hybrides de densité intermédiaire, avant qu'une nouvelle séparation n'autorisât le brin léger néosynthétisé à servir lui-même de matrice pour la fabrication d'une molécule légère d'ADN. La dénaturation thermique des molécules intermédiaires permit aux auteurs de démontrer qu'elles étaient bien formées de deux brins de densités différentes.

Malgré l'importance de ces découvertes qui fixaient de manière décisive la physique des phénomènes, restait à préciser la nature des relations entre l'ADN et les protéines et à comprendre le mécanisme de la réplication.

E. L'ADN POLYMÉRASE

1. L'enzyme de Kornberg

Médecin se destinant à la recherche fondamentale, A. Kornberg, formé à l'enzymologie par S. Ochoa, commença à s'intéresser à partir de 1954 aux enzymes qui permettaient d'assembler les nucléotides en ARN ou en ADN. Le flambeau de la génétique moléculaire repassait dans les mains des biochimistes, et Kornberg réussit à purifier l'ADN polymérase, enzyme capable de synthétiser de l'ADN *in vitro*. Cette réaction nécessitait la présence de quatre désoxyribonucléotides. L'ADN simple brin constituait la meilleure matrice (nécessaire de toute façon car la réaction était stoppée en présence de DNAse), et la composition en bases du nouvel ADN formé était identique à celle de l'ADN de départ. Ces résultats confirmaient tout à fait le modèle proposé par J. Watson et F. Crick. La justesse de ce dernier avait déjà été prouvée par les expériences de Meselson et Stahl (1958). Deux ans plus tard, des travaux réalisés à l'aide de précurseurs radioactifs non seulement établissaient la complémentarité du brin d'ADN néosynthétisé, mais de plus montraient que la chaîne nouvellement fabriquée était de polarité inverse de celle de la matrice. La confirmation apportée par Kornberg au modèle de la double hélice, par la démonstration expérimentale de la capacité de l'ADN polymérase à recopier fidèlement les brins d'ADN, lui valut un prix Nobel rapide en 1959, prix qu'il partagea avec S. Ochoa. Ce dernier avait entre-temps découvert la polynucléotide phosphorylase. J. Watson et F. Crick ne furent récompensés qu'en 1962 et les interprétations auxquelles a donné lieu ce décalage furent nombreuses.

2. Le mécanisme de la réplication

L'enthousiasme qui suivit l'obtention de la réplication *in vitro* du phage Φx174 (qui nécessitait la présence d'une ADN ligase, 1967) fut tempéré en 1969 par une nouvelle découverte. L'ADN polymérase que Kornberg avait purifiée n'était pas l'enzyme de la réplication de l'ADN d'*Escherichia Coli*. Plusieurs travaux utilisant des mutants conditionnels (exprimant des mutations à certaines températures) permirent, grâce à des tests de complémentation, de préciser le mécanisme de la réplication et d'identifier les nombreuses protéines qu'il impliquait. Il existait, en fait, trois ADN polymérases dans la bactérie *Escherichia Coli*, et c'est l'ADN polymérase III qui assurait pour l'essentiel la polymérisation des nucléotides quand l'ADN polymérase I de Kornberg servait plutôt à combler des interstices. Dès 1962 des observations de microscopie électronique montraient que la réplication démarrait en un point du chromosome bactérien. La réplication procédait de manière bidirectionnelle à partir de cette origine de la réplication et deux fourches (de réplication) progressaient en sens inverse l'une de l'autre pour se réunir à l'opposé du point de départ. La polymérisation des nucléotides, qui s'effectuait dans le sens $5' \rightarrow 3'$, pouvait se réaliser de manière continue sur le brin direct (matrice $3' \rightarrow 5'$) tandis qu'elle restait difficilement explicable sur l'autre brin (retardé). Cette difficulté fut levée en 1969 par Okazaki qui montra l'existence sur le brin retardé de fragments qui portent son nom, et qui étaient synthétisés de manière discontinue dans le sens $5' \rightarrow 3'$ de fonctionnement de la polymérase au fur et à mesure que la fourche de réplication avançait. L'analyse des mécanismes précis de la réplication se poursuivit avec la mise en évidence d'ARN amorce sur les brins d'ADN et d'autres protéines impliquées dans le déroulement de l'ADN et dans sa synthèse. Ces études s'étendirent aux systèmes eucaryotes, d'approche plus délicate. Les travaux portant sur la réplication *in vitro* du virus SV40, au milieu des années 1980, ont servi de modèle pour comprendre ce processus chez les êtres pluricellulaires.

F. LE CODE GÉNÉTIQUE ET L'ARN MESSAGER

La connaissance de la structure de l'ADN, comme l'hypothèse un gène-une enzyme, étaient loin d'avoir résolu les questions soulevées par la nature des relations existant entre l'ADN et les protéines : mécanisme de fabrication des protéines à partir de l'ADN et nature de la correspondance entre ces deux types de molécules. Les hypothèses sur la synthèse des protéines allaient d'ailleurs bon train. Au modèle polyenzymatique de synthèse des protéines qui n'incluait pas les acides nucléiques, succéda avantageusement le modèle du « template » (= modèle ; guide) qui, dans sa deuxième version proposée par A. Dounce en 1953, laissait à l'ARN une place d'intermédiaire entre l'ADN et la protéine. Dans cette hypothèse, l'ADN pouvait servir de matrice pour la synthèse de l'ARN qui était susceptible d'avoir le même rôle vis-à-vis de la protéine.

1. ARNs, ribosomes et protéines

Les données expérimentales qui poussèrent, en posant la question de l'existence du messager, à préciser les relations unissant ADN et ARN vinrent en ordre dispersé. Une meilleure définition de la fonction des ARN et de leur rôle dans la synthèse protéique, ainsi que la découverte d'un ordre déterminé des acides aminés dans la séquence des polypeptides, firent germer dans les esprits l'idée que l'ARN messager possédait deux caractéristiques. Cette molécule cumulait la fonction d'agent intermédiaire entre l'ADN et les protéines, et celle de véhicule d'une information. L'attention fut attirée sur l'ARN dès le début des années 1940 par les travaux réalisés de manière indépendante par T. Caspersson et J. Brachet qui avaient été frappés par le parallélisme existant entre la quantité d'ARN présent dans les cellules et l'activité de synthèse de ces dernières. La constatation d'une persistance de la synthèse des protéines dans des cellules auxquelles leurs noyaux avaient été soustraits conduisit J. Brachet à mettre définitivement en évidence le rôle des ARN dans cette synthèse (1955). Les travaux initiés par A. Claude en 1943 et poursuivis par G. Palade amenèrent à localiser la majorité de cet ARN au niveau de structures cytoplasmiques, les particules, dont furent précisés la composition biochimique et l'aspect en microscopie électronique. La découverte de ces particules, plus tard appelées ribosomes, valut en 1974 un prix Nobel à ces deux chercheurs. La mise au point de systèmes acellulaires de synthèse protéique permit de montrer leur rôle et de caractériser une nouvelle classe de molécules d'ARN (ARNt) dont l'existence avait été pressentie en 1954 par F. Crick avec l'hypothèse des adaptateurs. Ces adaptateurs devaient, selon Crick, servir à placer sur la matrice d'acide nucléique les acides aminés qu'ils avaient fixés. P. Zamecnik, créant un système *in vitro* de synthèse protéique contenant des acides aminés, de l'ATP, des microsomes et un surnageant haute vitesse d'extraits cellulaires, montrait que l'acide aminé devait être activé par une réaction faisant intervenir l'ATP (1954). M. Hoagland décrivit ensuite les mécanismes qui amenaient les enzymes à fixer les acides aminés sur des ARN de petit poids moléculaire, appelés ARN solubles (ARNs). Il était donc clair, juste avant le début des années 1960, que les protéines étaient synthétisées au contact des microsomes et qu'une séquence d'événements ADN → ARN microsomal → protéines pouvait être proposée.

Une tout autre approche permit d'établir que les gènes contrôlaient la disposition des acides aminés au sein des protéines. La détermination de la séquence de l'insuline, qui fut la première réalisée en 1954, grâce à la méthode mise au point par F. Sanger, montra que les acides aminés occupaient une place précise au sein de la chaîne polypeptidique. Avec les travaux de V. Ingram (1956), la drépanocytose, qui était une maladie héréditaire, trouvait son explication dans le changement d'un seul acide aminé. Cette découverte démontrait le contrôle exercé par les gènes sur la structure des protéines.

2. L'ARN messager

Une expérience qui ne reçut son interprétation correcte qu'une fois l'ARN messager découvert avait été réalisée par Volkin et Astrachan. Ces derniers, en marquant des bactéries infectées par le phage T2 à l'aide de ^{32}P, avaient caractérisé un ARN instable dont la composition en nucléotides reflétait celle de l'ADN du phage. Ce sont en effet des considérations cinétiques qui ont amené F. Jacob et J. Monod à penser à l'existence d'un ARN à courte durée de vie, baptisé messager pour rendre compte de sa fonction d'intermédiaire entre le gène et la chaîne protéique élaborée au niveau des ribosomes. L'observation initiale concernait l'expression de la β-galactosidase après transfert de matériel génétique d'une bactérie mâle vers une bactérie femelle au cours duquel seul un fragment de chromosome était échangé. La synthèse d'emblée à un taux maximal de cette enzyme s'accordait mal avec le rôle prêté aux ARN des particules de servir d'intermédiaire pour la synthèse protéique. L'idée de l'existence de l'ARN messager, reprise au cours de discussions entre F. Crick, J. Monod, F. Jacob et S. Brenner, aboutit à sa mise en évidence grâce à l'expérience réalisée par ces deux derniers dans le laboratoire de M. Meselson à Pasadena en Californie en 1960. Après avoir utilisé des isotopes lourds ^{15}N et ^{13}C, qui entraient dans la composition des macromolécules et qui conféraient aux ribosomes des bactéries une forte densité, ils ramenaient celles-ci dans un milieu de densité normale pour les infecter par le phage en présence de ^{32}P. Les ARN marqués néoformés s'associaient aux ribosomes lourds préexistants. Grâce aux centrifugations en chlorure de césium et aux procédés de marquage, ils purent montrer que des ARN de courte durée de vie, de composition différente de celle des ARN ribosomaux bactériens, venaient diriger la synthèse des protéines sur des ribosomes passifs qui opéraient la traduction. F. Gros réalisait à la même époque, dans le laboratoire de J. Watson, des expériences visant à analyser les ARN néoformés de E. Coli après des marquages plus ou moins longs. Les ARN marqués, surtout après des temps de marquage courts, avaient un profil de distribution sur gradient de saccharose qui les distinguait des ARNs ribosomaux. Cette nouvelle catégorie d'ARN, à renouvellement rapide, s'associait aux ribosomes de façon réversible et possédait les caractéristiques proposées pour les ARN messagers (ARNm). Ces dernières expériences, à la différence des précédentes qui utilisaient un phage, concernaient les ARN messagers bactériens. La complémentarité entre les séquences de l'ARNm et de l'un des deux brins d'ADN fut démontrée en 1961 par Siegelman avec le phage T2. L'hétéroduplex ARN-ADN permettait à l'ARN d'échapper à l'action de la ribonucléase. La durée de vie très courte des ARNm fut explorée en détail par C. Levinthal grâce à l'usage de l'actinomycine D qui inhibait la transcription.

3. Le code génétique

L'autre aspect de la relation ADN-protéines qui restait à préciser concernait la manière dont un gène pouvait déterminer la séquence en acides aminés d'une protéine. Il s'agissait, en deux mots, de l'existence et de la nature d'un code génétique. Le modèle de la double hélice avancé en 1953 ne fournissait pas une réponse évidente à cette question, que la description de la première séquence protéique pouvait amener à se poser. Le problème de la nature de l'information génétique fut rapidement soulevé par G. Gamow. Il proposa l'existence d'un nombre limité de creux sur l'ADN qui correspondaient aux vingt acides aminés. Cette correspondance permettait d'établir une relation entre les bases de l'ADN et une séquence d'acides aminés. Si ce premier modèle qui offrait un code chevauchant fut abandonné, il provoqua une réflexion théorique qui aboutit à poser les problèmes du nombre de bases impliquées dans le code et du cadre de lecture. Un code à deux lettres donnait 16 possibilités, chiffre inférieur au nombre des vingt acides aminés fondamentaux. Les triplets offraient 64 possibilités. Lus dans le cadre de lecture correcte, ils avaient un sens qu'ils perdaient par décalage. Le modèle établi par F. Crick en 1957 fut accompagné de nombreuses autres propositions de types de code. Le début d'une solution expérimentale dut attendre 1961, date de l'étonnante découverte de M. Nirenberg et J. Matthaei qui travaillaient sur la synthèse des protéines. Dans un système *in vitro* qui comportait des acides aminés marqués, J. Matthaei observa qu'un ARN poly-U (fabriqué *in vitro*) entraînait la synthèse d'un polypeptide formé de l'enchaînement d'un même acide aminé, la phénylalanine. Présenté au Congrès international de biochimie de Moscou, ce résultat attira l'attention de F. Crick et l'équipe de S. Ochoa se précipita sur le sujet, en compétition avec le laboratoire de Nirenberg. D'autres s'investirent dans le décryptage du code génétique qui fut complètement connu en 1966. Une des plus belles découvertes de la biologie moléculaire, étant donné son universalité pour le vivant, venait d'avoir lieu.

L'ensemble des mécanismes permettant de comprendre les modalités de la synthèse d'une protéine à partir de l'ADN était établi au début des années 1970. Le dogme central de la biologie moléculaire venait résumer toutes ces années de recherche en affirmant le caractère unidirectionnel du transfert de l'information ADN→ARN→protéine. Un deuxième concept important, conséquence de la découverte du code génétique, était celui de la colinéarité de l'ADN et des protéines.

G. LA GÉNÉTIQUE BACTÉRIENNE ET L'ÉCOLE PARISIENNE DE BIOLOGIE MOLÉCULAIRE

1. Conjugaison, sexualité et chromosomes bactériens

Les débuts de la génétique bactérienne, qui fut si importante pour l'établissement des modèles de régulation de l'expression génétique, ont été marqués du signe de la chance. J. Lederberg, dans le laboratoire de Tatum en 1946, réussit, en utilisant des mutants de la souche K12 (Y-10 ; Y-24) d'*E. Coli*, à obtenir au cours de cultures mixtes des recombinants. Il découvrit ainsi le phénomène rare de la sexualité bactérienne qui permit de démontrer l'existence d'un échange de matériel génétique entre bactéries. Il eut la double chance d'employer une des rares souches participant à la conjugaison, et des marqueurs génétiques situés à proximité de son point de départ. Cette expérience suivit de trois ans celles de S. Luria et M. Delbrück qui, s'intéressant au bactériophage, avaient mis en évidence l'existence de mutants chez les bactéries et avaient ouvert les portes à l'étude de leur génétique. Avec la découverte de différents mutants de phages par ces deux auteurs et par A. Hershey, bactéries et bactériophages n'allaient plus se quitter pour fournir les outils indispensables à la compréhension du fonctionnement et de l'organisation du matériel génétique. Si Lederberg et Tatum avaient découvert la conjugaison à l'aide de deux souches polyauxotrophes (ayant besoin de métabolites particuliers pour leur croissance) permettant l'obtention de recombinants prototrophes, il fallut attendre 1952 pour que W. Hayes démontrât les rôles dissymétriques des souches parentales. Alors que la mort d'un des parents, provoquée par un antibiotique ou les rayons UV avant la recombinaison, n'affectait pas le nombre de recombinants, le même traitement adressé à l'autre diminuait de façon très importante ce nombre. Une bactérie jouait le rôle de mâle donneur quand l'autre se comportait comme un accepteur d'information génétique.

Lederberg (1952) et Hayes (1953), après avoir observé que certaines souches ne donnaient pas de recombinants après croisements, ont classé les bactéries en souches non fertiles (F−) et souches fertiles (F+). Alors que les souches F− croisées entre elles ne donnaient pas de recombinants, les souches F+ en donnaient, quelle que soit l'autre souche utilisée pour le croisement. Il apparut rapidement que, si après une heure de croisement entre souches F− et F+, plus de la moitié des souches F− devenaient F+, le transfert d'autres caractères génétiques de la souche mâle se faisait avec une fréquence beaucoup plus faible. Il semblait qu'une structure extra-chromosomique portait le déterminisme du caractère mâle. Des variants de souches F+ qui transféraient certains caractères avec une efficacité largement supérieure ont ensuite été obtenus. Ce sont ces variants Hfr (haute fréquence de recombinaison) qui ont été utilisés par Elie Wollman et F. Jacob pour leurs expériences de croisements interrompus en 1955. Des arrêts de la conjugaison à différents moments et provoqués par une agitation brutale de la suspension bactérienne montrèrent que le transfert d'information génétique commençait en un point particulier du chromosome bactérien (origine de transfert) et qu'il s'effectuait dans un ordre qui reflétait la disposition des gènes sur le chromosome. En caractérisant plusieurs variants Hfr qui différaient par leurs origines de transfert, Jacob et Wollman démontrèrent que les marqueurs transférés étaient disposés sur le chromosome de manière circulaire (1956-1958). Le caractère Hfr étant transmis à la souche F− avec les marqueurs distaux, il fut suggéré que le facteur F était intégré au chromosome dans la souche Hfr.

2. La transduction et la lysogénie

Une autre modalité d'échange de matériel génétique chez la bactérie, la transduction, fut également découverte au début des années 1950 et s'avéra particulièrement utile pour définir l'emplacement des gènes sur le chromosome bactérien. Après avoir mis en évidence ce phénomène chez les Salmonelles, J. Lederberg identifia l'agent du transfert à un phage. En se référant au modèle de la lysogénie, il fut proposé qu'au cours de la transduction généralisée, les phages pouvaient s'intégrer à n'importe quel endroit du chromosome bactérien, et en s'excisant emporter les gènes bactériens proches. Conjugaison et transduction permirent d'établir la carte génétique d'*E. Coli.* Deux sortes de transduction furent distinguées, toutes deux nécessitant l'intervention d'un phage s'intégrant dans l'ADN de l'hôte. Au cours de son excision de l'ADN bactérien, le phage pouvait emporter un fragment de ce dernier. Alors que ce fragment était toujours le même dans la transduction spécialisée (phage λ), il pouvait varier selon le site d'intégration du phage pour la transduction généralisée.

En décortiquant le mécanisme de la lysogénie, Elie Wollman et F. Jacob montrèrent que le phage λ, contenu à l'état de prophage dans le chromosome bactérien, y occupait une place définie. Cette démonstration, rendue possible par les interruptions de conjugaison de souches bactériennes Hfr, révéla de plus que le phage était induit dès sa pénétration dans la bactérie femelle. Les résultats de ces travaux furent particulièrement utiles à J. Monod pour tester les mutants du système β-galactosidase afin d'élucider les mécanismes de l'adaptation enzymatique.

3. La régulation de l'expression génétique et l'opéron

Travaillant sur l'« adaptation enzymatique » qui permettait à un micro-organisme de synthétiser des enzymes en réponse à la présence d'un substrat, J. Monod fit en 1947 l'étrange découverte de la « diauxie ». Mises en présence de glucose et de lactose, les bactéries, après une première période de croissance pendant laquelle elles consommaient le glucose, marquaient un temps d'arrêt et recommençaient à se multiplier, en dégradant alors seulement le lactose. Si les bactéries possédaient de manière constitutive l'équipement enzymatique leur permettant de métaboliser le glucose, elles ne disposaient pas spontanément de β-galactosidase qui répondait à une formation adaptative. Plusieurs hypothèses furent émises dans le monde des chercheurs travaillant sur ce phénomène, et pour Hinshelwood il existait dans la bactérie une forme non fonctionnelle de la β-galactosidase, qui devait s'adapter sous l'effet du lactose pour devenir active. L'utilisation d'analogues de structure du lactose, non métabolisables par la β-galactosidase, amena M. Cohn et J. Monod à réfuter la thèse adaptative et à parler d'induction enzymatique. Cette induction était gratuite car elle ne conférait pas d'avantage énergétique à la bactérie (1953). Diverses expériences utilisant des précurseurs radioactifs et au nombre desquelles on comptait celles de Hogness, Cohn et Monod montrèrent que la β-galactosidase était synthétisée *de novo* en présence d'inducteur (1955). Ces années virent la description d'autres protéines induites par le lactose, comme la lactose perméase qui autorisait la pénétration du sucre dans les cellules, et la galactoside transacétylase. La caractérisation de différents mutants permit de distinguer ceux qui avaient perdu une activité enzymatique de ceux qui exprimaient de manière constitutive ces enzymes. Parmi les premiers se rangeaient les bactéries dont les activités de la β-galactosidase (z-), de la perméase (y-) ou de la transacétylase (a-) étaient affectées. La mutation inductible (i+) → constitutive (i−) modifiait en revanche simultanément l'expression de ces trois protéines, qui devenait constitutive (permanente) et donc indépendante de la présence d'inducteur. S'il paraissait clair que l'expression des trois gènes z, y, a, était coordonnée, et qu'ils fonctionnaient comme une unité mise sous la dépendance du gène i, il restait à élucider le mécanisme d'action de l'inducteur.

Deux hypothèses furent avancées en 1957 pour expliquer le phénomène de l'induction : soit l'inducteur était directement capable d'activer la synthèse de l'enzyme, soit il s'agissait d'une dé-répression dans laquelle l'inducteur bloquait l'effet d'un inhibiteur fabriqué par la bactérie. L. Szilard, physicien d'origine, qui avait travaillé sur l'inhibition des voies métaboliques par leur produit final, participa à l'Institut Pasteur aux discussions de Jacob et Monod et joua un rôle certain dans l'élaboration de la deuxième hypothèse. Les expériences qui apportèrent la solution furent appelées « Pa Ja Mo » ou « pyjama », en référence aux noms des trois auteurs, Arthur Pardee, François Jacob et Jacques Monod. Les auteurs utilisèrent plusieurs conjugaisons bactériennes qui impliquaient l'injection du chromosome d'une souche Hfr dans une souche réceptrice F−. Dans la conjugaison (Hfr i+ z+) × (F− i− z−) réalisée en l'absence d'inducteur, les deux souches parentales étaient incapables de synthétiser l'enzyme. Les zygotes, en revanche, fabriquaient immédiatement de la β-galactosidase dès la pénétration du gène z+ dans le cytoplasme i−. Cette synthèse s'interrompait au bout d'une heure et il fallait ajouter de l'inducteur pour que les zygotes synthétisent à nouveau l'enzyme. On déduisit de cette expérience capitale que le gène i (i+) provoquait la synthèse d'une substance diffusible, le répresseur, capable d'inhiber l'expression du gène z (comme celles des gènes y et a). L'inducteur venait lever cette inhibition, qui disparaissait quand le produit du gène i était absent ou inefficace. Ces expériences, qui avaient permis de mettre en évidence la régulation négative, représentèrent par l'ampleur de leurs conséquences un des grands moments de la biologie moléculaire. Elles furent à la source de la distinction des gènes de structure, jusque-là connus, et des gènes régulateurs qui commandaient le fonctionnement des premiers.

L'étude du mécanisme d'action du répresseur bénéficia une fois de plus de la génétique bactérienne quand F. Jacob et coll. parvinrent à isoler des mutants β-galactosidase « constitutifs » pourvus d'un répresseur totalement fonctionnel. Une souche diploïde stable pourvue d'un épisome F Lac (i+ z+ / F i+ z+) permit d'isoler ces mutants Lac+ qui étaient porteurs d'une mutation o^c du *locus* opérateur (o). L'étude des mutants opérateurs montra que le *locus* opérateur était situé à proximité du gène z et sur le même fragment d'ADN. Contrairement au gène i actif en cis comme en trans (répresseur diffusible), le gène o commandait en cis l'expression des trois gènes z, y et a

(1961). Ce mutant opérateur permit de préciser la cible du répresseur et d'établir le modèle de l'« opéron lactose », avec sa séquence ordonnée (i, o, z, y, a) entre 1961 et 1963. Ces travaux qui définissaient les premiers mécanismes de la régulation de l'expression génétique valurent le prix Nobel de médecine à F. Jacob, J. Monod et A. Lwoff. L'isolement du répresseur échappa à l'équipe pasteurienne, initialement orientée vers un ARN, et fut réalisé en 1966 par W. Gilbert qui avait suspecté sa nature protéique et s'acharna à obtenir des mutants le produisant en grandes quantités. L'étude d'autres systèmes métaboliques bactériens amena à décrire de nouveaux systèmes de régulation.

Les résultats obtenus au cours des expériences « Pa Ja Mo » rappelaient l'induction du phage λ observée au cours de la conjugaison interrompue des bactéries Hfr. Ces deux phénomènes semblaient répondre au même modèle du répresseur. Celui-ci représentait l'aboutissement théorique d'expérimentations motivées par des systèmes analogues. Le répresseur C1 du phage λ fut caractérisé en 1967 par M. Ptashné, et le bactériophage λ, avec sa cascade d'événements régulateurs, continua de servir de modèle pour penser la régulation de l'expression génétique et la différenciation.

Les interactions ADN-protéines participent encore aux modèles permettant de penser la différenciation cellulaire et le développement. La détermination de la structure des gènes des eucaryotes comme l'étude des mécanismes de leur régulation devaient toutefois attendre l'avènement du génie génétique.

H. LE GÉNIE GÉNÉTIQUE

1. *La première recombinaison génétique* in vitro

La naissance du génie génétique remonte à 1971 dans le laboratoire de P. Berg avec la réalisation de la première recombinaison génétique *in vitro* entre deux molécules appartenant à des virus totalement différents. Ce laboratoire s'intéressait, en effet, depuis quelque temps, au virus cancérigène SV40. De façon à étudier précisément le fonctionnement de ce virus, D. Jackson, R. Symons et P. Berg coupèrent, à l'aide d'une enzyme de restriction EcoR1, les ADNs de SV40 et d'une forme altérée du bactériophage λ, avant de les soumettre à l'action de la terminal-transférase, d'une ligase et de l'ADN polymérase. Ces différentes manipulations permirent d'obtenir une molécule hybride circulaire λ-SV40. La création de ce type de molécule, qui devait être amplifiée dans les bactéries, offrait la possibilité d'introduire des gènes dans des organismes différents de ceux des gènes d'origine et d'obtenir un nombre important de copies de la molécule hybride. Ces résultats firent grand bruit aussi bien dans le monde scientifique que dans les médias. Si ces expériences ouvraient de nouvelles portes pour la recherche fondamentale, et étaient riches en débouchés commerciaux potentiels, les matériaux utilisés pour les réaliser n'avaient rien de révolutionnaire.

2. *Les enzymes de restriction*

Les enzymes de restriction ont en effet été découverts au milieu des années 1960. Les travaux de W. Arber ont fourni les indications qui ont permis de mettre en évidence le système de restriction-modification des bactéries. Les bactériophages qui infectaient une souche particulière de bactéries donnaient naissance à des phages qui s'étant adaptés à cette souche pouvaient se reproduire. Le phénomène était spécifique de cette souche bactérienne, le phage modifié se révélant incapable de se multiplier dans d'autres souches du même type de bactéries. L'explication du phénomène fit intervenir des méthylases, et des nucléases particulières qui réduisaient en fragments une molécule d'ADN. Le plus souvent, lorsqu'une molécule d'ADN, notamment celle d'un phage, pénétrait dans une bactérie, elle était détruite par une nucléase et la croissance du phage se trouvait ainsi restreinte. Seuls quelques phages échappaient à ce destin et, subissant l'action de méthylases, étaient protégés de l'action des nucléases. La reproduction de ces phages n'était plus restreinte quand ils infectaient des bactéries possédant le même système de restriction-modification. Les biochimistes purifièrent ces nucléases particulières, devenues enzymes de restriction. Elles se caractérisent par les séquences déterminées d'ADN qu'elles clivent. H. Smith a été en 1970 l'un des premiers à les purifier et à définir leurs propriétés. D. Nathans montra en 1971 que l'ADN de SV40 était coupé en des sites spécifiques par ces enzymes. Ces travaux, qui constituaient un préalable indispensable au génie génétique, ont amené ces auteurs à recevoir le prix Nobel en 1978. De nombreuses enzymes de restriction ont été caractérisées par la suite. La découverte d'autres enzymes dans le cadre de projets de recherche totalement différents, comme celle de l'ADN ligase par M. Gellert en 1968, fit que les outils enzymatiques du génie génétique étaient disponibles dès le début des années 1970.

3. *Plasmides et vecteurs*

Les molécules capables de se multiplier dans les bactéries qui allaient devenir les vecteurs étaient également connues. À côté du phage λ altéré utilisé par P. Berg, se rangeaient les plasmides qui avaient en effet été découverts en 1965. Présents en très grand nombre dans les bactéries, les plasmides, qui possédaient des gènes de résistance aux antibiotiques, offraient un moyen de sélection qui ajoutait un avantage à leur capacité de réplication autonome. Le premier plasmide-vecteur a été décrit en 1973 par le groupe de S. Cohen. L'année suivante, les mêmes auteurs rapportaient l'intégration de gènes responsables de la résistance à la pénicilline (originaires d'un plasmide du staphylocoque) dans leur vecteur pSC101. Cette année-là, le groupe de H. Boyer réalisait le premier clonage d'un gène eucaryote en introduisant, après coupure par EcoR1, les gènes ribosomiques du crapaud *Xenopus laevis* dans le plasmide pSC101. Il montrait de plus que ce fragment d'ADN persistait et était amplifié. De nombreux autres plasmides-vecteurs ont été mis au point depuis cette date et ils dérivent pour la plupart d'un ancêtre nommé PBR322 créé par F. Bolivar en 1977. À la suite des travaux de P. Berg, de nouveaux vecteurs phagiques débarrassés de régions non essentielles et susceptibles d'acquérir un ADN étranger ont été élaborés par N. Murray et M. Thomas à partir de 1974.

4. La conférence d'Asilomar

Pour revenir à l'émoi provoqué par la publication des résultats de P. Berg, plusieurs craintes concernant la dissémination de gènes potentiellement dangereux pour les humains avaient vu le jour. Les conséquences de l'utilisation des techniques de génie génétique furent analysées au cours d'une conférence réunie à Asilomar en Californie en 1975. Si les conclusions de cette conférence furent qu'il était possible de poursuivre ces manipulations, un certain nombre de règles de confinement furent édictées et leurs risques évalués en fonction de l'origine de l'ADN (bactérie, virus des animaux, cellules eucaryotes). Le National Institute of Health (NIH) promulgua des règles en 1976 et la commission française de la Délégation Générale à la Recherche Scientifique et Technique (DGRST) les reprit. Des laboratoires furent construits pour permettre la réalisation des expériences de génie génétique.

5. Les premiers clonages

La remise en chantier des projets de recherche s'accompagna de la mise au point de la plupart des outils du génie génétique entre 1975 et 1980, période pendant laquelle les premiers résultats furent également publiés. La voie de l'analyse moléculaire du génome eucaryote fut ouverte par le groupe de D. Hogness qui, ayant cassé l'ADN de la drosophile en fragments de 5 000 à 20 000 paires de bases puis l'ayant inséré dans des plasmides, réalisa en 1974 la première banque génomique et montra que certains fragments étaient répétés alors que d'autres existaient à l'état d'exemplaire unique. Il devenait possible, à la condition de disposer d'une sonde, d'aller à la pêche du clone ayant intégré le gène ou la séquence d'ADN eucaryote que les chercheurs désiraient étudier. D'autres banques, construites avec le phage λ à partir d'ARNm exprimés dans des cellules et transformés en ADN complémentaire (ADNc), suivirent. Dans le cas des banques d'expression, la détection du clone ne dépendait pas d'une hybridation ADN-ARN mais d'anticorps capables de reconnaître le produit d'un gène. Pendant que se codifiaient les règles du clonage, une voie de purification et d'amplification d'une séquence fut proposée par T. Maniatis qui réussit, en 1976, à extraire à partir du globule rouge un ARNm majoritaire, codé par le gène β globine du lapin. Une fois purifié, cet ARNm fut copié par la transcriptase inverse avant d'être intégré dans un vecteur et d'être amplifié dans une bactérie. L'ampleur des champs d'investigation ouverts par ces nouvelles technologies stimula les recherches sur les enzymes de restriction, dont la liste s'allongea de jour en jour. Elle obligea à la création et à l'emploi de nouveaux vecteurs adaptés à la taille des fragments d'ADN convoités. Cela amena à concevoir les cosmides, qui sont des vecteurs dérivés des plasmides et capables d'être intégrés dans les têtes des phages, ainsi que d'accepter des fragments d'ADN de grande taille (1978). L'emploi des YAC (*yeast artificial chromosome*) s'inscrit dans cette perspective.

Les techniques d'analyse de l'ADN, indispensables à la cartographie physique et à la dissection des gènes, ont été décrites durant cette même période. La publication de Southern, donnant les modalités de la détection d'une séquence spécifique d'ADN à l'aide d'une sonde radioactive après séparation de l'ADN fragmenté par électrophorèse en agarose, et transfert sur feuille de nitrocellulose, parut en 1975. Elle fut suivie de son homologue pour l'ARN deux ans plus tard. C'est aussi en 1977 que A. Maxam et W. Gilbert, d'une part, et F. Sanger, d'autre part, mirent au point deux techniques qui permettaient de déterminer la séquence d'un fragment d'ADN.

6. *Le diagnostic moléculaire anténatal*

La moisson de résultats obtenus grâce à cette technologie fut rapide et impressionnante. Au cours de l'année 1976, Y.W. Kan, en quantifiant par une méthode d'hybridation à l'aide d'une sonde d'ADN complémentaire le nombre de gènes α globine d'individus normaux et thalassémiques (dans des cellules amniotiques), établit pour la première fois les conditions du diagnostic moléculaire et anténatal des maladies génétiques. Plusieurs polypeptides de petite taille et utilisables en thérapeutique ont été produits par des bactéries (entre 1978 et 1980). Des fragments d'ADN synthétisés chimiquement ou obtenus grâce à la transcription inverse, et insérés dans des vecteurs, furent exprimés dans des bactéries qui produisaient notamment de l'insuline, de l'hormone de croissance ou de l'interféron. Si ces prouesses techniques démontraient qu'il était possible de faire fabriquer à des bactéries des protéines humaines, jusque-là obtenues par de lourdes méthodes d'extraction et de purification, et si ces réussites avaient des implications pharmaceutiques et industrielles évidentes, les résultats les plus extraordinaires allaient venir de la découverte de la structure des gènes des eucaryotes.

I. LES GÈNES EN MOSAÏQUE

1. Discontinuité du gène

L'exploration des gènes eucaryotes commença par celle de gènes qui étaient exprimés sous forme d'ARNm majoritaires dans des cellules qui synthétisaient des protéines comme la chaîne β de la globine. Les ADNc des ARNm de l'insuline et de l'hormone placentaire humaine furent ainsi parmi les premiers à être clonés et amplifiés (1976). Ensuite, on utilisa l'ADNc β globine pour isoler un des premiers gènes en criblant une banque d'ADN génomique. On dut cependant l'observation princeps qui allait permettre d'établir la structure en mosaïque des gènes eucaryotes à l'étude d'une hybridation entre l'ARN et l'ADN d'un virus. P. Sharp rapporta en effet, en 1977, la présence de discontinuités entre l'ARN messager et l'ADN de l'adénovirus. Ces discontinuités se matérialisaient sous forme de boucles dans l'hétéroduplex. Cette découverte posa rapidement le problème de savoir s'il s'agissait là d'une particularité des virus ou si un tel phénomène existait chez les eucaryotes. Le problème était d'autant plus brûlant qu'il impliquait une remise en question du dogme de la colinéarité, qui établissait une stricte correspondance, *via* le code génétique, entre les séquences de l'ADN, de l'ARN et celle des protéines qu'ils codaient. Plusieurs équipes, analysant différents gènes, se lancèrent dans la bataille. Les premiers résultats vinrent en 1977 de R. Flavell qui mit en évidence la présence d'un long fragment d'ADN interrompant la séquence codante du gène β globine de lapin. Il fut rapidement rattrapé par R. Breathnach, J.L. Mandel et P. Chambon qui montraient la structure en mosaïque du gène de l'ovalbumine de poule, et par P. Leder qui travaillait sur le gène β globine de souris. Les résultats peut-être les plus prometteurs furent ceux de S. Tonegawa. Ils permirent la découverte de l'encore plus extraordinaire structure des gènes des immunoglobulines (1978).

2. Introns et exons

Ces conclusions ont été établies grâce à la comparaison des cartes de restriction et des séquences de l'ADNc et de l'ADN génomique obtenues pour 'un gène, et grâce à l'observation d'images d'hétéroduplex en microscopie électronique. La terminologie proposée par W. Gilbert en 1978, qui séparait les exons codants d'une part, des introns silencieux d'autre part, fut universellement adoptée en même temps qu'on généralisa le modèle du gène en mosaïque. Cette structure, que même l'ADN mitochondrial possédait, était la règle pour les cellules eucaryotes, et dès 1977 des études cinétiques mettaient en évidence l'existence d'un préARNm nucléaire, précurseur de l'ARNm cytoplasmique. La maturation du pré-ARNm ou épissage provoque l'exclusion des boucles d'introns. Son mécanisme a été précisé au cours des années suivantes. Il fait intervenir des séquences consensus au niveau des jonctions entre exons et introns et des petits ARN. La première observation d'auto-épissage a été rapportée à propos de l'ARN ribosomique 28S de *tetrahymena* qui est un protozoaire. Ces dernières découvertes, surprenantes pour les chercheurs habitués à faire dépendre des protéines les activités catalytiques, proposaient de jeter un regard différent sur les rapports qu'entretenaient les molécules du Vivant.

Outre les possibilités théoriques offertes par l'épissage différentiel pour expliquer, à côté des duplications, la création de protéines, la description de la structure des gènes eucaryotes allait réserver quelques nouvelles surprises au début des années 1980. Une des plus étonnantes fut la découverte du processus d'édition qui pouvait prendre la forme de l'addition de nucléotides aux ARN, notamment chez les trypanosomes. La dernière révélation, dont l'amorce avait été allumée en 1976 par S. Tonegawa, concernait les réarrangements des gènes des immunoglobulines dans les lymphocytes B. Alors que les gènes codants pour les parties constantes et les parties variables de ces gènes étaient séparés dans les cellules ne produisant pas d'anticorps, ils se trouvaient rapprochés dans les cellules qui en synthétisaient. L'organisation complexe des gènes des immunoglobulines et du récepteur des cellules T fut ensuite définie dans les moindres détails. Ces travaux permirent de mettre en évidence la participation de plusieurs séquences ainsi que des réarrangements successifs dans le génome. La comparaison, par ailleurs, des gènes de globine, ainsi que la découverte de pseudo-gènes au niveau de leur *locus* confirmèrent l'hypothèse de la duplication des gènes au cours de l'évolution.

J. PCR : SOURIS TRANSGÉNIQUES ET ANTISENS

1. Polymerase chain reaction

Une méthode d'amplification qui permet d'obtenir en une après-midi jusqu'à 100 milliards de copies d'une molécule d'ADN, ne représente pas en soi une révolution conceptuelle. L'ampleur de ses conséquences pratiques, notamment en médecine, commande cependant d'en relater la genèse. Alors qu'un chemin long et difficile devait être parcouru pour recueillir une quantité suffisante de matériel afin d'analyser un fragment d'ADN, cette méthode le livrait *ad libitum* à partir d'un prélèvement aussi infime qu'un cheveu ou une goutte de sang. Si elle facilita les recherches en criminologie comme les enquêtes de paléontologie, elle a surtout bouleversé les conditions du diagnostic moléculaire des maladies. C'est en 1983, alors que tous les éléments nécessaires à sa réalisation existaient depuis plus de quinze ans, que la PCR (*polymerase chain reaction*) fut inventée. En suivant le récit de K. Mullis, biologiste moléculaire qui avait été engagé par la société Cetus, on apprend que c'est dans un contexte de désœuvrement et de risque de chômage engendrés par l'automatisation de la synthèse des oligonucléotides, qu'il conçut cette réaction. Il s'inspira de la technique de détermination de séquences décrite par F. Sanger (1977) qui utilisait l'ADN polymérase qu'avait caractérisé A. Kornberg (en 1955). Familier des opérations d'itération liées à sa pratique de l'informatique, Mullis imagina l'emploi de deux oligonucléotides amorces. Ces oligonucléotides étaient complémentaires de deux séquences situées respectivement sur chacun des deux brins de l'ADN et ils encadraient le fragment d'ADN à amplifier. Il réalisa rapidement au cours d'un voyage nocturne en voiture que des cycles d'hybridation d'amorce-élongation-dénaturation lui permettaient de fabriquer un nombre formidable de copies du fragment d'ADN. De retour au laboratoire, il mit au point l'expérience qui, dans un seul tube, fournirait une confirmation à sa théorie. Un résultat positif se solda par un dépôt de brevet et dix ans plus tard par l'attribution du prix Nobel de chimie (1993). Le protocole initial reçut plusieurs améliorations dont la principale consista à remplacer l'ADN polymérase par la Taq polymérase (de *Thermus aquaticus*). Cette dernière n'est pas dénaturée par la température nécessaire à la séparation des brins d'ADN (1988).

2. *Souris transgéniques*

Une autre technique, qui a bénéficié des acquis de l'embryologie, s'est avérée très importante pour l'étude des fonctions des gènes normaux ou rendus pathogènes par modifications de leur structure. Il s'agit de l'élaboration d'animaux transgéniques. Cette technique consiste à injecter un gène dans le pronucleus d'un œuf de souris tout juste fécondé. Dans le faible nombre de cas où ce gène est intégré avant la première division de l'œuf, il est transmis à toutes les cellules de l'organisme, dont les cellules germinales. Ceci permet le maintien de lignées d'animaux transgéniques. Depuis la première expérience de J. Gordon en 1980, démontrant l'intégration stable dans le génome d'une souris de l'ADN introduit, plusieurs gènes ont été injectés dont le gène de l'élastase (exprimé dans le pancréas exocrine, 1984). Ces expériences ont servi à cerner la taille des séquences (situées en 5′) nécessaires à son expression spécifique dans le pancréas. Cette méthode offre un moyen inégalé d'étudier la fonction d'un gène dans le cadre de ses interactions avec d'autres gènes au cours du développement et chez l'animal adulte. Elle a été utilisée pour préciser le rôle des oncogènes, explorer le système immunitaire et analyser les conséquences d'une mutagenèse d'insertion.

3. Oligonucléotides antisens

Depuis la fin des années 1980 et surtout le début des années 1990 s'est développée une nouvelle stratégie d'interaction avec les ARNm. Les oligonucléotides antisens, qui sont des molécules de petite taille présentant une séquence complémentaire de celle d'une partie d'un ARNm, peuvent bloquer l'expression de ce dernier par différents processus. Les ribozymes, qui sont des oligonucléotides auxquels leurs structures trimensionnelles particulières confèrent la capacité d'induire des coupures dans un ARN cible, représentent une deuxième modalité d'action au niveau de l'expression d'un gène. Ces deux types de molécules, qui ont déjà fait l'objet d'essais dans des systèmes de culture de cellules et chez l'animal, ont des domaines potentiels d'application très vastes en médecine (maladies virales, tumorales, inflammation). En reconnaissant de manière très spécifique un ARNm au milieu de tant d'autres (même avec un seul nucléotide de différence), les oligonucléotides antisens peuvent en bloquer l'expression.

RÉFÉRENCES

B. Alberts, D. Bray, J. Lewis, M. Raff, K. Roberts et J. D. Watson, *Molecular Biology of the Cell*, New York et Londres, Garland, 1983.

G.E. Allen, *Life Science in the Twentieth Century*, Cambridge, Cambridge University Press, 1978.

C. Babinet, D. Morello, « Animaux transgéniques : une voie nouvelle pour l'étude du développement », *Médecine/Sciences*, 1986, 2, p. 253-259.

F. Gasser, *Bactéries et bactériophages*, Cours de l'Institut Pasteur, Paris, Ediscience, 1974.

F. Gros, *Les secrets du gène*, Paris, Odile Jacob, 1986.

F. Gros, *L'ingénierie du vivant*, Paris, Odile Jacob, 1990.

F. Gros, M. Grunberg-Manago, *Biosynthèse des acides nucléiques ; réplication et transcription*, Paris, Hermann, 1974.

C. Hélène et Nguyen T. Huong, « Le contrôle artificiel de l'expression des gènes », *Pour la science*, 1990, 151, p. 38-46.

V.M. Ingram, *Biosynthèse des macromolécules*, Paris, Ediscience,1970.

F. Jacob, *La logique du vivant*, Paris, Gallimard, 1970.

L.E. Kay, « Conceptual Models and Analytical Tools : The Biology of Physicist M. Delbrück », *The Journal of History of Biology*, 1985,18, p. 207-246.

J.C. Kaplan, M. Delpech, *Biologie moléculaire et Médecine*, Paris, Flammarion, 1994.

B. Lewin, *Genes IV*, Oxford, Oxford University Press, 1990.

J. Monod, *Le hasard et la nécessité*, Paris, Seuil, 1970.

M. Morange, *Histoire de la biologie moléculaire*, Paris, La Découverte, 1994.

K. Mullis, « L'amplification des gènes dans la génétique humaine », *Pour la science*, avril 1994, p. 18-24.

S. Pestka, « La purification et la fabrication des interférons humains », *Pour la science*, 1983, 72, p. 64-78.

P. Tiollais et A. Rambach, « Génie génétique ou manipulations génétiques », *La Recherche*, 1977, 8, p. 821-832.

E. Schrödinger, *Qu'est-ce que la vie ?*, Paris, Seuil, 1993.

J.D. Watson, *Biologie moléculaire du gène*, Amsterdam, Intereuropean Editions, 1973.

J.D. Watson, *The double helix. A personal account of the discovery of the structure of DNA*, Hardmondsworth, Penguin, 1970.

Chapitre V

Les virus

Les maladies virales ont longtemps eu la double caractéristique d'être des affections fréquentes dont la symptomatologie était connue depuis l'Antiquité, et d'être provoquées par des agents infectieux dont la petite taille faisait obstacle à l'individualisation. Les virus sont, en effet, des agents pathogènes capables de traverser des filtres retenant les bactéries. Deux outils ont favorisé l'approche de leur définition. La microscopie électronique a révélé leur forme, et les cultures de cellules ont permis leur multiplication. Précédée par la bactériologie, la virologie naissante a dû affronter le paradigme bactérien pour démontrer sa spécificité. La biochimie enfin et les techniques de la génétique, grâce à des mutants, ont amené à préciser la nature et les fonctions des différents composants des virus. La lutte contre les maladies virales prit le chemin de la modernité avec la vaccination mise au point par Jenner. Ce moyen préventif s'est avéré être le traitement le plus efficace pour se prémunir de maladies aussi catastrophiques que la poliomyélite ou la variole.

Pour un temps considérés comme cause potentielle de cancer chez l'homme, les virus oncogènes à ARN ont mis sur la piste des proto-oncogènes cellulaires. Tout en autorisant une détection salutaire dans les flacons de sang contaminés, les études biologiques des virus des hépatites ont montré la fréquence de la survenue de cancers du foie au cours des formes chroniques de ces affections. La rapidité avec laquelle les virus du sida ont pu être caractérisés témoigne de la vigueur d'une virologie moléculaire arrivée à maturité. Les prions tenus pour responsables de certaines encéphalopathies sont récemment venus bouleverser le monde des virus dont la description a fourni des explications à des maladies en apparence très diverses.

A. DES AGENTS FILTRANTS AU CONCEPT MODERNE DE VIRUS

Si les descriptions des symptômes dus aux maladies virales remontent pour certaines à l'Antiquité, et si une méthode d'inoculation permettant de se prémunir des effets néfastes de la variole a été établie très tôt en Chine, l'individualisation des virus au sein du monde des « microbes » répond à un processus long de maturation conceptuelle. Réunissant généticiens, biologistes moléculaires et spécialistes de l'ultrastructure, le bactériophage λ et le virus de la mosaïque du tabac ont servi de modèle fédérateur pour arriver à formuler une définition des virus, que les prions sont récemment venus déranger. Bien que les virus soient restés encore pour un temps invisibles, la première caractéristique qui mit sur la voie de leur distinction fut leur taille.

1. Les agents filtrants

Des bougies de porosité variable avaient, en effet, été fabriquées en Allemagne par Berkefeld et en France par Chamberland (1881 et 1892). Travaillant sur la maladie du tabac en Russie, D. Ivanoski différencia en 1892 deux formes de cette maladie, la rouille et la mosaïque du tabac précédemment décrite par A. Mayer. Il élimina l'hypothèse en vogue qui attribuait les maladies des plantes aux champignons et montra que la sève des souches atteintes pouvait, après filtration sur les bougies de Chamberland, communiquer la maladie à des plantes saines si elle leur était inoculée. Cette transmission disparaissait lorsque la sève était chauffée à une certaine température. Il concluait à la responsabilité d'une petite bactérie capable de traverser les pores des bougies. Il évoqua également la possibilité d'une toxine bactérienne. Ces hypothèses s'expliquaient par le contexte de l'époque qui voyait le triomphe de la bactériologie, avec les règles d'isolement et de reproduction des maladies bactériennes définies par Koch, qui avait caractérisé les bacilles de la tuberculose et du choléra (1882, 1883). La toxine cholérique venait d'être mise en évidence par Roux et Yersin (1888) ; ce dernier décrivit également le bacille de la peste en 1894. W. Beijerinck, qui peut être considéré comme le deuxième créateur de la virologie, reprit en Hollande les observations d'Ivanoski et montra que l'agent responsable de la mosaïque du tabac se multipliait dans les tissus de la plante en croissance. Ayant démontré qu'il ne pouvait s'agir d'une toxine, Beijerinck pensa que ce fluide vivant contagieux différait des autres microbes jusque-là décrits. Son interprétation fut rejetée par les bactériologistes, ses contemporains.

2. Un début d'autonomie

Si d'autres agents filtrants responsables de maladies animales furent rapidement individualisés, il fallut attendre 1902 pour que W. Reed et J. Carrol mettent en évidence dans le sang de malades un « virus » filtrant responsable de la fièvre jaune et transmis par un moustique. Les « virus » de la variole et de la vaccine furent identifiés en 1903 et en 1905 et celui de la poliomyélite cinq ans plus tard. La possibilité d'obtenir dans des milieux bactériologiques des colonies de mycoplasmes qui étaient aussi des agents susceptibles de traverser les filtres entrava l'établissement d'une distinction entre les virus et les autres micro-organismes. Si ces découvertes stimulèrent la recherche de milieux autorisant la multiplication des « agents filtrants », la prédominance du paradigme bactérien ralentit l'émergence du concept moderne de virus, comme cela fut longtemps le cas pour le virus de la grippe. Les virus se présentaient, pour certains, comme des bactéries de petite taille qu'on n'avait pas encore réussi à cultiver et à caractériser. L'apparition de phénomènes immunitaires induits par la présence des « virus » avait été notée, mais c'est surtout à partir des années 1930 que progressa leur connaissance. Cette période fut en effet marquée par le développement des techniques de purification et de cristallisation, le début des études biochimiques, et par l'utilisation d'un milieu de culture révolutionnaire que constituait l'œuf de poule embryonné (A. Woodruff et E. Goodpasture, 1931). La découverte de l'hémagglutination virale (pour le virus de la grippe, G. Hirst, 1942) offrit, de plus, un moyen de titrer les virus.

3. Les premiers pas de la virologie moderne

Le microscope électronique permit de visualiser les particules virales, alors que les techniques de culture de cellules, largement développées à partir des années 1950, fournirent les moyens d'obtenir leur multiplication. Ce furent enfin des analyses biochimiques et génétiques qui amenèrent à préciser la nature des virus et leur composition chimique, qui associait acides nucléiques et protéines. Ces recherches conduisirent A. Lwoff, qui avait entre autres décrypté le phénomène de la lysogénie, à proposer en 1957 une définition des virus qui, de façon définitive, les faisait échapper au paradigme bactérien. Ils se présentaient pour lui comme des entités nucléoprotéiques ayant un seul type d'acide nucléique et se reproduisant à partir de leur matériel génétique. Incapables, contrairement aux bactéries, de se diviser, ils étaient néanmoins des agents infectieux potentiellement pathogènes.

B. Bactériophages, lysogénie et biologie moléculaire

Les bactériophages ou phages sont des virus bactériens. Quand un phage virulent infecte une bactérie, il s'y reproduit et provoque la lyse de la bactérie. Il existe cependant des phages tempérés qui peuvent, après infection, soit détruire leur hôte, soit se maintenir dans la bactérie à l'état de prophages. Le prophage est intégré dans l'ADN du chromosome de la bactérie qui est dite lysogène. Au cours de son excision de l'ADN de l'hôte, le prophage peut emporter avec lui un fragment de chromosome. Le nouveau phage ainsi constitué peut, en infectant une nouvelle bactérie, y transférer le matériel génétique de la première au cours d'un processus appelé transduction. La transduction peut être spécialisée quand elle concerne toujours le même fragment de chromosome (où s'intègre le phage λ) ou généralisée si n'importe quel segment de chromosome donneur peut être transmis. Il fallut près de trente ans pour qu'on comprît la nature du cycle du bactériophage.

1. La découverte des bactériophages

Le bactériophage qui joua un rôle essentiel de modèle pour la biologie moléculaire naissante fut découvert indépendamment par F. Twort (1915) et par F. d'Hérelle (1917). F. Twort observa que certaines colonies de staphylocoques devenaient transparentes et qu'un petit prélèvement de ces colonies était de plus capable de rendre transparentes des colonies normales. Twort pensa avoir affaire à une infection des bactéries, provoquée par un agent qui pouvait traverser les bougies de Chamberland. Cet agent, dépourvu d'action sur l'animal et d'autres bactéries, résistait à des températures relativement élevées. Parmi les hypothèses émises quant à la nature du principe actif responsable de ce phénomène, figuraient celle d'un organisme de très petite taille et celle d'une enzyme synthétisée par la bactérie. F. d'Hérelle découvrit, chez des patients souffrant de dysenterie provoquée par le bacille de Shiga, un agent provoquant la lyse de ces bactéries. Cet agent, qu'il nomma bactériophage, traversait les bougies de Chamberland. D'Hérelle avait noté que le bactériophage ne se développait que sur des bactéries vivantes et que son apparition était contemporaine de celle des signes annonciateurs de la disparition de la dysenterie. La découverte du phénomène de lyse bactérienne donna lieu pendant plusieurs années à deux types d'explications divergentes. À d'Hérelle qui voyait là l'action d'un virus ultramicroscopique se développant aux dépens de la bactérie, s'opposait l'interprétation de M. Ciuca et J. Bordet qui pensaient à une substance héréditaire mais aussi contagieuse. Cette substance destructrice pour la bactérie était due à l'apparition de variants de cette même bactérie, et la persistance de bactéries résistantes expliquait la possibilité de perpétuer l'activité lytique. L'hypothèse de cette activité transmissible et donc ici héréditaire avait été formulée devant la constatation suivante : un exsudat provenant d'un animal auquel avait été injecté *E.Coli* provoquait la lyse de cette même bactérie et cette destruction pouvait être transmise d'une culture à l'autre.

2. Lysogénie et phage lytique

Une étape importante dans la compréhension de la physiologie du phage fut franchie en 1925 avec la mise en évidence de la lysogénie indépendamment par O. Bail et J. Bordet. Une souche d'*E.Coli* était capable de produire des phages qui pouvaient à leur tour rendre lysogènes d'autres souches de cette même bactérie. Cette même année Eugène Wollman, inscrivant sa réflexion dans le sillon de celle de H. Müller, qui avait attiré l'attention des généticiens sur le modèle du bactériophage, proposa de faire de ce dernier un gène. Refusant la théorie de la sécrétion d'une substance lytique par la bactérie, il émit l'idée de la parahérédité et rapprocha deux notions jusque-là envisagées distinctement, l'hérédité et l'infection (1928). La réunion de ces deux aspects du phage fut approchée en 1929 par F. Burnet et M. McKie qui travaillaient avec une souche lysogène de *Salmonella enteritidis* (de Gaertner). Ils démontrèrent que la libération des phages dans la culture dépendait de facteurs internes à la bactérie. La permanence du caractère lysogène impliquait en effet de penser que l'ébauche du phage (*Anlage*) faisait partie intégrante de la constitution héréditaire des bactéries formant la souche lysogène. Phage lytique et ébauche n'étaient que deux aspects d'un même phénomène, mais la nature de cette ébauche gardait des contours flous. En 1931, L. den Dooren de Jong, qui travaillait sur une souche lysogène et sporogène de *Bacillus megatherium*, montra que, malgré la destruction des phages provoquée par la chaleur, certaines bactéries demeuraient lysogènes et que donc cette propriété était inhérente aux bactéries. Reprenant ces travaux, Eugène et Elizabeth Wollman établirent que les bactériophages existaient sous deux aspects dans les souches lysogènes et que les corpuscules phagiques libres, présents dans la culture, n'étaient pas les descendants directs des phages préexistants mais étaient produits *de novo* par les bactéries (1938). Cette notion fut précisée après la guerre par A. Lwoff et A. Gutmann qui montrèrent en 1950 qu'une souche lysogène de *Bacillus megatherium* produisait des bactériophages par lyse, et que la propriété lysogène était transmise par les bactéries. Les bactéries lysogènes pouvaient soit se multiplier sans produire de phages, soit libérer des bactériophages par lyse. Le cycle du bactériophage, faisant intervenir une phase infectieuse et une phase non infectieuse, devenait envisageable et le terme de probactériophage fut inventé pour rendre compte de la deuxième. Le prophage, qui remplaça par la suite cette dénomination, permit d'allier les phénomènes de production de bactériophages et de transmission génétique de leur précurseur. Une page importante de la virologie, qui fournit une explication rapide à l'existence des proto-oncogènes cellulaires, venait d'être tournée. Si en 1953 l'hypothèse du prophage intégré au chromosome bactérien, permettant de rendre compte des différents aspects de la physiologie du phage, paraissait la plus vraisemblable, ce furent les résultats de la génétique bactérienne naissante et les travaux de F. Jacob et Elie Wollman qui apportèrent une confirmation en 1955.

3. Induction zygotique, conjugaison et transduction

Alors que les mécanismes de la sexualité des bactéries commençaient à être compris, ils découvrirent l'induction du développement du phage λ (dont le locus était situé à proximité de celui du caractère Gal) au cours de la recombinaison de deux souches d'*E.Coli* (Hfr $\lambda^+ \times F^-\lambda^-$). L'induction zygotique (ou érotique ou induction par conjugaison) résultait de la pénétration du chromosome des bactéries Hfr contenant le prophage, dans les bactéries F^-. La transduction, qui permettait le transfert, grâce à un phage, de matériel génétique d'une bactérie à une autre, avait été décrite par J. Lederberg et coll. dès 1951 chez *Salmonella typhimurium*. C'est également au même moment, après la découverte de la conjugaison, que furent décryptés les mécanismes de la sexualité des bactéries, sous-tendus par un facteur F permettant un transfert orienté de matériel génétique des bactéries mâles F+ vers des bactéries femelles F– (W. Hayes, 1953). L'utilisation de mâles Hfr (haute fréquence de recombinaison) permit en 1955 à François Jacob et Élie Wollman, au cours de croisements interrompus, d'établir, en même temps qu'un ordre de transfert, les premières cartes génétiques d'*E.Coli* et de montrer que son chromosome était circulaire. C'est dans ce contexte que naquit le concept d'épisome, qui fournissait une explication à l'existence de facteur F cytoplasmique et des bactéries Hfr (facteur sexuel situé sur le chromosome bactérien) comme des phages cytoplasmiques et du prophage intégré au chromosome bactérien (F. Jacob, Élie Wollman, 1961). A. Hershey et M. Chase, montrant en 1952 les rôles différents des protéines et de l'ADN du phage T2, participèrent à l'identification du support matériel de l'information génétique.

C. Le virus de la mosaïque du tabac et l'ultrastructure

L'agent filtrant responsable de la mosaïque du tabac (VMT) a non seulement inauguré l'ère de la virologie, mais a également accompagné les principales étapes de son développement. W. Stanley réussit en 1935 la purification et la cristallisation du VMT. Chimiste convaincu de la nature protéique du VMT, il utilisa à l'Institut Rockefeller les techniques de purification des protéines pour l'isoler et il montra que le VMT était sensible aux agents dénaturants de celles-ci. Ne disposant pas de cultures de cellules, Stanley était directement parti de la plante pour le purifier. La nature protéique qu'il lui donna reflétait à la fois la méconnaissance, à l'époque, des acides nucléiques et la prépondérance des travaux consacrés aux polypeptides. Cette découverte fit beaucoup de bruit. J. Summer en 1926 avait obtenu la cristallisation d'une protéine à fonction enzymatique, l'uréase, et J. Northrop en

1930 avait réussi celle de la pepsine. Si ces résultats valurent à leurs trois auteurs un prix Nobel, les travaux de Stanley furent rapidement repris par F. Bawden qui montra que le VMT contenait en plus un acide nucléique (ARN) dont l'inactivation entravait le pouvoir infectieux du virus. Les virus, qui échappaient à la microscopie optique, devinrent des objets visibles grâce à la microscopie électronique qui s'était développée en Allemagne à partir des années 1930. Le VMT apparut en 1939 sous forme de petits bâtonnets sur les images obtenues par H. Ruska. Si le faible contraste qui caractérisait les premiers clichés gênait leur interprétation, l'utilisation d'anticorps puis surtout de métaux lourds et le développement de la technique de coloration négative permirent à la microscopie électronique, au cours des années 1940 et 1950, de formidables progrès. La lyophilisation, introduite à la même période, prévint les déformations du matériel au cours de sa préparation. La description de la forme du VMT bénéficia de ces différentes améliorations. R. Franklin en 1955, poursuivant les observations de Watson, montra, grâce à la diffraction des rayons X, que le VMT avait une structure hélicoïdale formée de sous-unités enroulées en hélice avec un pas de 23 Å. G. Schramm prouva en 1956 que l'ARN du VMT était le support de l'information génétique permettant la genèse de nouveaux virus.

D. Animaux, œuf de poule et cultures de cellules

Bien que les microbiologistes se soient acharnés à trouver des milieux de culture analogues à ceux utilisés en bactériologie pour obtenir une multiplication des virus, seuls l'animal et la plante se sont avérés, pendant un temps, capables de fournir des résultats fructueux. Le parasitisme obligatoire des virus aux dépens des cellules allait rendre indispensable la mise au point des techniques de cultures de tissus et de cellules pour la récupération *in vitro* de nouveaux virus. Ces méthodes, qui eurent par la suite de nombreuses autres applications, furent avec la microscopie électronique aussi essentielles à la virologie que le développement des techniques d'électrophorèse et d'ultracentrifugation à la caractérisation des macromolécules du Vivant.

1. Cultures de tissus et œuf de poule

L'aventure débuta avec R. Harrison qui, à partir de 1907, s'intéressa au développement du tissu nerveux de grenouille dont il observait au microscope l'évolution des cellules et des axones dans une goutte de lymphe. Elle se poursuivit avec le Français A. Carrel, expatrié aux États-Unis, qui s'intéressait à la même époque à la chirurgie de transplantation à l'Institut Rockefeller. Le premier, il montra qu'il était possible à l'aide de la technique précédente, mais également avec des boîtes, d'obtenir une multiplication des cellules à partir de plusieurs tissus (cœur de poulet, fibroblastes). Ces tissus mis au contact de plasma coagulé voyaient, de plus, la croissance cellulaire reprendre quand le milieu était changé. Il décrivit au début des années 1920 les flacons qui portent son nom et dans lesquels la culture s'effectuait dans une phase liquide contenant des extraits embryonnaires et sur une phase solide constituée de fibrine. Le liquide était renouvelé régulièrement et il devenait possible de colorer et d'étudier les cellules. Les méthodes de Harrison et de A. Carrel furent utilisées jusque dans les années 1930 pour obtenir la multiplication de plusieurs « virus » dont on ne connaissait toujours pas la nature et qui devaient être injectés à l'animal pour prouver la persistance de leur pouvoir pathogène. Le spectre de ces virus était vaste puisqu'il incluait les « virus » de la rage, de la poliomyélite et du sarcome de Rous. Si ces techniques démontraient clairement la nécessité de la présence de cellules pour l'obtention d'une multiplication virale, elles restaient d'un rendement modeste, et l'œuf de poule embryonné vint présenter ses services rapidement appréciés à partir du milieu des années 1930.

Décrit dans cet emploi par A. Woodruff et E. Goodpasture, l'œuf, qui offrait l'avantage de contenir des cellules, des réserves énergétiques et de constituer un milieu équilibré, permit la multiplication de nombreux virus. Malgré sa perfection, l'œuf n'apportait pas de solution à la poliomyélite qui affectait sévèrement les populations américaines et d'Europe du Nord. Insensible à ce virus, il était dans l'incapacité de fournir un vaccin.

2. Cultures de cellules

Les progrès réalisés dans le domaine des cultures de cellules se confondirent à partir de 1949 avec les travaux de J. Enders sur le virus de la poliomyélite. Il montra cette année-là que des cellules embryonnaires humaines autorisaient la multiplication à un titre élevé de la souche Lansing (type sérologique 2) de ce virus. Ces résultats, obtenus avec des cultures de cellules auxquelles avaient été additionnés des antibiotiques, furent rapidement étendus au poliovirus de type 1 et eurent un retentissement important. Aux singes chez lesquels les altérations délétères étaient épiées pour affirmer le pouvoir pathogène du virus, pouvait dès lors être substituée la culture des cellules de rein du même animal qui étaient sensibles aux trois types de poliovirus ainsi qu'à d'autres virus. L'observation de l'effet cytopathogène se doublait de plus de la possibilité de disposer de quantité suffisante de « virus » pour fabriquer des vaccins. Non seulement de nombreux virus pouvaient être cultivés mais de nouveaux furent encore découverts. L'introduction de lignées de cellules immortelles avec la lignée HeLa en 1952 représenta un progrès considérable. Ce fut à G. Gey, qui travaillait à l'hôpital John Hopkins à Baltimore, que revint le mérite d'avoir obtenu la croissance en culture de la première tumeur humaine. La multiplication rapide de ces cellules en faisait un merveilleux outil pour les travaux biochimiques. Cette même année J. Shannon, W. Earle et H. Walts, Moscona et coll. étudièrent en détail l'utilisation de la trypsine pour dissocier les tissus et les cellules en culture.

3. Quantification et milieux de culture

La quantification pénétra la virologie également en 1952 grâce aux travaux de R. Dulbecco qui imagina profiter de l'effet cytopathogène des virus pour transférer dans les cultures de cellules les plages de lyse obtenues sur les cultures bactériennes avec les bactériophages. Utilisant notamment le virus de l'encéphalite équine de l'Ouest inoculé à des fibroblastes de poulet, il réussit à montrer, au bout de trois jours, que le tapis cellulaire présentait des plages de lyse et que chaque plage correspondait à une unité virale. Les cellules étaient mises en culture jusqu'à atteindre la confluence ; le milieu était changé et des dilutions de virus additionnées. Les virologistes pouvaient quantifier leurs résultats et surtout isoler et purifier des clones viraux. À partir de 1955, H. Eagle analysa de matière méticuleuse les compositions biochimiques et ioniques des milieux de culture qui ne s'affranchirent pas pour autant de l'indispensable sérum. Le milieu de Eagle, qui est toujours utilisé (BME : *Basal Medium Eagle*), correspondait à un milieu défini, et 0,5 à 2 % de sérum de cheval dialysé suffisait à obtenir des cultures à long terme de cellules HeLa. La pression exercée par les besoins en vaccins allait faire de nouveau évoluer la culture de cellules aux débuts des années 1960 avec la création des lignées cellulaires diploïdes. Si, en effet, les cultures primaires n'autorisaient qu'un nombre limité de passages, on répugnait à l'idée d'utiliser des cellules cancéreuses pour la fabrication de vaccins destinés à l'homme. L. Hayflick isola, à partir d'extraits d'embryons humains, des lignées diploïdes qui pouvaient affronter plus de vingt passages et pouvaient être conservées congelées. Contrairement aux autres lignées, celles-ci gardaient un capital chromosomique identique à celui des cellules initiales et, sensibles à plusieurs virus, elles permirent de penser à la préparation de vaccins. De nombreuses autres lignées de fibroblastes furent obtenues à partir d'animaux divers. Les cultures de cellules, outre leur intérêt précieux pour la préparation industrielle de vaccins, sont à l'heure actuelle l'instrument indispensable pour l'étude de la réplication et de la biologie moléculaire des virus.

E. LES GRANDES ÉPIDÉMIES. VARIOLE, POLIOMYÉLITE ET VACCINS

1. Poliomyélite et vaccination

La maladie de Heine-Médin, nom créé par Wickmann en 1907, ou poliomyélite antérieure aiguë, nom qu'elle dut aux expertises anatomopathologiques, fut décrite pour la première fois par Heine en 1840, tandis que Médin en dressa le tableau épidémiologique initial lors d'une épidémie qui frappa la Suède en 1887. L'analyse de deux épidémies circonscrites en France et aux États-Unis à la fin du XIXe siècle avait permis de suspecter le caractère contagieux de la maladie et sa nature infectieuse. Les travaux de K. Landsteiner à Vienne, puis de C. Levaditi à l'Institut Pasteur de Paris en 1909, montrèrent que la poliomyélite pouvait être transmise à certains singes (dont un Rhésus). Les singes produisaient un tableau clinique et des atteintes anatomopathologiques comparables aux manifestations de la maladie observées chez l'homme. L'agent responsable de l'affection présentait les caractéristiques d'un virus filtrant. Des résultats similaires furent obtenus par S. Flexner et P. Lewis à la même époque à l'Institut Rockefeller. Les mêmes auteurs montrèrent que le virus pouvait être retrouvé au niveau des ganglions du mésentère, de la muqueuse nasale et du pharynx qui représentaient donc des portes d'entrée. La preuve de l'unicité de l'affection en dépit de l'existence de formes frustes, comme la preuve de l'identité des maladies de l'homme et du singe, furent apportées en 1910 grâce au test de neutralisation, au cours duquel l'action délétère du virus sur le singe était abolie par le sérum de personnes ayant eu la poliomyélite (A. Netter et C. Levaditi). Les fréquentes formes abortives et l'existence de porteurs sains expliquaient le caractère étrange des épidémies au cours desquelles l'atteinte de la moelle épinière restait heureusement l'exception. La présence du virus dans l'eau et la contamination par voie digestive furent démontrées en 1929, alors que l'isolement du virus, dans les selles et les égouts des villes touchées, devait encore attendre dix ans. En même temps que prenait forme l'histoire naturelle de la maladie, les années 1930 furent marquées par la découverte de deux souches différentes du virus dont l'une ne protégeait pas les singes qui avaient à nouveau à affronter une infection provoquée par l'autre. L'extension de ces observations fit émettre l'hypothèse de l'existence de types immunologiques différents et fut à l'origine d'un vaste programme lancé en 1948 aux États-Unis. Celui-ci aboutit en 1951 à ranger les souches virales en trois types (I. Morgan). Ce travail nécessita des expériences de protection croisée et des tests de neutralisation réalisés chez le singe. Puis ce fut le début de l'ère des cultures de virus poliomyélitique inaugurée par les travaux d'Enders.

Les grandes épidémies qui frappèrent l'Europe et les États-Unis au début de ce siècle poussaient à la recherche d'un vaccin. Grâce à divers procédés d'inactivation (UV, formol...) plusieurs essais avaient été effectués à partir des années 1930. Ils avaient conduit à des résultats partiels et prometteurs chez le singe, mais ils ne concernaient qu'un ou deux des trois types de virus. Il fallut, en fait, attendre l'avènement des cultures de cellules pour que puissent être fabriqués des vaccins efficaces vis-à-vis des trois types antigéniques. Utilisant des cultures de cellules de rein de singe, J. Salk mit au point, en 1953, un premier vaccin répondant à ces critères. Inactivés par le formol, ces vaccins protégeaient le singe contre la diffusion sanguine du virus et les atteintes du système nerveux. Le vaccin n'immunisait pas, en revanche, la collectivité puisque l'atteinte digestive pouvait persister. Nécessitant plusieurs injections, il permit une diminution remarquable de l'incidence de la maladie dès qu'il fut essayé en clinique. La découverte dans les cultures de cellules de rein de singe du virus contaminant SV40 provoqua un vif émoi. Ce virus oncogène à ADN était, en effet, susceptible d'induire l'apparition de tumeur chez l'animal et une transformation des cellules *in vitro*. Plusieurs dizaines de millions de personnes avaient été vaccinées, mais les résultats d'une enquête publiée en 1963 ne relevèrent pas d'augmentation de la mortalité par leucémies ou cancers.

Plusieurs souches de poliovirus atténué furent également étudiées en vue de la préparation de vaccins vivants qui avaient l'avantage de provoquer l'apparition d'une immunité générale mais aussi locale au niveau du tube digestif. Administrés par la bouche, ils reproduisaient le cycle habituel de développement du virus. L'Organisation Mondiale de la Santé (OMS) choisit parmi les souches élaborées celles mises au point par A. Sabin pour ses grandes campagnes de vaccination. La large utilisation de ce dernier vaccin a montré son efficacité, puisque la maladie a quasiment disparu. Si les rares cas européens de poliomyélite pouvaient s'expliquer par des refus de vaccination ou des immunités non entretenues, la situation dans les pays en voie de développement était en revanche radicalement différente au cours des années 1980, malgré la volonté de l'OMS de rechercher une éradication mondiale de la maladie. Plusieurs facteurs, dont la présence d'autres entérovirus pouvant interférer avec le vaccin, fournissent une explication aux difficultés rencontrées, qui n'ont pas empêché la réussite de l'OMS aux Amériques.

2. L'éradication de la variole

Une autre campagne mondiale tout aussi extraordinaire, qui a abouti en octobre 1979 à l'éradication de la variole, est également à porter au crédit de l'OMS. Si deux tentatives avaient été initiées à partir des années 1950, c'est le programme lancé en 1967 qui devait conduire à la disparition de la maladie. Ce programme a nécessité d'une part la coordination de nombreuses équipes qui, sur le terrain, ont été amenées à travailler dans des conditions difficiles, et d'autre part une surveillance épidémiologique très stricte et des moyens considérables. Il a permis que le dernier cas de variole soit recensé en octobre 1977, deux ans avant que ne puisse être proclamée l'éradication de la maladie. Connue en Chine depuis l'Antiquité, la variole ne laissa deviner sa présence en Europe au travers des textes qu'à partir des VIᵉ-VIIᵉ siècles. Les échanges entre l'Orient et l'Occident au moment des croisades aboutirent à des importations répétées. La variole ne quitta pas l'Europe à partir du XVIᵉ siècle, où elle laissa de profondes traces sur les visages et où elle fut responsable d'une importante mortalité. Avec la découverte des Amériques, elle fut exportée chez les Indiens qui n'avaient jamais eu à la subir. L'inoculation de la variole ou variolisation était pratiquée depuis des époques très anciennes en Chine et aux Indes. Les Chinois utilisaient de la poudre qui provenait de croûtes varioliques et qui était insufflée dans les narines, alors que les Indiens procédaient par piqûre ou scarification. Cette inoculation était également pratiquée à Constantinople au XVIᵉ siècle. L'épidémie qui sévit dans cette région en 1701 fut l'occasion de la découverte de cette technique par l'Occident. Deux médecins ayant séjourné à Constantinople servirent de messagers. Le premier, E. Timone, par une lettre publiée en Angleterre dans les *Philosophical Transactions* (1714), et le second, J. Pylarinos, par un ouvrage imprimé à Venise (1716). Introduite, on l'a vu, en Grande-Bretagne grâce à une aristocrate, femme d'ambassadeur anglais ayant séjourné à Constantinople, l'inoculation continua au XVIIIᵉ siècle une lente carrière en Europe où elle eut des partisans mais aussi des détracteurs. Ces pratiques avaient ouvert la route qui devait mener à la vaccination de Jenner. Elles disparurent quand ce dernier sut tirer profit de ses observations sur le *cow-pox*, qui est une maladie des vaches proche de la variole. Inoculé jeune à l'occasion d'une épidémie de variole qui affecta le Gloucestershire, Jenner, après avoir reçu une formation médicale, regagna sa province natale où il remarqua que les personnes qui avaient contracté le *cow-pox* se montraient résistantes au cours des épidémies de variole. Après de multiples observations, il inocula en 1796 un enfant de huit ans avec du pus provenant d'une lésion de *cow-pox*. D'autres vaccinations suivirent et firent l'objet d'une publication en 1798. Malgré quelques oppositions virulentes, la vaccination gagna le continent dès 1800. La nécessité d'entretenir l'immunité par des rappels était méconnue, et passant d'individu à individu la vaccine perdait de son efficacité. La vaccine animale fut introduite à partir des années 1860, et différents progrès furent réalisés dans la conservation des vaccins (dessèchement, dessiccation à vide et au froid, conservation à basse température). La variole s'éteignit lentement aux États-Unis et en Europe au début du XXe siècle.

Les virus du *cow-pox*, de la variole et de la vaccine appartiennent au genre des orthopoxvirus. Le virus de la vaccine, qui a été le plus étudié, a été parmi les premiers virus dont la multiplication a été obtenue en culture de cellules. Se développant également sur œuf de poule embryonné (1932), il a été aussi l'un des premiers à bénéficier de la microscopie électronique (1942). Ce virus est plus proche du virus de la variole que de celui du *cow-pox*, comme l'ont montré les analyses de son génome par les techniques de la biologie moléculaire (1977-1980). Devant l'ampleur des demandes occasionnées par les campagnes de vaccination, le vaccin vivant a continué d'être essentiellement fabriqué chez l'animal.

F. Grippe et paradigme bactérien

Trois propriétés négatives participaient à la définition des virus pendant les années 1920-1930. Ils étaient invisibles sous le microscope, ils traversaient des filtres normalement imperméables aux bactéries et il était impossible de les cultiver en l'absence de cellules sensibles. Si ces propriétés amenaient à les considérer comme une catégorie à part parmi les agents infectieux et si leur capacité à se multiplier dans des organismes les distinguait des toxines, cela ne signifiait pas pour autant qu'ils aient été étudiés de manière différente des bactéries. La grippe a fourni un exemple de la prédominance puis de la désintégration du paradigme bactérien avant qu'une définition des virus puisse être approchée dans les années 1950.

1. Le bacille de Pfeiffer

Des épidémies sévères de grippe avaient frappé l'Europe dès le XVIe siècle et on gardait en mémoire les épidémies de 1890-1893 et de 1918-1919. Les postulats de R. Koch fournissaient les références qui permettaient de guider les recherches et d'identifier l'agent responsable de la maladie. Ces critères au nombre de trois exigeaient une forme et une disposition caractéristiques du micro-organisme en cause au niveau des tissus lésés. Ce micro-organisme devait pouvoir être isolé et cultivé, et ces cultures devaient être capables de provoquer la survenue expérimentale de l'affection. Si *a posteriori* il paraît clair que ces exigences ne pouvaient pas être remplies pour le virus de la grippe en 1892, R. Pfeiffer déclara à cette date avoir isolé l'agent causal de la maladie. Bien qu'il fût conscient de la nécessité de satisfaire au deuxième postulat de Koch, il ne parvint pas initialement à cultiver le micro-organisme qui ressemblait à une bactérie en forme de bâtonnet. Il finit par découvrir que l'ajout de sang était essentiel pour obtenir une multiplication de ces microbes dans les milieux bactériologiques. Le bacille de Pfeiffer, ou *Haemophilus influenzae*, fut pendant longtemps considéré comme l'agent infectieux de la grippe. L'épidémie de 1918 offrit l'occasion de tester sa responsabilité, mais les résultats des travaux conduits à cette époque laissèrent plus de confusion qu'ils n'apportèrent de réponses claires. Dans le texte qu'il publia en 1922, R. Donaldson concluait son long rapport en considérant qu'il était possible que le bacille de Pfeiffer ne fût pas la cause de la grippe, mais qu'on ne disposait d'aucun élément permettant d'incriminer un virus traversant les filtres. L'absence de modèle animal, le polymorphisme des manifestations cliniques comme la difficulté à préciser les modes de transmission et l'impuissance des moyens techniques bactériologiques usuels pour épingler le microbe faisaient de la grippe une affection mal définie dont le bacille supposé responsable restait l'objet de désaccord. Ce questionnement ne fit que croître jusqu'en 1930. Cette situation témoignait de la force du paradigme bactérien qui marqua de son empreinte les recherches en virologie, avant que le concept de virus ne fût défini par Lwoff en 1957. Elle contraste totalement avec les caractérisations des virus entreprises après cette date qui marque l'émancipation du paradigme viral avec ses entités physico-chimiques et ses méthodes propres. Il fallut entre-temps que fût connue l'épidémiologie des virus, que ceux-ci ne fussent plus regardés comme des entités provenant de bactéries et auxquelles un parasitisme accru avait infligé une dépendance complète vis-à-vis de cellules hôtes (pour leur multiplication).

2. Le virus de la grippe

Un premier pas vers l'étiologie virale fut accompli en 1931 par R. Shope qui montra qu'un agent filtrant provoquait chez le porc une maladie de courte durée quand l'addition du bacille *Haemophilus influenzae* permettait d'obtenir une affection qui possédait toutes les caractéristiques de la grippe. P. Laidlaw et coll. réussirent en 1933 à induire chez le furet, après instillation nasale de filtrats de gorge de patient, une grippe typique. Cette démonstration, qui excluait la participation d'une bactérie, s'appuyait non seulement sur des constatations pathologiques, mais également sur l'effet neutralisant du sérum de patients sortant d'une grippe, vis-à-vis de l'agent filtrant. Quittant alors les chemins de l'enquête bactériologique, le « virus » de la grippe bénéficia des moyens de la virologie naissante et permit même la découverte de l'hémagglutination virale. À côté, en effet, des lésions de la membrane chorio-allantoïdienne des œufs de poulet, G. Hirst, d'une part, et L. McClelland et R. Hare, d'autre part, observèrent que les globules rouges mélangés à du liquide allantoïdien infecté par le

« virus de la grippe » s'agglutinaient. Cette propriété fournit un moyen de titrer les virus et de détecter des anticorps dans le sérum des patients (1941).

G. LES VIRUS DES HÉPATITES ET LES CANCERS D'ORIGINE VIRALE

Les découvertes des virus des hépatites appartiennent, contrairement à celle du virus de la grippe, directement à la virologie individualisée et institutionnalisée.

1. Hépatite B et cancer du foie

B. Blumberg découvrit en 1963 chez un sujet hémophile un anticorps qui réagissait avec un antigène présent dans le sang d'un aborigène australien souffrant d'hépatite. Il montra, ainsi que d'autres, en 1968 que l'antigène « Australia » était lié à la seule hépatite B. Deux ans plus tard le virus prenait corps grâce à la microscopie électronique, et la localisation de cet antigène à la surface du virus était démontrée. Des enquêtes épidémiologiques avaient permis dès 1967 de distinguer l'hépatite B, à longue durée d'incubation, de l'hépatite A à incubation courte. Si l'étude du virus de l'hépatite B a été retardée par l'absence de système de culture cellulaire autorisant sa multiplication, et par l'existence du seul modèle expérimental que constituait le chimpanzé, elle a bénéficié à la fois de travaux épidémiologiques étendus et des progrès de la biologie moléculaire qui a rendu possible l'isolement du génome viral en 1974 (W. Robinson). Avec 3 200 nucléotides, il se présentait comme le plus petit génome de virus animal identifié. Il est formé de deux brins d'ADN de longueurs différentes. Son clonage et la détermination de sa séquence ainsi que l'utilisation de souris transgéniques ont permis les années suivantes de localiser les quatre gènes de ce virus et de comprendre leurs modalités d'expression.

La connaissance du virus de l'hépatite B, qui a été classé en 1982 par Melnick comme hépadnavirus, a profité des études réalisées sur d'autres de ces virus qui induisent des manifestations pathologiques proches de l'hépatite chez les animaux (marmotte, canard, héron et écureuil). J. Summers et W. Mason ont décrit, la même année, le mécanisme de leur réplication qui a l'originalité de faire intervenir un ARN intermédiaire produit dans le noyau. Véhiculé dans une capside, ce dernier gagne le cytoplasme où il sert de matrice à la synthèse de l'ADN viral. En même temps que ces travaux qui s'inscrivaient directement dans les cadres des paradigmes de la virologie et de la biologie moléculaire, se développaient des enquêtes épidémiologiques (menées aussi bien en Afrique qu'en Asie). Celles-ci conduisirent à impliquer ce virus dans la genèse des cancers du foie. Si, en effet, le plus souvent l'infection passait inaperçue et si, dans la plupart des cas, les sujets atteints d'hépatite aiguë guérissaient spontanément, certains développaient une infection chronique. La persistance du virus pouvait engendrer la séquence hépatite chronique-cirrhose-cancer du foie, qui survenait 30 à 50 ans plus tard. L'établissement d'une association entre le virus de l'hépatite B et le cancer du foie fit de ce virus un des rares virus reconnu capable de causer un cancer spécifique chez l'homme. La facilité de la transmission du virus, retrouvé dans la salive, le sperme et le sang, explique sa large diffusion. Il touche de manière chronique 300 millions d'individus dans le monde dont plus des deux tiers vivent en Asie. Un premier vaccin a été proposé en 1976 par l'équipe de Ph. Maupas qui a utilisé des particules virales non infectieuses porteuses de l'antigène HBs. Bien que l'inocuité et l'efficacité de ce vaccin, préparé à partir de sérums de porteurs chroniques, aient été démontrées, la nécessité de tester les lots sur le chimpanzé et le caractère limité des sources amenèrent, à partir des années 1980, puisque la technologie l'autorisait, à la mise au point de vaccins par génie génétique.

La lecture moléculaire des cancers, devenue réalité depuis la découverte des oncogènes, des proto-oncogènes et des remaniements chromosomiques observés dans les tumeurs, a stimulé les recherches sur les mécanismes de la carcinogenèse hépatique d'origine virale. Si l'infection chronique par des hépadnavirus provoque l'apparition d'un cancer primitif du foie chez la marmotte en deux ans, le temps de latence est beaucoup plus long chez l'homme. Les tumeurs apparaissent souvent sur un foie cirrhotique, et il est de plus vraisemblable que d'autres facteurs comme les carcinogènes environnementaux et l'alcool jouent un rôle. Rappelant un des mécanismes d'action des rétrovirus, les résultats des travaux réalisés sur les tumeurs de marmotte ont montré que l'ADN viral, qui s'intègre systématiquement dans l'ADN cellulaire, est retrouvé dans 30 % des cas à proximité du gène *MYC*. Si ces recherches menées dans le cadre du paradigme de la cancérologie moléculaire tel qu'il s'est progressivement défini à partir des années 1975 ont fourni des données intelligibles, les sites d'insertion de l'ADN viral dans les tumeurs humaines ne se sont pas avérés être aussi monomorphes que ceux observés chez la marmotte.

2. Les autres hépatites

L'hépatite A a été reproduite chez le marmouset en 1973 après injection de sérum de patients souffrant de cette affection. Sa caractérisation immunologique, en microscopie électronique puis biochimique, a rapidement permis d'individualiser ce picornavirus dont le génome est composé d'ARN (1978). Le vide étiologique laissé par les hépatites non A non B a été comblé ces dernières années grâce au clonage en 1989 de l'ADNc du virus C (par Q. Choo et coll.). L'analyse de son génome a révélé qu'il s'agissait d'un virus à ARN simple brin pour les différents gènes duquel ont été proposées des fonctions. Proche des Flaviviridæ et présentant au moins six génotypes différents, le virus C s'est avéré être responsable de la plupart des hépatites non A non B post-transfusionnelles. Arrivé à un moment où les techniques de la biologie moléculaire avaient profondément pénétré les moyens diagnostiques en médecine, il a rapidement bénéficié, pour sa détection, de la mise au point de techniques ELISA (recherche d'anticorps) et d'une PCR. Les enquêtes épidémiologiques ont indiqué des prévalences relativement élevées au Japon, dans le sud des États-Unis, en Europe méridionale, en Afrique et au Moyen-Orient. Le mode majeur de transmission étant la voie parentérale, les hémophiles ont été contaminés avant que le contrôle systématique des produits sanguins n'ait été institué. Si la plupart des hépatites C aiguës sont asymptomatiques, la persistance de l'infection pose problème. Des analyses rétrospectives réalisées au Japon ont montré l'existence de la séquence hépatite chronique-cirrhose-cancer du foie. La rapidité d'obtention de ces résultats souligne l'importance de la mise en place du cadre théorique d'interprétation qu'ont autorisé les travaux réalisés depuis une vingtaine d'années sur l'hépatite B. La biologie moléculaire a également rapidement permis de caractériser le virus de l'hépatite E découvert en 1990 (par G. Reyes et coll.). Ce deuxième virus des hépatites non A non B est cause d'épidémies dans les pays à mauvaises conditions d'hygiène.

3. *Le virus de l'herpès, les adénovirus et les papillomavirus*

Deux autres virus, pour des raisons différentes, ont été impliqués dans la genèse des cancers, le HSV (*herpes simplex virus*) et l'adénovirus. La découverte de ce qui allait devenir les adénovirus est due à Rowe et coll. Ils avaient remarqué, en 1953, que des explants de culture *in vitro* provenant de tissu adénoïdien présentaient au bout d'un certain temps une dégénérescence. La transmission de cette dégénérescence (effet cytopathogène) fit suspecter un virus. L'isolement du même type d'agent fut rapporté la même année par Hilleman et Werner au cours d'une épidémie de maladies respiratoires ayant affecté un camp militaire, et l'année suivante par Neva et Enders chez un enfant ayant souffert d'une éruption morbilliforme. Si le nom d'adénovirus fut une création d'Enders et coll. en 1956, la classification initiale des sérotypes fondée sur le test de neutralisation fut améliorée par la découverte des capacités des adénovirus à induire une hémagglutination (L. Rosen en 1958). La surprise vint des travaux de Trentin et coll. qui montrèrent en 1962 que l'adénovirus 12, inoculé à des hamsters nouveau-nés, provoquait l'apparition de tumeurs malignes transplantables chez d'autres hamsters. L'année suivante Huebner et coll. mirent en évidence l'antigène « T » spécifique des cellules tumorales. Le pouvoir transformant *in vitro* de cet adénovirus fut décrit en 1964 par McBride et Wiener. Malgré de nombreuses recherches, aucune activité tumorigène n'a pu être attribuée aux adénovirus chez l'homme. L'intérêt pour ces virus, stimulé par l'existence de cette propriété chez l'animal, a rapidement fait progresser leur caractérisation biochimique.

Contrairement à celles des adénovirus, les manifestations cliniques provoquées par le virus de l'herpès (HSV) étaient, malgré quelques confusions, connues depuis les descriptions qu'en donnaient les traités de la collection hippocratique. La première observation de kératite herpétique de lapin obtenue par Lowenstein ne parut cependant qu'en 1919. Il avait inoculé la cornée de cet animal avec le contenu de vésicules d'herpès de la lèvre (et de kératite herpétique). Il reconnut l'antériorité du travail effectué en 1912 par Grüter qui ne publia ses résultats qu'en 1920. La caractérisation immunologique du HSV, et les tests de neutralisation effectués par Dowdle et coll. en 1967 permirent de distinguer les deux sous-types antigéniques de l'*herpes simplex* (HSV1 et HSV2) et d'ébaucher une représentation de leur répartition topographique dans l'organisme. HSV1, préférentiellement retrouvé en dehors d'elles, pouvait également être isolé au niveau des régions génitales où se cantonnait HSV2. Au début des années 1970 fut avancée l'hypothèse d'une association entre le cancer du col de l'utérus et HSV2. Malgré l'imposant édifice construit autour de cette hypothèse, les enquêtes sérologiques finirent par pousser à son abandon au début des années 1980. Ici aussi cette fausse piste a eu le mérite de faire progresser les connaissances sur la biologie du virus. Elle amena à la découverte de l'aciclovir. Les papillomavirus, dont le pouvoir oncogène était connu depuis longtemps chez l'animal, prirent le relais. En 1976, Zur Hausen attira l'attention sur ces virus responsables de l'apparition de condylomes acuminés qui se transmettaient par voie sexuelle. Les papillomavirus humains 16 et 18 ont été identifiés au niveau des lésions cancéreuses et précancéreuses du col de l'utérus.

H. Les maladies à prions

1. La « tremblante » du mouton

Bien que la « tremblante » (ou « scrapie ») fût connue dès le XVIIIᵉ siècle dans le milieu des éleveurs de moutons, l'histoire des « encéphalopathies subaiguës spongiformes transmissibles » ne débuta qu'en 1936 avec les travaux de deux vétérinaires français, J. Cuillé et P. L. Chelle, qui montrèrent qu'il était possible de transmettre la maladie à la brebis après inoculation d'extraits de cerveaux infectés. Les symptômes caractéristiques de la « tremblante » n'apparaissaient qu'après un très long temps d'incubation. S'intéressant en Islande à la « tremblante », dont il décrivit les manifestations cérébrales (qui touchaient les neurones en l'absence de signes d'inflammation), B. Sigurdsson rapprocha cette maladie d'autres affections du mouton atteignant le poumon. Il proposa dans les années 1950 le terme d'infection lente qui caractérisait l'évolution mortelle de ces maladies. Si on put à partir du début des années 1980 transmettre la « tremblante » à des souris de laboratoire, l'agent causal de la maladie échappait au microscope électronique et avait la particularité d'être résistant aux produits dénaturants usuellement employés en virologie. Les travaux effectués à Londres en 1966 par T. Alper et coll., qui avaient soumis cet agent aux actions des rayonnements ionisants et ultraviolets, semblaient de plus indiquer que cet agent était dépourvu d'acides nucléiques. Sa très petite taille, déduite de ces résultats, rendait difficile la compréhension de sa réplication, alors que son titre augmentait après injection chez l'animal. Cela fit émettre plus d'une hypothèse.

2. Le kuru et la maladie de Creutzfeldt-Jakob

Un deuxième groupe d'observations, qui commença à susciter un intérêt à partir du milieu des années 1950, fut mis en relation avec la « tremblante » en 1959. Un médecin, V. Zigas, rapporta l'existence d'une maladie dégénérative du système nerveux central, le kuru, qui affectait l'ethnie des Forès en Nouvelle-Guinée. D.C. Gajdusek, qui fit de minutieuses observations sur le terrain, collabora avec lui et ils publièrent leurs résultats en 1957. La maladie, qui affectait les deux sexes dans le jeune âge, concernait de manière prédominante les femmes et son extension était, pour l'essentiel, limitée à cette ethnie qui pratiquait le cannibalisme rituel. Débutant par des tremblements compliqués de troubles de l'élocution, elle évoluait vers l'impotence et la mort en une année. L'autopsie révélait une dégénérescence des neurones surtout dans la substance grise. D.C. Gajdusek et coll. réussirent à transmettre en 1966 le kuru au chimpanzé, qui présentait après un long temps d'incubation des lésions comparables. Une autre encéphalopathie progressive, décrite au début des années 1920 (par Creutzfeldt d'une part et Jakob d'autre part), et qui présentait des lésions anatomopathologiques similaires aux précédentes, fut expérimentalement rapprochée du kuru et de la tremblante par Gajdusek et coll. Ces derniers, en 1968, montrèrent que la maladie de Creutzfeldt-Jakob était transmissible au chimpanzé chez lequel elle provoquait des lésions (après une longue incubation). Le kuru s'éteignit avec la disparition du cannibalisme rituel. Si l'encéphalopathie spongiforme transmissible pouvait affecter plusieurs espèces (cerf, vison, élan), ce fut celle des bovins qui devint préoccupante en 1986 pour le cheptel anglais. Des enquêtes épidémiologiques révélèrent rapidement l'origine du fléau. Il s'agissait d'une farine préparée à partir de carcasses de moutons morts et dont les modalités de fabrication avaient été changées. Pour revenir à l'homme, la maladie de Creutzfeldt-Jakob, qui se manifestait par une démence, atteignait une personne sur un million. Ces personnes avaient le plus souvent passé la soixantaine et la maladie paraissait héréditaire dans 10 à 15 % des cas. Plusieurs cas de transmission iatrogénique de cette affection ont été suspectés ces dernières années (greffes de cornée, implantation d'électrodes dans le cerveau, instruments chirurgicaux contaminés). Mais l'attention fut surtout attirée par la découverte, à partir de 1984, de cas de Creutzfeldt-Jakob aux États-Unis et en Grande-Bretagne chez des personnes ayant reçu de l'hormone de croissance humaine récupérée sur des cadavres. Cette hormone, destinée à corriger l'hypopituitarisme d'enfants souffrant de cette déficience, avait été utilisée dès la fin des années 1950. Ces observations motivèrent l'interdiction d'emploi de ce produit aux États-Unis en 1985. Les deux autres maladies humaines qui s'inscrivent dans cette ambiance sont la maladie de Gerstmann-Sträussler-Scheinker et l'insomnie familiale fatale.

3. L'hypothèse des prions

À partir des années 1970 on décrivit plusieurs structures associées aux lésions cérébrales de la « tremblante », sans pour autant découvrir l'agent causal. Dès le début des années 1980 certains auteurs pensèrent que des spiroplasmes pouvaient être responsables d'encéphalopathies spongiformes. Cette hypothèse était confortée par des arguments expérimentaux qui montraient qu'un spiroplasme (agent résistant aux agressions physiques et chimiques) était capable d'induire une encéphalopathie chez l'animal. S. Prusiner s'intéressa à ce sujet en 1974 et il essaya de purifier l'agent infectieux à partir des cerveaux de moutons atteints. Les travaux de son équipe, confirmant ceux de T. Alper, l'amenèrent à conclure à l'absence d'ADN et d'ARN dans l'agent de la « tremblante » qui ne semblait contenir que des protéines. Il proposa en 1982 le terme de prion pour identifier une nouvelle classe d'agents infectieux distincte des virus et des autres agents connus pour être responsables d'infection. Ces chercheurs identifièrent peu après la protéine du prion PrP. La caractérisation, deux ans plus tard, de la séquence d'acides aminés d'une des extrémités de cette protéine permit grâce à une sonde de repérer le gène cellulaire codant pour la PrP. Ce gène fut ensuite localisé sur les chromosomes de plusieurs espèces (dont l'homme), chez lesquelles cette protéine était naturellement synthétisée. L'analyse du gène de la protéine du prion d'un patient dont la famille souffrait de la maladie de Gerstmann-Sträussler-Scheinker révéla qu'il différait par une mutation ponctuelle du gène de la population normale (K. Hsiao, 1988). Cette mutation a également été retrouvée chez de nombreux patients atteints par cette maladie et dans leur famille. Depuis, dix-huit mutations ont été décrites dans les familles touchées par des maladies héréditaires à prions. L'utilisation de souris transgéniques pour le gène muté, et des expériences de transmission de la maladie à partir du tissu cérébral, poussèrent S. Prusiner à penser que la protéine était capable de transmettre la maladie sans nécessité de recours aux acides nucléiques.

La protéine normale et la protéine anormale différeraient par leurs conformations. La première pourrait acquérir la conformation de la protéine anormale à son contact. Une réaction en chaîne déclenchée par ce changement expliquerait la propagation de la protéine anormale. Si la communauté scientifique a accepté que l'accumulation de la PrP anormale puisse avoir un rôle dans la destruction du système nerveux détectée dans les maladies à prions, la nature de l'agent responsable reste l'objet de controverse. À l'hypothèse de la protéine de S. Prusiner s'oppose celle de la présence d'un agent infectieux pourvu de sa propre information génétique. Dès 1982 fut, en effet, émise l'hypothèse du « virino ». Selon cette hypothèse, un acide nucléique serait protégé par la protéine de l'hôte et notamment la PrP anormale. Cette thèse de particules hybrides moins révolutionnaire que celle du prion du point de vue de la biologie moléculaire expliquerait également la résistance de l'agent de la scrapie.

D'autres affections du système nerveux central sont dues à des virus répondant aux critères habituels de définition. Le virus du Visna du mouton, cultivé dès 1960 et observé l'année suivante en microscopie électronique, en est un exemple. Ce virus à ARN, muni d'une transcriptase inverse (1970), est un lentivirus qui appartient à la famille des *Retroviridae*. S'intégrant dans l'ADN des macrophages, le virus du Visna persiste à l'état de provirus et la dérive antigénique de ses protéines de surface lui permet d'échapper aux anticorps neutralisants initialement fabriqués à son encontre.

I. SIDA

1. Épidémiologie et HTLV

L'histoire du virus du sida permet d'ouvrir une autre page du livre des rétrovirus. Le sida est mentionné pour la première fois en 1981 dans un rapport des membres du Center for Disease Control d'Atlanta, qui décrivent une épidémie due à un protozoaire, *Pneumocystis carinii,* dans une population de jeunes homosexuels sur la côte ouest des États-Unis. Trois de ces patients présentaient une chute du taux des lymphocytes T4. Un mois plus tard un nouveau rapport fit état de plusieurs cas de sarcome de Kaposi et de pneumocystose chez des homosexuels. Une enquête épidémiologique fut entreprise en octobre 1981. Fin 1982 la maladie, ayant reçu le nom d'AIDS (*Acquired Immuno Deficiency Syndrome*), commença à dessiner ses contours, caractérisés par l'apparition de sarcomes de Kaposi ou d'infections opportunistes chez des personnes n'ayant aucune cause apparente de déficit immunitaire. Ce déficit immunitaire se manifestait par une diminution du nombre des lymphocytes T4. Ces individus jeunes étaient pour les trois quarts d'entre eux homosexuels ou bisexuels, et parmi les autres on comptait des drogués, des Haïtiens nouvellement arrivés aux États-Unis et des hémophiles. Ces observations attirèrent l'attention des médecins français et une biopsie de ganglions arriva dans le laboratoire de L. Montagnier pour rechercher le virus HTLV (*Human T leukemia virus*) qui venait d'être isolé aux États-Unis par R. Gallo et qui était le seul rétrovirus humain connu. Le HTLV1 fut, en effet, le premier rétrovirus isolé chez l'homme à partir de lymphocytes T provenant de patients souffrant de syndrome de Sézary ou de leucémie T à manifestations cutanées. Un autre virus, isolé durant la même période chez des adultes atteints de leucémie T au Japon, s'avéra être identique au HTLV1 (1984). Ce virus transformait les lymphocytes T *in vitro*. Bien qu'existant à l'état endémique dans le sud du Japon et d'autres régions du globe terrestre, il ne causait que rarement une forme particulière de leucémie se manifestant chez l'individu dans la force de l'âge. Une enquête sérologique réalisée par A. Gessain et coll. a de plus révélé la présence d'anticorps anti-HTLV1 chez des patients souffrant de paparésie spastique progressive aux Antilles. Transmis par le sang et par voie sexuelle, le HTLV1 possédait un homologue, le STLV1, retrouvé chez le singe vert d'Afrique et le macaque japonais. La découverte de ce dernier a fait émettre l'hypothèse d'une transmission de ce virus à l'homme puis d'une diffusion du virus africain vers le Japon par l'intermédiaire des grandes routes de navigation mises en place à partir du XVIe siècle. Un deuxième virus HTLV2 a été isolé en 1982. Si ces virus ne sont pas les virus du sida, ils font partie de leur histoire à cause des premières réflexions qui ont accompagné la caractérisation de ces derniers.

En 1983, F. Barré-Sinoussi et coll., de l'équipe de L. Montagnier, réussirent à isoler un virus provenant d'un patient homosexuel souffrant d'adénopathies persistantes. Pensant à une parenté possible entre ce virus et l'HTLV, ces auteurs obtinrent de R. Gallo des anticorps dirigés contre l'HTLV. Le virus isolé par l'équipe de Pasteur différait du HTLV1 et du HTLV2. Ce virus était en effet non transformant, et la protéine p25 associée au virus ne présentait pas de réaction immunologique croisée avec la protéine p24 du virus HTLV1. Ces résultats, joints à ceux de R. Gallo impliquant l'HTLV dans le sida, et à ceux de M. Essex retrouvant des anticorps dirigés contre des protéines de membranes de cellules infectées par HTLV1 chez des patients souffrant de sida, donnèrent lieu à trois articles publiés dans le numéro du 20 mai 1983 de la revue *Science*.

2. LAV et HTLV

La caractérisation du virus découvert par l'équipe pastorienne avança rapidement et fit l'objet d'une communication au congrès de Cold Spring Harbor de septembre 1983. Des virus maintenant dénommés LAV (*Lymphadenopathy Associated Virus*) et IDAV (*Immune Deficiency Associated Virus*) par cette dernière équipe furent identifiés chez cinq patients présentant des adénopathies et trois patients souffrant de sida. Le LAV avait une affinité élective pour les lymphocytes T4 possédant le CD4. La découverte de ressemblances morphologiques entre le LAV et le virus de l'anémie infectieuse du cheval, qui est un lentivirus, accentua l'écart qui se creusait entre le LAV et l'HTLV, ce d'autant que les sérums de chevaux infectés reconnaissaient la protéine p25 du LAV. Ce fut également pendant cette période que cette équipe rapporta la présence d'anticorps dirigés contre les antigènes principaux du LAV chez des patients souffrant de lymphadénopathics et de sida. Le groupe pastorien envoya deux échantillons de virus aux États-Unis. La récolte de résultats de l'année 1984 fut impressionnante. L'équipe de R. Gallo annonça l'isolement d'un nouveau virus le HTLV3 qui devait être l'agent responsable du sida. Les deux équipes publièrent les résultats d'enquêtes sérologiques qui révélèrent la fréquence de la présence d'anticorps dirigés respectivement contre le LAV et l'HTLV3 dans des populations de patients atteints de lymphadénopathies et de sida. Cette même année on démontra que les molécules CD4 constituaient le récepteur du virus. La chute du taux des lymphocytes T4 au cours de l'évolution de la maladie se trouvait ainsi expliquée. Alizon et coll. permirent à l'équipe de L. Montagnier de réussir le premier clonage du LAV-1, quand un troisième groupe (Levy et coll.) isolait chez des patients atteints du sida et vivant à San Francisco un virus antigéniquement et structuralement proche du LAV.

3. HIV

Ce cheminement scientifique rapide se doubla d'une guerre des brevets sur les virus entre le National Institute of Health américain (NIH) et l'Institut Pasteur. Ces discordances révélèrent des pratiques étranges dans les milieux des chercheurs et des journaux scientifiques.

La détermination des séquences des virus du sida confirma leur appartenance aux lentivirus et leur différence d'avec les HTLV. Un comité de nomenclature réuni autour de H. Warmus opta pour le nom d'HIV (*Human Immune Deficiency Virus*), quand les rétrovirus simiens de ce type devinrent SIV (*Simian Immune Deficiency Virus*). Le virus HIV2 fut isolé en 1986 chez des patients présentant des signes de sida et originaires de Guinée-Bissau, une ancienne colonie portugaise d'Afrique de l'Ouest. L'analyse des gènes du HIV et de leurs produits permit de mieux comprendre son interaction avec les lymphocytes T4 et amena à découvrir la variabilité des séquences et celle de la gp120 qui est la glycoprotéine se fixant au récepteur CD4.

L'importance de l'épidémie de sida, qui a pris des allures dramatiques en Afrique et dans certaines parties de l'Asie, a été à l'origine de vastes campagnes de prévention en même temps qu'elle agissait comme un révélateur de plusieurs pratiques sociales qui dépassaient largement le cadre du laboratoire. Les résultats prodigieusement rapides de ce dernier dans l'identification de l'agent causal contrastaient avec la faiblesse des moyens thérapeutiques qu'il proposait.

RÉFÉRENCES

M. Barrère et M. Blanc, « sida : Robert Gallo s'explique », *La Recherche*, 1986, 17, 1098-1099.

C. Chastel, *Histoire des virus (De la variole au SIDA)*, Paris, Éd. Boubée, 1992.

P. Darmon, *La variole, les nobles et les princes*, Paris, Éditions Complexe, 1989.

P. Darmon, *La longue traque de la variole*, Paris, Librairie Académique Perrin, 1986.

R. Debré & J. Celers, *Clinical virology*, Philadelphia, W. B. Saunders, 1970.

N.J. Dimmock & S.B. Primrose, *Introduction to modern virology*, Oxford, Blackwell, 1987.

B.N. Fields, *Virology*, New York, Raven Press, 1990.

R. Gallo, *Chasseur de virus. Cancer, Sida et rétrovirus humains*, Paris, Robert Laffont, 1991.

C. Galperin, « Virus, provirus et cancer », *Revue d'histoire des sciences*, XLVII/1, 1994, p. 7-56.

T. Van Helvoort, « A bacteriological paradigm in influenza research in the first half of the twentieth century », *History and Philosophy of Life Sciences*, 1993,15, 3-21.

A. Mammette, *Virologie*, Paris, Crouan et Roques, 1971.

J. Maurin, *Virologie médicale*, Paris, Flammarion, 1985.

C. Mérieux, *Le virus de la découverte*, Paris, Robert Laffont, 1988.

L. Montagnier, *Des virus et des hommes*, Paris, Odile Jacob, 1994.

C.L. Van der Poel et coll., « Hepatitis C virus six years on », *Lancet*, 1994, 26, p. 1475-1479.

S. Prusiner, « Les maladies à prions », *Pour la science*, 1995, 209, p. 42-50.

« The chronology of AIDS research », *Nature*, 1987, 326, p. 435-436.
P. Tiollais, M.A. Buendia, « Le virus de l'hépatite B », *Pour la science*, 1991, 164, p. 28-34.
J. Tooze, *The molecular biology of tumor viruses*, Cold Spring Harbor Monograph Series, 1973.
H. Zur Hausen, « Viruses in human cancers », *Science*, 1991, 254, 1167-1173.

Chapitre VI

La cancérogenèse
Des hypothèses aux oncogènes
et aux anti-oncogènes

De nombreuses hypothèses se sont partagé l'étiologie des cancers avant que leur étude n'entre dans une phase expérimentale. Bien qu'hérédité, environnements chimique et viral aient eu leurs partisans et leurs détracteurs, ce fut à partir des années 1960 que l'étude de la théorie virale du cancer entra dans sa phase active grâce au développement des systèmes de culture de cellules *in vitro*. De nombreuses études virologiques, génétiques, biochimiques et immunologiques permirent dès les années 1970 d'identifier les gènes transformants des virus et leurs produits. Les techniques de la biologie moléculaire, à partir de 1975, autorisèrent une caractérisation définitive des oncogènes viraux en même temps que la découverte de leurs homologues cellulaires. Des publications, parues au début des années 1980, laissèrent entrevoir les fonctions des protéines codées par les proto-oncogènes cellulaires, et la mise en évidence de mutations affectant ces gènes dans les tumeurs humaines révéla des anomalies acquises du génome. Les analyses cytogénétiques des tumeurs, initiées dès les années 1960, participèrent avec la biologie moléculaire à la détermination d'une nouvelle famille de gènes responsables du cancer, les anti-oncogènes, dont le premier fut suspecté par les généticiens devant les formes familiales du rétinoblastome. L'analyse systématique, depuis les années 1990, des translocations chromosomiques et le clonage des points de jonction ont permis de ramener les causes des leucémies et des lymphomes à des activations d'oncogènes et à l'apparition de protéines de fusion dues à l'assemblage de gènes codant souvent pour des facteurs de transcription. Si ces dernières anomalies clonales sont acquises, les médecins avaient depuis longtemps remarqué l'existence de maladies prédisposant à la survenue de tumeurs, et de formes familiales de cancers. Les analyses des polymorphismes de restriction ont conduit à identifier de nouveaux gènes suppresseurs de tumeurs et des mutations dans des gènes appartenant au système de réparation de l'ADN.

Après avoir profité d'une dichotomie étiologique fructueuse, la théorie de la cancérogenèse évolue à l'heure actuelle vers une synthèse qui amène à comprendre le phénomène cancéreux en termes de modifications de relations existant entre différents gènes et différentes protéines participant à plusieurs fonctions cellulaires, au nombre desquelles on compte la régulation transcriptionnelle de l'expression génétique.

A. LES DÉBUTS

Pour le père de la théorie cellulaire, Virchow, qui était médecin, les tumeurs étaient le fruit de l'agrégation de cellules et de tissus environnants. Il faudra attendre plusieurs années pour que le cancer prenne la forme d'une multiplication non contrôlée de cellules. La découverte du caractère transplantable des tumeurs est aussi à porter au crédit du XIXe siècle finissant. Cette propriété ne put cependant pas être immédiatement exploitée.

1. La cancérogenèse expérimentale

La première mise en évidence de ce qu'il est possible *a posteriori* d'appeler un virus oncogène à ARN est due à un chercheur de l'Institut Rockefeller de New York, Peyton Rous. Il montra, en 1911, qu'un filtrat débarrassé de cellules pouvait transmettre le sarcome d'un poulet à un autre poulet. Cette observation ne déclencha pas l'enthousiasme des spécialistes du cancer qui n'étaient pas prêts à accepter que les tumeurs puissent être d'origine infectieuse. Les projets du National Cancer Institute créé en 1937 étaient d'ailleurs dirigés vers l'étude des composés chimiques cancérogènes et celle des prédispositions héréditaires au cancer. L'isolement en 1933 par Shope d'un virus (à ADN), qui induit des papillomes bénins évoluant vers des carcinomes, constitue *a posteriori* la deuxième observation en faveur d'une cause virale du cancer.

La cancérogenèse chimique vit le jour en 1930. On venait, en effet, de démontrer que des substances définies isolées du goudron étaient capables de provoquer des cancers chez des animaux de laboratoire. S'appuyant sur la découverte de la mutagenèse chimique (1939), plusieurs chercheurs, au cours des années 1960, consacrèrent des travaux à l'analyse des altérations des acides nucléiques (surtout l'ADN) provoquées par plusieurs agents.

2. Des lignées de souris et des virus

L'étude des tumeurs transplantables fut reprise par C. Little, qui s'intéressait à la transmission héréditaire des facteurs de prédisposition au cancer. La création en 1929 du Jackson Memorial Laboratory, où furent élevées des souches pures de souris permettant d'obtenir des lignées à faible ou à forte incidence de certains cancers, répondait à cet objectif. À défaut d'établir les bases d'une génétique du cancer, ce modèle animal permit à Bittner en 1936 de montrer que des souriceaux nés d'une lignée de souris à haute incidence de tumeur mammaire (race A) voyaient la fréquence de leurs tumeurs diminuer quand ils étaient allaités précocement par des souris de race C57 à faible incidence de cancer. Il en déduisit un modèle qui surajoutait à l'influence hormonale et à une susceptibilité héréditaire un facteur « lait » (*milk influence*, 1942) qu'il identifia à un virus en 1948. Ce virus s'avéra plus tard être un rétrovirus, le MMTV (*Mouse Mammary Tumor Virus*). Cette découverte et un nouvel intérêt pour la recherche clinique sur les leucémies, ainsi qu'un programme de recherche en chimiothérapie anticancéreuse, firent de l'après-guerre une période favorable pour l'étude des virus tumorigènes à « transmissions verticales ». Adepte de cette nouvelle approche du cancer et engagé dans un programme « leucémie », Ludwik Gross se rendit célèbre par la description du premier virus de leucémie murine (après inoculation de souriceaux C3H par des extraits provenant de souris Ak à forte incidence de leucémie). Les affectations importantes de capitaux décidées par le Virus Cancer Program favorisèrent la découverte, dans les années 1960, de toute une série de virus tumorigènes ou leucémogènes chez la souris : virus des leucémies de Moloney (1960) et de Rauscher (1962), virus du sarcome d'Harvey isolé par Joan Harvey en 1964 au London Hospital Medical College... Au fil des années des rétrovirus furent retrouvés chez la plupart des mammifères.

3. Culture de cellules et cellules transformées

Deux autres virus tumorigènes au riche avenir entrèrent en scène à cette époque. Il s'agit du virus du polyome découvert par L. Gross (1953) et du virus simien SV40. Ce dernier a été mis en évidence par B.H. Sweet et M.R. Hilleman dans des cellules de singes Rhésus utilisées pour la préparation du vaccin antipoliomyélitique (1960). Reprenant la méthode quantitative instaurée par M. Delbrück pour le phage λ, R. Dulbecco mit au point, avec le virus de l'encéphalite équine de l'Ouest et des fibroblastes, une technique permettant d'individualiser des plages de lyse. Ce faisant, il offrit aux virologistes, en même temps qu'une méthode quantitative, un moyen d'isoler des clones viraux (1952). Inspiré par le travail de Dulbecco, Harry Rubin et à sa suite Howard Temin réactualisèrent l'étude du virus du sarcome de Rous (RSV) et établirent, en 1958, un test *in vitro* basé sur l'infection de fibroblastes de poulet. Les cellules transformées par le virus apparaissaient sous forme de *foci* dénombrables et dont l'abondance était proportionnelle à la concentration du virus.

B. LES VIRUS ONCOGÈNES

Si le pouvoir oncogène chez l'animal du virus du polyome était démontré dès 1958 grâce à Stewart et coll., la grande révolution de la cancérologie virale fut le fait de Vogt et de Dulbecco. Ils mirent au point, en 1960, les méthodes de culture de cellules *in vitro* qui permettaient d'abandonner les animaux au profit de modèles expérimentaux plus simples et facilement contrôlables. C'est de cette époque que date la description du phénotype transformé, les virus pouvant selon l'état de permissivité des cellules s'y répliquer ou les transformer. L'étude des mécanismes de la transformation firent dès lors l'objet de nombreux travaux pendant vingt ans. La croissance illimitée, ou immortalité, qui faisait partie de la définition du phénotype des cellules cancéreuses *in vitro*, pouvait être dissociée de la transformation qui, de plus, s'accompagnait de l'apparition d'empilements de plusieurs couches de cellules formant des *foci*. Plusieurs lignées établies fournirent un matériau pour l'étude des déterminants de la transformation.

Deux modèles ont, à partir des années 1960, dominé la virologie tumorale : les rétrovirus (virus à ARN) et les papovavirus (polyome, SV40 : virus à ADN).

1. SV40 et le virus du polyome, immortalité et transformation

Plusieurs résultats étaient acquis dès 1970 dans ce dernier système. Les cellules transformées par SV40 ou le virus du polyome contenaient des séquences d'ADN virales intégrées dans l'ADN cellulaire. Des études génétiques fondées sur l'utilisation de mutants thermosensibles et des immunoprécipitations permirent de commencer à disséquer les fonctions des protéines qui étaient codées par la région précoce des virus et qui étaient impliquées dans le développement tumoral (antigènes petit T, moyen T et grand T ; polyome). La séquence complète de SV40 fut publiée en 1980. On comprit, grâce à l'emploi d'ADNc des antigènes de la région précoce, l'épissage différentiel qui présidait à leur synthèse ainsi que leurs rôles respectifs. L'ADNc de la protéine grand T du polyome était capable d'immortaliser les cellules normales quand celui de la protéine moyen T ne pouvait que transformer des cellules immortelles. La transformation directe des cellules normales nécessitait en revanche une coopération entre les deux gènes. La caractérisation des produits des gènes, menée en parallèle, montra que grand T correspondait à une phosphoprotéine nucléaire douée d'affinité pour l'ADN, et que moyen T était une protéine membranaire interagissant avec la tyrosine protéine kinase codée par le proto-oncogène c-*SRC* qu'elle activait (1977-1985).

2. Rétrovirus et transcriptase inverse

Plusieurs travaux élargirent le modèle de la coopération des gènes grand T et moyen T à la participation d'oncogènes (*MYC*, *RAS* activé). Plusieurs combinaisons de deux gènes étaient, en effet, nécessaires et suffisantes pour obtenir la transformation d'une cellule normale. Si les études réalisées sur les rétrovirus pour définir les conditions de la transformation cellulaire *in vitro* relevaient de la même approche expérimentale que celles développées pour les papovavirus, seules les premières permirent un retour au génome humain avec la découverte inattendue des proto-oncogènes cellulaires. L'hypothèse du provirus qui a fourni le cadre conceptuel indispensable à l'acceptation de cette dernière découverte a été élaborée en 1964 par H. Temin qui fabriqua un mutant du *RSV* (*Rous Sarcoma Virus*) en irradiant un clone de cellules à l'aide de rayons X. Ayant montré (avec la RNAse) que l'ARN viral était l'agent transformant, il dut trouver une explication à l'action de l'actinomycine D connue pour inhiber la synthèse de l'ARN. L'exposition, en effet, des cellules productrices de virus à l'actinomycine D stoppait la production du virus. Les cellules filles de cellules infectées recevaient un ou des provirus constitués d'ADN, alors que le virion *RSV* contenait de l'ARN. L'explication de ce mystère fut donnée par la découverte de la transcriptase inverse due à D. Baltimore, d'une part, et à H. Temin, d'autre part. Cette enzyme, retrouvée dans les virions *RSV* par Temin, était capable de fabriquer de l'ADN à partir d'une matrice d'ARN. Le matériel génétique des rétrovirus possédait donc deux aspects : ARN dans les particules virales et ADN. Sous forme d'ADN il était intégré à l'état de provirus dans l'ADN de la cellule hôte. Au cours d'un cycle l'ARN viral était transformé en ADN proviral qui pouvait être transcrit en ARN. Le dogme de la biologie moléculaire qui affirmait le transfert de l'information génétique dans le sens ADN → ARN → protéine était sérieusement ébranlé. Le provirus devint en 1971 sous la plume de Temin un protovirus. Selon cette hypothèse un transfert d'information ARN → ADN se surajoutait dans les cellules somatiques à la transmission germinale d'information qui, elle, n'était pas perturbée. Ce modèle, qui n'était pas sans rappeler la lysogénie bactérienne, était contemporain du modèle de cancer (proche du prophage) proposé en 1969 par R. Huebner et G. Todaro, pour lesquels les rétrovirus existaient dans le génome sous forme non exprimée. Ces provirus transmis au fil des générations pouvaient être activés par des agents mutagènes ou des virus (à ADN ou ARN) et devenir cancérigènes.

Ces hypothèses apportaient un cadre théorique à la transmision verticale de Gross et aux personnes engagées dans la recherche de virus tumorigènes à ARN. De nombreux groupes isolèrent des souches aviaires, murines, félines et une souche simienne de virus oncogènes à ARN. Certaines de ces souches pouvaient induire des sarcomes, d'autres des leucémies. La plupart des virus capables de transformer les cellules *in vitro* s'avérèrent être défectifs pour la réplication et nécessiter la présence d'un virus *helper* (auxiliaire) pour se multiplier.

3. Oncogène, gènes v-SRC et c-SRC

La première démonstration génétique de l'existence d'un gène responsable de la transformation induite par le RSV a été apportée par l'isolement d'un mutant thermosensible (S. Martin, 1970). Un gène viral pouvait provoquer la transformation *in vitro* et *in vivo*. La même année Duesberg et Vogt observèrent une différence de poids moléculaire entre le RSV non défectif et un RSV défectif. Cinq ans plus tard D. Stehelin, H. Varmus et M. Bishop isolèrent un ADNc correspondant au gène *SRC* et montrèrent qu'il existait dans le génome des cellules normales de poule un gène identique au gène *SRC* (1975-1976). Comme l'a clairement exposé M. Morange, cette observation était insuffisante pour asseoir le paradigme des proto-oncogènes cellulaires. Il fallut, en effet, attendre 1978 pour que D. Spector, travaillant dans le groupe de Varmus et Bishop, démontrât la présence d'un gène homologue du gène *SRC* chez les mammifères. Les produits du gène *SRC* du RSV *(v-SRC)* et de son homologue cellulaire *(c-SRC)*, qui correspondaient à des phosphoprotéines (pp^{60src} et pp$^{60\ proto\text{-}src}$), ont été identifiés et trouvés associés à la membrane cellulaire (1978-1980). Dans le même temps, on découvrit que l'expression du proto-oncogène cellulaire se faisait à un taux faible dans différents types de cellules et au cours du développement. Ce taux d'expression n'était pas modifié dans les cellules tumorales. Ces résultats pouvaient paraître étranges pour un gène responsable de l'apparition de tumeurs ou susceptible d'intervenir, dans sa version normale, dans un processus de différenciation. Le clonage et la détermination de la séquence du gène *c-SRC* montrèrent que celui-ci comportait des introns qui disparaissaient dans le gène *v-SRC*. Ce dernier différait encore du précédent par quelques codons, ce qui accentuait son activité tyrosine kinase. Le gène *v-SRC* provenait donc du gène *c-SRC* dont la localisation chromosomique fut établie. Ayant inauguré l'ère des virus oncogènes à ARN, le RSV la termina avec la découverte du premier proto-oncogène cellulaire. Les cancers humains n'étaient pas dus, contrairement à ceux d'autres espèces, à des virus oncogènes à ARN (mis à part le HTLV1 qui avait un comportement particulier), mais ils étaient vraisemblablement en rapport avec la version cellulaire de ces oncogènes.

4. Rétrovirus lents et rapides, le modèle de l'intégration

Avant de relater ces découvertes, il est nécessaire de s'attarder sur ces virus. Plusieurs travaux de virologie avaient, en effet, amené à distinguer les rétrovirus rapides et les rétrovirus lents. Alors que les premiers, rapidement tumorigènes, transformaient les cellules *in vitro* et possédaient un oncogène ou deux, les seconds, qui agissaient après plusieurs mois d'incubation, étaient dépourvus d'oncogènes. Si les premiers étaient, à l'exception du RSV, défectifs pour la réplication et nécessitaient la présence d'un virus *helper* pour remédier à la disparition dans leur génome d'une partie des séquences nécessaires à leur multiplication (car remplacée par l'oncogène), les seconds s'intégraient également dans l'ADN de l'hôte pour provoquer une prolifération clonale. Le RSV, qui contenait un génome viral de base complet et le gène *SRC*, lui conférant la double possibilité de la réplication et de la transformation, était l'exception qui permit une des plus importantes découvertes de la cancérologie. La découverte du gène *SRC* déclencha, à partir des années 1980, une avalanche d'études qui aboutirent à l'identification des oncogènes des virus oncogènes rapides à ARN et à la caractérisation de leurs homologues cellulaires (*RAS, MYB, MYC, FES, SIS, ERB A, ERB B...*). Les modalités de leur expression et les fonctions des protéines pour lesquelles ils codaient furent également précisées. La comparaison des séquences des oncogènes viraux à celles des proto-oncogènes cellulaires révéla, à l'image des protéines pp^{60src} et pp$^{60\ c\text{-}src}$, des différences pouvant rendre compte de l'effet transformant. On put, par exemple, déceler la présence de mutations ponctuelles au niveau des gènes de la famille *RAS* dans les virus Harvey et Kirsten (V-H *RAS* et V-K *RAS*). Les proto-oncogènes cellulaires sont organisés en famille et sont très conservés dans différentes espèces. Quant aux virus lents, la découverte (en 1981 par Hayward et coll.) de leur intégration au voisinage du proto-oncogène *c-MYC* rendait intelligible leur mécanisme d'action. Celui-ci correspond à l'activation transcriptionnelle de cet oncogène par le promoteur du virus lent. L'analyse systématique des *loci* d'intégration de ces virus lents permit de retrouver plusieurs proto-oncogènes déjà identifiés, d'en mettre en évidence de nouveaux et d'impliquer des gènes aux fonctions connues par ailleurs. Quel que soit le point de vue, les virus oncogènes à ARN poussèrent à s'intéresser à des gènes cellulaires dont il restait à comprendre le rôle dans la cancérogenèse.

C. LES PROTO-ONCOGÈNES CELLULAIRES ET LE CANCER

1. Fonctions des proto-oncogènes cellulaires

La découverte des proto-oncogènes cellulaires amena à poser de nouvelles questions sur la genèse des cancers. Par quels mécanismes ces gènes devenaient-ils pathogènes ? Quelles étaient les fonctions normales de ces gènes ? La première moitié des années 1980 apporta une réponse à ces questions grâce à l'identification des protéines codées par les oncogènes et les proto-oncogènes et grâce à la définition des anomalies moléculaires responsables de leur pouvoir tumorigène.

Si plusieurs de ces gènes partageaient avec *c-SRC* une activité tyrosine kinase et une localisation membranaire (*c-FES*, *c-ABL*, *c-ROS*, *c-YES*), le répertoire de leurs fonctions s'élargit avec la mise en évidence des homologies existant entre la séquence protéique de *SIS*, responsable de l'apparition d'un sarcome chez le singe, et celle du PDGF, qui est un facteur de croissance. Les protéines *erb-B* et *ras* s'avérèrent de même être, au moins partiellement, des homologues respectifs du récepteur du facteur de croissance EGF et des protéines G chargées de la transduction de signaux en provenance de récepteurs membranaires (vers l'intérieur de la cellule). Les produits de certains oncogènes comme *c-MYC*, *c-MYB*, *c-FOS* retrouvés dans le noyau agissaient enfin vraisemblablement au niveau de l'ADN. Le processus tumorigène devait ainsi résulter d'anomalies de protéines impliquées à plusieurs niveaux dans le fonctionnement normal des cellules.

2. Isolement des gènes du cancer, cellules NIH 3T3

La description en 1979-1980 par Weinberg et coll. et par Cooper et coll. de la possibilité de conférer à des cellules NIH 3T3 le phénotype cancéreux par transfection d'ADN provenant de tumeurs ou de cellules transformées chimiquement offrit un test fonctionnel permettant d'isoler les gènes responsables du cancer. Ces auteurs démontrèrent dès 1982 que les gènes transformants de lignées cellulaires provenant de carcinomes humains de la vessie et du poumon étaient homologues des gènes *RAS* Harvey et Kirsten. Une mutation ponctuelle du gène *RAS*, localisée au niveau du codon 12, était responsable du pouvoir transformant de l'ADN provenant d'un cancer de vessie. L'analyse systématique, dans ce test, des extraits de tumeurs et de diverses lignées cellulaires établies à partir de cancers a montré la généralité du modèle des mutations ponctuelles activatrices des gènes *RAS* (H-*RAS1*, K-*RAS2*, N-*RAS*) et leur fréquence (10-20 %) dans des tumeurs humaines spontanées très diverses (cancers de la vessie, du poumon, du sein, neuroblastome...). Si cette technique a permis de découvrir quelques nouveaux oncogènes et de définir le mécanisme de la transformation, ses résultats étaient quelque peu surprenants au regard de la cancérologie expérimentale qui indiquait que la cancérogenèse faisait intervenir plusieurs étapes. La prise en compte de la nature immortelle des cellules NIH 3T3 amena à démontrer la nécessité d'une coopération entre oncogènes pour obtenir la transformation de cellules non encore immortalisées. Depuis ces travaux, les oncogènes ont été répartis en oncogènes immortalisants (*MYC*, *MYB*) et transformants (*RAS*), et il parut vraisemblable qu'au moins deux événements étaient nécessaires pour faire d'une cellule une cellule cancéreuse (1983-1985).

D. Genèse du concept d'anti-oncogène

1. Le modèle du rétinoblastome

Si les oncogènes mutés avaient les caractéristiques d'un allèle dominant, un certain nombre de tumeurs héréditaires et en particulier de tumeurs embryonnaires ne paraissaient pas répondre à ce modèle. Le rétinoblastome, qui appartient à ce dernier groupe, est une tumeur rare (1 cas sur 20 000 naissances) qui peut se manifester de manière sporadique ou dans le cadre de formes familiales. Dès 1950 ces deux formes furent rattachées à une même maladie. Le modèle qui allait permettre d'élaborer le concept d'anti-oncogène ne fut néanmoins imaginé qu'en 1971 par A. Knudson qui, après avoir analysé les statistiques d'apparition des rétinoblastomes, arriva à la conclusion que les cellules tumorales portaient deux gènes mutés. Les formes familiales étaient expliquées par la présence d'une mutation germinale, héritée d'un des parents ou survenue au cours de la gamétogenèse, à laquelle s'ajoutait une mutation somatique. Dans les cas sporadiques, en revanche, deux mutations somatiques successives apparaissaient dans la même cellule de la rétine. Dans sa théorie générale de la cancérogenèse Commings, en 1973, mentionnait l'existence de *loci* récessifs dont la perte de fonction intervenait au cours du processus tumoral.

La première observation qui mit sur la piste de la perte d'un gène ou d'une fonction fut la découverte cytogénétique d'une délétion sur le chromosome 13 (13q14) dans les cellules de rétinoblastome. D'autres analyses chromosomiques montrèrent ensuite l'existence de ces délétions dans d'autres cellules normales de parents et d'enfants atteints de rétinoblastomes, alors qu'elles n'étaient retrouvées que dans les cellules tumorales des formes sporadiques. Ces données, qui confirmaient en partie le modèle de Knudson, indiquaient la localisation du gène *RB*. La mise en cause du deuxième allèle situé sur le chromosome 13 résulta de l'utilisation d'un gène marqueur codant pour l'enzyme estérase D (ESD) située à proximité du gène *RB*. Après que Benedict et coll. (1983) eurent découvert ce gène, ils montrèrent que les cellules normales d'un sujet atteint de rétinoblastome avaient à la fois une délétion 13q14 et une diminution de 50 % de l'activité ESD. L'absence, dans les cellules tumorales de ce malade, d'activité ESD indiquait que celles-ci avaient perdu le chromosome normal. La même année W. Cavenee, utilisant des marqueurs polymorphes du chromosome 13, démontra le passage de l'état hétérozygote dans les cellules normales de sujets atteints à l'état homozygote dans le tissu tumoral. Cette perte d'hétérozygotie s'expliquait en effet par la présence fréquente de deux exemplaires de l'allèle défectueux du gène *RB* dans les cellules tumorales. Ces découvertes, qui confirmaient définitivement le modèle de Knudson, suggéraient que l'inactivation du gène *RB* favorisait la survenue de cancer. La fonction de ce type de gène pouvait, par opposition aux oncogènes, être définie comme étant une suppression de tumeur due à des gènes qu'on appela anti-oncogènes.

2. De nouveaux anti-oncogènes

Cette stratégie appliquée à d'autres tumeurs à composante héréditaire ou embryonnaire a rapidement permis de trouver une perte d'hétérozygotie intéressant la région 11p13 dans les tumeurs de Wilms (1984, 1985) ainsi que d'autres anti-oncogènes (*NF1* dans la neurofibromatose de type 1...). La découverte des anti-oncogènes permit également d'apporter une explication à des observations anciennes selon lesquelles des cellules hybrides obtenues par fusion de cellules tumorales et de cellules normales se comportaient comme des cellules normales. L'introduction du chromosome 11 dans des cellules de tumeurs de Wilms amenait d'ailleurs celles-ci à redevenir normales. Le clonage du gène *RB* a été réalisé selon la méthodologie de la génétique inverse par Friend et coll. en 1986. Différents types de mutations peuvent affecter ce gène qui semble être impliqué dans d'autres cancers que le rétinoblastome (cancers du sein ou du poumon). Il code pour une phosphoprotéine (p110[RB]) qui présente les caractéristiques structurales d'une protéine ayant de l'affinité pour l'ADN. Différents travaux réalisés depuis le début des années 1990 ont visé à préciser la fonction de cette protéine dans un schéma synthétique qui tend à intégrer les fonctions des produits des oncogènes comme des anti-oncogènes dans la physiopathologie cellulaire tumorale. Si sa liaison aux protéines immortalisantes, comme l'antigène T du SV40 et la protéine E1A de l'adénovirus, peut expliquer le mode d'action de ces dernières (blocage d'un suppresseur), ses fonctions normales commencent à se préciser. Elle semble en effet bloquer la prolifération cellulaire en piégeant des facteurs de transcription comme E2F ou les produits de proto-oncogènes comme *c-FOS* ou *c-MYC*, dont elle régule négativement l'expression.

La dernière phase de la compréhension des mécanismes de la carcinogenèse qui rapproche différentes sortes de gènes découverts dans des cheminements conceptuels et expérimentaux distincts se caractérise par une étude des anomalies des fonctions de tous les produits de ces gènes dans le cadre du processus de croissance cellulaire qu'ils dérégulent. La physiologie cellulaire se retrouve ainsi au centre du débat.

3. *P53*

L'itinéraire des idées sur le rôle de la protéine p53, qui est une des protéines les plus fréquemment mises en cause dans la genèse des cancers, a été tout à fait singulier et illustre la fragilité de la définition de fonction basée sur des tests incomplètement contrôlés. Contrairement aux autres anti-oncogènes, la protéine p53, qui est une phosphoprotéine nucléaire, a été découverte avant son gène qui fut initialement considéré comme un proto-oncogène. Elle a été identifiée en 1979 dans des cellules transformées par SV40 où elle était associée à l'antigène T, et il a fallu attendre 1985 pour que soit isolé l'ADNc humain. Des expériences d'immortalisation de cellules par la p53, et une coopération observée entre cette protéine et *ras*, ont longtemps fait croire que le gène de la p53 était un oncogène. On s'est aperçu en 1989-1990 que les clones d'ADN transformants de p53, portaient des mutations et que les clones d'ADNc ou génomiques de p53 sauvage abolissaient, en revanche, l'effet transformant des oncogènes. La p53 sauvage inhibait la coopération entre *ras* activé et la p53 mutée. Capable de bloquer la croissance des cellules déjà transformées, p53 se présentait désormais comme un anti-oncogène. Contrairement à celles du gène *RAS*, les mutations affectant le gène de la p53 sont uniformément réparties. Elles ont été retrouvées dans de nombreux cancers. Dans les cancers colorectaux où elle a été le mieux étudiée, une délétion partielle du chromosome 17 englobant la région 17p13, où le gène p53 est situé, a été fréquemment observée. Le deuxième allèle exprimé présentait une mutation ponctuelle. La conservation chez les vertébrés de plusieurs domaines de la p53 et sa vaste implication dans les cancers ont amené à penser que cette protéine devait jouer un rôle dans le cycle cellulaire. Sa capacité à interagir avec d'autres protéines et la présence en son sein de motifs d'interaction avec l'ADN rappellent l'anti-oncogène *RB*. Elle rejoint ainsi le ballet des protéines jouant un rôle dans la genèse du phénomène tumoral et participant à la régulation de la prolifération cellulaire.

E. CYTOGÉNÉTIQUE ET TRANSLOCATIONS

Les cytogénéticiens ont, grâce aux progrès de leurs techniques, notamment celle de la production de « bandes » et celle de l'hybridation *in situ*, largement contribué à la localisation des gènes impliqués dans l'oncogenèse. La délétion 13q14, qui a mis sur la piste du gène *RB*, a été découverte en 1984. La même année et l'année suivante furent mises en évidence les amplifications de *c-MYC* dans des lignées de cellules leucémiques et de cancers du côlon, de N-*MYC* dans des neuroblastomes, et des différents gènes de la famille *MYC* dans d'autres cancers. Ces amplifications, qui pouvaient reproduire un gène à de multiples exemplaires, avaient déjà été observées pour des gènes de résistance à des produits utilisés en chimiothérapie.

Si ces notions étaient importantes, ce fut surtout la description de translocations, inaugurée par celle du chromosome Philadelphie t(9 ; 22) dans la leucémie myéloïde chronique (LMC), qui s'avéra essentielle à la compréhension des mécanismes moléculaires des affections hématologiques malignes. Deux maladies, le lymphome de Burkitt et la LMC, ont servi de modèles à la description des mécanismes généraux sous-tendus par ces translocations : activation de proto-oncogènes et protéines chimériques issues de la fusion de gènes.

1. Le chromosome Philadelphie

Décrit pour la première fois en 1960, le chromosome Philadelphie a été identifié à une translocation réciproque entre les chromosomes 9 et 22 en 1973. Un regain d'intérêt pour les anomalies cytogénétiques de la LMC au début des années 1980 amena à retrouver le chromosome Philadelphie dans 90 à 95 % des LMC. La vogue des oncogènes viraux et cellulaires qui a sévi pendant la même période permit à Groffen et coll. en 1984 de montrer qu'au cours de cette translocation le proto-oncogène *c-ABL*, localisé sur le chromosome 9, était fusionné à une séquence du chromosome 22 situé au niveau du point de cassure et appelé *BCR (break point cluster region)*. On découvrit la même année que le gène *c-ABL* s'exprimait sous forme d'un ARNm chimérique $^{5'}$*BCR-ABL*$^{3'}$ qui était traduit en une protéine hybride de 210kd. Cette découverte instaura une nouvelle ère pour l'analyse des translocations de nombreuses leucémies. La protéine p210 (localisée au niveau de la membrane cellulaire) était douée d'une forte activité tyrosine protéine kinase contrairement à son homologue p145, le produit normal du gène *c-ABL*.

2. Le lymphome de Burkitt

Burkitt décrivit en 1958 un lymphosarcome africain de la mâchoire. Le virus, isolé en 1964 par Epstein et Barr (EB), fut initialement associé à cette affection. Il est, en fait, retrouvé dans presque tous les cas de lymphome de Burkitt dans les régions endémiques (Afrique) à faibles conditions socio-économiques et où sévit le paludisme. L'association au virus EB n'est présente que dans 10 % des cas dans les autres régions où l'incidence est beaucoup plus faible. Au début des années 1980 les analyses cytogénétiques avaient permis de déceler des remaniements chromosomiques constants et spécifiques dans les lignées cellulaires du lymphome de Burkitt : t(8 ; 14) dans 70 % des cas, t(8 ; 22) ou t(2 ; 8) dans 30 % des cas. Ces translocations, de plus, impliquaient des points de cassure remarquablement fixes : 8q24,

14q32, 22q11, 2p12. La localisation, entre 1980 et 1982, des gènes des chaînes lourdes des immunoglobulines sur le chromosome 14 et des gènes des chaînes légères λ et κ respectivement sur les chromosomes 22 et 2 faisait de ces gènes des partenaires potentiels, ce d'autant qu'avait été notée une corrélation entre le type de la translocation et la nature des chaînes légères produites par les lignées monoclonales de tumeurs de Burkitt. La localisation en 8q24 de l'oncogène *c-MYC*, obtenue en 1982, stimula les recherches sur sa participation aux translocations du lymphome de Burkitt, qui fut démontrée l'année suivante. Le clonage des différents points de jonction permit finalement de montrer que *c-MYC* était rapproché d'un gène de la région constante des chaînes lourdes des immunoglobulines dans la translocation t(8 ; 14) alors que, restant sur le chromosome 8, il recevait en 3′ des gènes $C^λ$ ou $C^κ$ en provenance respective du chromosome 22 et du chromosome 2 dans les deux autres translocations. Contrairement à ce qui se passait dans les cellules normales, le gène *c-MYC* était activé par la translocation et s'exprimait soit à un fort taux, soit à un taux modéré mais en permanence.

3. *Leucémies, tumeurs et translocations*

De 1983 à 1985, le moment fut à l'analyse cytogénétique et le nombre de points de cassures chromosomiques identifiés passa de 44 dans 17 tumeurs à 85 dans 31. Les résultats obtenus avec le lymphome de Burkitt poussèrent à l'analyse moléculaire des translocations impliquant les gènes des immunoglobulines et du récepteur des cellules T (TCR) au cours des lymphomes et des leucémies. La plupart des gènes partenaires de ces translocations et situés au niveau des points de cassure ont été ainsi découverts entre 1985 et 1990. Il s'agit des gènes *BCL2* et *BCL1* pour les lymphomes de type B respectivement impliqués dans les translocations t(14 ; 18) et t(11 ; 14). Les séquences homologues qui normalement participaient aux réarrangements des gènes des immunoglobulines furent suspectées par Tsujimoto (1985) d'être à l'origine d'un appariement illégitime, cause de la translocation. Avec les translocations mettant en jeu les gènes du TCR localisés sur les chromosomes 7 (TCRβ) et 14 (TCRα), les gènes *TAL1* t(1 ; 14) *TAL2* t(7 ; 9), *LYL1* t(7 ; 19), *Ttg1* t(11 ; 14) et *HOX11* t(10 ; 14) sont venus agrandir la famille des gènes impliqués dans la leucémogenèse. La plupart des protéines codées par ces gènes sont considérées comme des facteurs potentiels de transcription. La définition de leur fonction s'appuie sur les analyses de séquences où sont retrouvés des motifs caractéristiques des protéines se liant à l'ADN.

4. Structures et fonctions des protéines impliquées dans la genèse des leucémies

La rapidité avec laquelle ces déductions ont pu être élaborées à partir du début des années 1990 est due aux connaissances acquises sur les protéines régulatrices de l'expression des gènes bactériens (opéron lactose) et du bactériophage λ, qui ont commencé à être purifiées à partir de 1966. Les structures qui intervenaient dans la fixation des protéines à l'ADN ont été déterminées au début des années 1980. Au premier motif, « hélice-tour-hélice », qui s'avéra largement répandu, s'ajoutèrent les « doigts de zinc », retrouvés notamment dans les récepteurs des hormones stéroïdes, la « fermeture à leucine » présente dans les protéines *jun* et *fos* et le motif « hélice-boucle-hélice » qui appartient à *Myo D*, gène intervenant dans le développement musculaire. L'isolement de facteurs de transcription chez les eucaryotes a permis d'identifier ces différents motifs. Les homéodomaines caractéristiques des gènes du développement embryonnaire s'apparentent au premier motif « hélice-tour-hélice ».

Le gène *HOX11*, mis en cause dans certaines leucémies T, contient un homéodomaine et son produit a la potentialité d'activer la transcription en se fixant sur l'ADN (1993). Le gène *TAL1* à qui appartient un motif « hélice-boucle-hélice » est un autre exemple notable par sa fréquence, puisque sa structure est altérée dans 25 % des leucémies T de l'enfant. Dans le lymphome de Burkitt qui est une lymphopathie B, le gène *c-MYC* possède également des motifs d'interaction avec l'ADN et son produit interagit avec des protéines pour influencer l'expression d'autres gènes impliqués dans la prolifération cellulaire.

Si la transcription semble être une cible fréquemment sollicitée au cours de ces processus tumoraux, d'autres mécanismes peuvent intervenir. Dans la translocation t(14 ; 18) des lymphomes folliculaires, le gène *BCL2* est rapproché de la région de jonction des chaînes lourdes des immunoglobulines. Il code pour une protéine qui protège les cellules B et T de l'apoptose ou mort cellulaire programmée, comme l'ont démontré des expériences étudiant son expression chez des souris transgéniques (1991). Ces souris développent éventuellement des maladies en rapport avec les cellules B.

5. Les protéines issues de la fusion de gènes

Un deuxième grand groupe de résultats, obtenus depuis le début des années 1990, s'inscrit dans la logique de la découverte de la protéine de fusion *BCR-ABL*. L'analyse des fusions de gènes provoquées par des translocations n'impliquant plus les gènes des immunoglobulines ou du TCR a confirmé le rôle de la transcription dans la leucémogenèse. Un exemple important de ce type de protéine de fusion est fourni par la translocation t(15 ; 17) observée dans la leucémie à promyélocytes (1991). Cette translocation met en cause le gène du récepteur de l'acide α-rétinoïque (*RARα*). *RARα* est un récepteur nucléaire qui se fixe à l'ADN grâce à une structure en « doigt de zinc » et active vraisemblablement plusieurs gènes cibles. Les points de cassure qui permettent la formation de la protéine chimérique *PML-RARα* se produisent dans le gène *RARα*, et dans le gène *PML*, qui contient également des motifs de liaison à l'ADN. La région 11q23 (*MLL*) est impliquée dans une grande variété de trans-locations et de délétions observées dans des leucémies aiguës de l'enfant. La cassure du gène *MLL* permet la formation de plusieurs protéines chimériques dans différentes leucémies. Ces fusions de gènes ont été également décrites dans plusieurs tumeurs solides (liposar-come, rhabdomyosarcome, sarcome d'Ewing).

Ces résultats, pour la plupart récents, bouleversent l'image que l'on pouvait avoir de la cellule cancéreuse. On fait désormais appel pour la comprendre à des anomalies qualitatives ou quantitatives de protéines jouant un rôle clé dans des processus fondamentaux qui régulent la vie cellulaire. Il peut notamment s'agir, au cours des hémopathies malignes, d'altérations de la transcription modifiant le spectre des gènes normalement exprimés, ou de changements du programme d'apoptose.

On ne doit pas oublier néanmoins les oncogènes et les anti-oncogènes découverts dans d'autres contextes et qui s'intègrent dans l'évolution et le paysage de ces maladies. Les phases blastiques de la leucémie myéloïde chronique s'accompagnent de l'apparition d'ano-malies affectant surtout le gène p53 mais également le gène *RB*. Une mutation du gène N-*RAS* est retrouvée dans 25 % des cas des leucémies aiguës myéloïdes et avec une fréquence remarquable au cours des syndromes myélodysplasiques.

F. Cancers et prédispositions génétiques

Si l'idée d'une hérédité du cancer (Watkins, 1904) et la consta-tation d'anomalies dans les cellules cancéreuses (T. Boveri, 1914) sont anciennes, il a fallu attendre A. Knudson (1971) et l'aventure du rétinoblastome pour que la découverte du gène *RB* et l'élaboration du concept d'anti-oncogène donnent une base matérielle à la prédis-position héréditaire aux cancers.

1. Neurofibromatoses de types 1 et 2

La neurofibromatose de type 1 (NF1) décrite en 1793, puis docu-mentée en 1882 par von Recklinghausen, est une affection génétique facilitant la survenue de tumeurs dont des neurofibromes, quand la neurofibromatose de type 2 (NF2) prédispose au développement de schwannomes et de méningiomes. Des analyses cytogénétiques et des études de liaison génétique ont permis, une fois que le modèle du rétinoblastome a été clairement établi, d'isoler les gènes responsables de ces deux affections. Initiés en 1967, les examens de caryotypes de méningiomes ont révélé, au cours des années 1980, une fréquente monosomie du chromosome 22. Une perte de matériel génétique sur le même chromosome a été également retrouvée avec une certaine fréquence dans les schwannomes sporadiques. Reprenant ces travaux en 1987, Seizinger et coll. observèrent des pertes alléliques sur le chromosome 22 dans des tumeurs de malades souffrant de NF2. Les résultats concernant des formes sporadiques comme des formes familiales étaient en accord avec le modèle de Knudson et suggéraient l'existence d'un anti-oncogène sur ce chromosome. En empruntant la voie de la génétique inverse, et grâce à l'étude de marqueurs de polymorphisme du chromosome 22, il a été possible de cheminer entre 1992 et 1994 vers l'établissement d'une carte physique du gène et vers son isolement. Localisé sur le chomosome 17 en 1987, le gène de la NF1 a été identifié en 1990. Son produit, la neurofibromine, intervient dans le contrôle de l'activité GTP-asique des protéines *ras* et semble avoir les propriétés d'un anti-oncogène. Des études cytogénétiques et des mutations découvertes dans le génome tumoral paraissent indiquer que la schwannomine (NF2), qui pourrait jouer un rôle dans les interactions entre cytosquelette et membrane, serait le produit d'un gène suppresseur de tumeur.

2. Gènes de prédisposition à la survenue de cancers du sein

En même temps que l'analyse cytogénétique des tumeurs mammaires a révélé de fréquentes anomalies chromosomiques allant dans le sens de l'amplification de plusieurs *loci* (dont celle du proto-oncogène *c-MYC*) ou de délétions pouvant également affecter plusieurs chromosomes, de nombreux efforts ont été consacrés à la recherche de gènes de prédisposition au cancer du sein. Des études de ségrégation conduites dans des familles présentant des sujets atteints ont suggéré l'existence d'un ou de plusieurs de ces gènes qui pouvaient être mis en cause dans 5 à 10 % des cas du cancer le plus fréquent de la femme. Les premières tentatives d'isolement de ces gènes ont amené à localiser le gène *BCRA1* sur le chromosome 17 (17q21, 1990). Un deuxième gène de susceptibilité, *BCRA2*, a été localisé en 1994 sur le chromosome 13q12-13. Si à eux deux ces gènes peuvent rendre compte de 90 % des formes familiales de cancer du sein, le risque de cancer de l'ovaire semble beaucoup plus lié au gène *BCRA1* qu'à *BCRA2*. Le gène *BCRA1* vient récemment d'être isolé (1994) et semble se présenter comme un gène suppresseur de tumeur. Plusieurs anomalies germinales de ce gène ont, en effet, été détectées dans des familles prédisposées à l'apparition de cancer du sein et/ou de l'ovaire. Une perte du bras long de l'autre chromosome 17 est observée dans les tumeurs (1992). Bien que la séquence de *BCRA1* montre que la protéine pour laquelle il code contient un motif en « doigt de zinc », la fonction de celle-ci reste inconnue.

3. Néoplasie endocrinienne multiple

Le paysage de la prédisposition génétique au cancer est loin cependant d'être monomorphe, comme le montre la découverte de la relation existant entre des mutations du proto-oncogène *RET* et la néoplasie endocrinienne multiple de type 2A (MEN-2A) (1993,1994). Celle-ci correspond à un carcinome médullaire de la thyroïde, éventuellement associé à un phéochromocytome et un adénome parathyroïdien (association déjà suspectée en 1961 par J.H. Sipple et en 1968 par Steiner et coll.). Le gène de la MEN-2A a été localisé en 1987, sur la base d'études de liaison génétique, au niveau du chromosome 10, et des mutations du proto-oncogène *RET* dans des familles affectées ont été décrites en 1993. On n'a cependant pas retrouvé de pertes de matériel génétique sur le chromosome 10, et il semble que l'allèle muté soit dominant par rapport à l'allèle normal (1995).

4. Tumeurs du côlon

L'isolement des gènes de prédisposition héréditaire aux cancers colorectaux a révélé des particularités et de nouveaux mécanismes de cancérogenèse. Deux formes principales d'affections familiales ont été individualisées : les polyposes adénomateuses (FAP) et les cancers coliques familiaux sans polypose (HNPCC). La découverte, en 1985, d'une délétion de la bande 5q21 dans la FAP a fourni la première indication permettant la localisation chromosomique du gène responsable (grâce à plusieurs études de familles à l'aide de marqueurs de polymorphisme ; 1985, 1987). Contrairement à ce qui était connu du gène *BCRA1*, il est rapidement apparu que des pertes alléliques du chromosome 5q21 étaient observées dans 30 % des polypes et dans 30 à 40 % des cancers colorectaux sporadiques. Ces résultats suggéraient que le gène de la FAP jouait également un rôle important dans la genèse des cancers digestifs non familiaux (1989). Identifié en 1991, le gène *APC* (*adenomatous polyposis coli*, gène de la FAP) code pour une protéine cytoplasmique impliquée dans l'organisation du cytosquelette par son association aux caténines (1991, 1993). Les modifications structurales les plus fréquentes de ce gène sont des mutations ponctuelles et des microdélétions aboutissant à la synthèse d'une protéine tronquée. Les anomalies génétiques transmises et les altérations constatées dans les tumeurs font penser que le gène *APC* répond aux critères définissant un gène suppresseur de tumeur. L'introduction du chromosome 5 normal dans des lignées de cellules provenant de cancers coliques bloque d'ailleurs leur croissance (1991). L'importance et l'ambivalence du gène *APC* ont encore été soulignées par la fréquence des mutations somatiques qui l'atteignent et qui sont retrouvées dans les polypes adénomateux comme dans les cancers colorectaux sporadiques (1992).

G. PRÉDISPOSITIONS ET SYSTÈMES DE RÉPARATION DE L'ADN

1. Le système de réparation des mésappariements de l'ADN

La deuxième surprise réservée par les cancers coliques concerne les HNPCC décrits par Lynch et coll. en 1985. Elle consiste en la découverte d'un mécanisme de cancérogenèse totalement différent. Si la plupart des familles souffrant d'HNPCC ne présentaient pas de mutations germinales de gènes suppresseurs de tumeur comme le gène *APC*, un pas considérable a été franchi en 1993 dans la compréhension de la genèse de ces tumeurs avec la mise en évidence de modifications reflétant des erreurs de réplication de l'ADN sur un chromosome. Une première localisation génétique, qui avait été obtenue avec des marqueurs de polymorphisme dans deux fratries, incriminait le bras court du chromosome 2. Les erreurs de réplication par défaut de réparation de mésappariements de l'ADN ont été retrouvées au niveau de microsatellites (qui sont des marqueurs génétiques composés de motifs répétés de 1 à 4 paires de bases), sur plusieurs chromosomes. Ces microsatellites servaient de marqueurs indirects de l'anomalie d'une fonction, et leur instabilité a été observée dans la majorité des HNPCC ainsi que dans certaines formes sporadiques de cancers du côlon. Le gène *hMSH2*, homologue humain du gène procaryote *mut S* impliqué dans le système de réparation des mésappariements d'ADN (SRM), a été identifié en 1993, et plusieurs mutations de ce premier gène jouant un rôle dans l'HNPCC ont été décrites l'année suivante. Les trois autres gènes d'HNPCC, homologues humains du gène bactérien *mut L* également impliqué dans le SRM, ont été rapidement isolés (*hMLH1*, chr 3 ; *hPMS1*, chr 2q31-33 et *hPMS2*, chr 7p22). Ces trois gènes présentent des mutations à des degrés divers chez les sujets souffrant d'HNPCC. L'existence de banques d'ADNc humain et plus de vingt ans de travaux consacrés à l'étude du SRM (des bases dans l'ADN) bactérien expliquent la rapidité avec laquelle ces résultats ont été obtenus. La découverte de l'instabilité des microsatellites fit évoquer un défaut de fidélité de la réplication. Cette hypothèse fut renforcée par la mise en évidence d'une instabilité de microsatellites dans une levure ayant une mutation dans le gène *MSH2*, homologue du gène *mut S* et identifié par PCR (1992).

Le succès de l'entreprise est dû à la très forte conservation des gènes du système SRM, qui a permis à la génétique bactérienne de prêter main forte à une recherche qui piétinait. Si les anomalies des gènes *hMLH1* et *hMSH2* rendaient compte de la plupart des HNPCC, l'existence d'une réparation des mésappariements a été proposée il y a plus de trente ans pour comprendre certaines recombinaisons génétiques (R. Holliday, 1964). Les mutants *mut S*, *mut L* et *mut H* d'*E Coli* ont été isolés et caractérisés en 1980. Leurs phénotypes et les fonctions des différentes protéines ont été précisés dans les années qui suivirent. La découverte de ce nouveau mécanisme de cancérogenèse poussa à rechercher des mutations constitutionnelles dans les familles avec HNPCC. Si le diagnostic moléculaire est ici encore dans les limbes, la recherche d'anomalies constitutionnelles du gène *APC* paraît justifiée dans les familles atteintes de FAP et chez les personnes ayant une affection typique sans antécédents familiaux étant donné la fréquence des néomutations. La classification anatomopathologique des tumeurs du côlon a de plus permis de savoir que les lésions moléculaires apparaissaient avec ordre au cours de la progression des adénomes vers leur transformation en carcinome : inactivation du gène *APC*, activation de l'oncogène K *RAS* et inactivation du gène p53.

2. Le système de réparation par excision-resynthèse de nucléotides

Un autre système de réparation de l'ADN a été mis en cause dans une maladie génétique autosomique récessive, le *xeroderma pigmentosum*, qui se caractérise par une très grande photosensibilité aux ultraviolets et un risque élevé de développement de tumeurs cutanées. Des lignées de cellules de rongeurs sensibles aux UV et aux agents génotoxiques, obtenues par mutagenèse généralisée, ont permis de définir des groupes de complémentations et de fournir des moyens pour identifier des gènes humains (1993). Les cellules disposent, pour éliminer les lésions causées par les UV ou différents mutagènes, d'un système de réparation par excision-resynthèse de nucléotides (NER) qui est relativement bien connu chez la bactérie. La compréhension des mécanismes moléculaires responsables progressa quand on démontra que plusieurs gènes humains de ce type de système étaient impliqués dans les complexes de transcription et de réparation (au sein du facteur de transcription BTF2 / TFIIH) (1993, 1994).

Ces dernières découvertes amènent à jeter un pont entre prédisposition héréditaire au cancer et environnement, en offrant des mécanismes moléculaires déficients pour expliquer l'action de ce dernier. Ces observations sont à rapprocher des corrélations établies entre le fait de fumer et les mutations de la p53, retrouvées au cours des carcinomes des cellules squameuses de la tête et du cou. Il en est de même pour les mutations de la p53 (codon 249) notées dans les cancers du foie chez les personnes exposées à l'aflatoxine B1 qui est une substance carcinogène. Des agents exogènes peuvent ainsi être mis en relation avec des mutations de gènes qui avaient déjà été soupçonnés d'intervenir dans la cancérogenèse.

H. Génétique et environnement
Vers une théorie synthétique du cancer

La deuxième grande piste pour trouver les agents responsables du cancer concerne en effet l'environnement. Ces recherches ont une composante épidémiologique et une composante expérimentale visant à analyser les propriétés cancérogènes et mutagènes de plusieurs produits chimiques et agents physiques. Cette dernière démarche prit, en 1973, la forme d'une mesure de la capacité de ces substances à induire des mutations dans des souches bactériennes (Ames B.).

Si, dans le domaine de l'environnement, la plupart des virus oncogènes qui ont permis la découverte des proto-oncogènes cellulaires ont été chassés de l'étiologie des cancers chez l'homme, quelques virus restent, sur des bases épidémiologiques, impliqués dans la cancérogenèse. L'hépatite virale chronique due au virus de l'hépatite B (HBV) représente un risque élevé de voir survenir un carcinome hépatique, 20 à 30 ans après le contage. Celui-ci est vraisemblablement provoqué par l'intégration de l'ADN viral dans l'ADN des cellules hépatiques. Des souris transgéniques exprimant le produit du gène *HBx* d'HBV, qui est un transactivateur de transcription, développent des cancers du foie (1991) avec inactivation fonctionnelle sans mutation structurale de la protéine p53 (1995). Initialement mis en cause dans la genèse du lymphome de Burkitt, le virus EBV (Epstein Barr) a été suspecté de jouer un rôle dans des lymphomes B de sujets immunodéprimés, sans que son rôle ait été clairement établi. Le virus HTLV1 est un virus isolé à partir de lymphocytes T, qui a été rapproché de leucémies et de lymphomes T endémiques dans le sud du Japon et aux Caraïbes (1981, 1984). Dépourvu d'oncogènes, il possède un gène transactivateur, le gène *tax*, qui active les gènes de l'interleukine 2 et de son récepteur. Certaines souches de papillomavirus (HPV16 et HPV18) ont enfin de fortes chances d'être impliquées dans des cancers anogénitaux, de nombreuses tumeurs du col utérin contenant de l'ADN viral, le plus souvent intégré.

L'histoire de la théorie de la cancérogenèse a ainsi connu plusieurs étapes. D'environnementale avec les modèles de carcinogenèse chimique, elle est devenue pour un temps génétique. Le développement de lignées pures de souris, élaborées pour démontrer cette hypothèse, a conduit à la découverte des virus oncogènes dans les années 1950. Ces derniers, à leur tour, ont permis de trouver en 1975 les proto-oncogènes cellulaires. Les réflexions des généticiens puis les observations cytogénétiques ont conduit à la découverte des anti-oncogènes à partir de 1986. Dès lors, les concepts d'oncogène et d'anti-oncogène ont guidé les recherches. Ces concepts fonctionnels, pour pratiques qu'ils soient, font place, avec la description des anomalies moléculaires responsables depuis la fin des années 1980, à une nouvelle vision du phénomène cancéreux. Le cancer s'explique désormais en termes de modifications de fonctions ou d'interactions de protéines. Ces altérations provoquent une pérennisation des divisions cellulaires. Les analyses cytogénétiques en hématologie ont révélé la fréquente mise en cause de facteurs de transcription. Ailleurs des gènes sont amplifiés ou mutés et activés, quand d'autres bloquent l'apoptose. Plusieurs de ces modifications interviennent au cours de la transformation cancéreuse d'une cellule donnée et commencent même à fournir maintenant des explications à des causes environnementales. Ces processus moléculaires où les relations entre les protéines participant de manière coordonnée au cycle cellulaire normal sont perturbées fournissent les bases actuelles d'une théorie synthétique de la cancérogenèse où les différentes hypothèses avancées au cours de l'Histoire viennent se fondre.

RÉFÉRENCES

J.M. Bishop, « Cellular oncogenes and retroviruses », *Ann. Rev. Bioch.*, 1983, 52, p. 301-354.

L.H. Castilla et coll., « Mutations in the BCRA1 gene in families with early-onset breast and ovarian cancer », *Nature genetics*, 1994, 8, p. 387-391.

T. Chouard, M. Yaniv, « Le contrôle de l'expression des gènes », *La Recherche*, XXV, 1994, p. 626-635.

C. Galperin, « Virus, provirus et cancer », *Revue d'Histoire des Sciences*, XLVII/1, 1994, p. 7-55.

J.-P. Gaudillière, « Le cancer entre infection et hérédité : gène, virus et souris au National Cancer Institute (1937-1977) », *Revue d'Histoire des Sciences*, XLVII/1, 1994, p. 57-89.

T. Graf & D. Stehelin, « Avian leukemia viruses, oncogenes and genome structure », *Biochim. Biophys. Acta*, 1982, 651, p. 245-271.

C.H. Heldin & B. Westermark, « Growth factors : mechanism of action and relation to oncogenes », *Cell*, 1984, 37, p. 9-20.

C.J.M. Lips et coll., « Clinical screening as compared with DNA analysis in families with multiple endocrine neoplasia type 2A », *N. Eng. J. Med.*, 1994, 331, p. 828-835.

Y. Miki Y. et coll., « A strong candidate for the breast and ovarian cancer susceptibility gene BCRA1 », *Science*, 1994, 266, p. 66-71.

M. Morange, « The discovery of cellular oncogenes », *Hist. Phil. Life Sci.*, 1993, 15, p. 45-58.

T.H. Rabbitts, « Chromosomal translocations in human cancer », *Nature*, 1994, 372, p. 143-149.

A.K. Rustgi, « Hereditary gastrointestinal polyposis and nonpolyposis syndromes », *N. Eng. J. Med.*, 1994, 331, p. 1694-1702.

D. Stehelin, « Les oncogènes cellulaires, clés de la cancérogenèse », *Médecine/Sciences*, 1985, 1, p. 12-16.

G. Thomas, « Dix ans de recherche sur les prédispositions génétiques au développement de tumeurs », *Médecine/Sciences*, 1995, 11, p. 336-48.

G. Vecchio, « Oncogenes of DNA and RNA tumor viruses and the origin of cellular oncogenes », *Hist. Phil. Life Sci.*, 1993, 15, p. 59-74.

R. Weinberg, « Les gènes du cancer », *Pour la science*, avril 1994, p. 82-89.

H. Zur Hausen, « Viruses in human cancers », *Science*, 1991, p. 1167-1173.

Chapitre VII

Les médicaments

L'ère médicamenteuse a commencé aux lendemains de la Seconde Guerre mondiale. La stratégie de découverte a considérablement évolué en cinquante ans, passant du hasard à la découverte ciblée par une lésion pathologique. L'efficacité de l'industrie du médicament a beaucoup crû et la plupart des pathologies ont bénéficié de ces progrès. Les médicaments ont bouleversé la médecine et la société.

A. DES PLANTES À LA CHIMIE :
LES ÉTAPES DU DÉVELOPPEMENT DE L'ARSENAL THÉRAPEUTIQUE

Pendant des millénaires, des médecins ignorants se sont limités à la quête de substances thérapeutiques naturelles. Les plantes médicinales cultivées dans les jardins des monastères où les malades trouvent refuge représentent l'essentiel de la thérapeutique. Au XIXe siècle, la chimie d'analyse, puis de synthèse, permet brusquement de sortir de cette léthargie, les alcaloïdes sont purifiés et quelques molécules, capables de soigner, sont fabriquées. L'ère du médicament commence en fait à la moitié du siècle suivant : des produits actifs à l'encontre de pathologies naguère mortelles sont conçus au terme d'une approche moléculaire et réductionniste. La thérapeutique médicamenteuse domine désormais l'histoire de la médecine. Un grand nombre de maladies encore mortelles il y a quelques dizaines d'années sont aujourd'hui guéries, ou au moins maîtrisées par des médicaments. De grands succès ont été acquis dans les maladies infectieuses, mentales et cardio-vasculaires. Un cancer sur deux, certaines leucémies sont guéris par chimiothérapie.

Au début du XXe siècle, un médecin avait à connaître les propriétés d'une dizaine de médicaments. En cette fin de siècle, la mémoire humaine ne suffit plus et le thérapeute a recours à l'ordinateur. D'une façon générale, le domaine des médicaments est devenu très évolutif.

La recherche de nouvelles molécules procède de plus en plus de stratégies réductionnistes mais il y a encore place pour des découvertes fortuites, comme au temps des plantes médicinales. Les critères évaluant la qualité d'un médicament ont changé : à l'efficacité et à la sécurité du produit s'ajoutent maintenant la qualité de la vie du patient et le coût. Ce durcissement de la politique du médicament a d'évidentes conséquences sur l'industrie pharmaceutique.

Les découvertes médicinales de la période 1785 à 1975 (plus de 1 300 références) sont recensées dans la compilation exhaustive d'Alfred Burger. Il faut également signaler l'ouvrage remarquable, *Drug Discovery – A case book and analysis*, de Robert A. Maxwell et Shohreh B. Eckhardt : une trentaine de grandes découvertes thérapeutiques y sont présentées, avec pour chacune d'elles la description de l'agent innovateur proprement dit, l'histoire du début des recherches cliniques et le point de départ scientifique, sans omettre toutes les contributions antérieures qui ont pu les favoriser. En outre, les auteurs rappellent les circonstances ayant permis d'isoler ces substances, ainsi que les conséquences observées, depuis leur introduction, dans l'arsenal thérapeutique. Parmi les sources utiles, on peut citer les deux volumes de *Chronicals of Drug Discovery* de Jasit Bindra et Dan Lednicer, *The Evolution of Modern Medecines* de Walter Sneader ainsi que la deuxième édition de *Medicinal Chemistry* de Ganellin et Roberts.

1. De la haute Antiquité au XIXᵉ siècle : la pharmacopée végétale

Très tôt, dès la haute Antiquité, la médecine vise à guérir, et en plus des implorations des dieux de la Santé, s'affaire à trouver des médicaments. La plus vieille ordonnance du monde est une tablette d'argile datant de 2100 av. J.-C., trouvée en terre de Sumer. Dans une écriture cunéiforme y figurent deux colonnes de recommandations. La colonne de gauche prescrit des graines de charpentier et la gomme-résine de markhasi et de thym, le tout réduit en poudre et dissous dans la bière ; la colonne de droite propose des racines de « plante lunaire » et de « poirier blanc ».

Dans la Grèce d'Homère, les médecins prescrivent de l'ellébore et du bouillon de lentilles. Les prescriptions favorites du grand Hippocrate sont des huiles, des décoctions de plantes, de l'opium et de la jusquiame. Galien prépare des thériaques à sa façon. Les vertus thérapeutiques (et toxiques) des plantes sont découvertes lentement par une démarche empirique : Plutarque raconte comment des soldats affamés de Marc Aurèle trouvèrent la mort en mangeant des racines en forme de petits navets ; c'étaient sans doute des racines d'*aconit napal* contenant de l'aconit qui est thérapeutique à petites doses et toxique en forte quantité. Progressivement une thérapeutique précise appuyée sur les plantes médicinales est mise en place et domine l'histoire de la thérapeutique jusqu'au XIXᵉ siècle. Une pharmacopée française indique encore en 1882 les 52 plantes entrant dans la composition des thériaques.

Pendant le Moyen Âge, les plantes utilisées pour soigner sont choisies selon une tradition gréco-latine complétée par des traditions orientales et surtout arabes. Elles poussent dans l'enceinte de sites religieux où les malades viennent s'abriter. Au XIVᵉ siècle, à Montpellier, les jeunes médecins apprennent le *Corpus simplicium medicamentarum* d'Ibn el Beiter qui n'est qu'une *Materia medica* de Dioscoride, un *Livre précieux* de Donnoba, augmenté de centaines de nouvelles plantes.

À la Renaissance, les jardins de *simples* prolifèrent en Europe hors des zones d'influence arabe et méditerranéenne et deviennent affaire laïque. En 1580, le maître Nicolas Houel fonde à Paris un jardin réservé à l'enseignement de la botanique et des plantes médicinales : c'est l'ébauche de la Faculté de pharmacie. La découverte de la route maritime des Indes et de l'Amérique enrichit considérablement la pharmacopée. La moisson est particulièrement riche chez les Aztèques et les Mayas. L'Europe découvre alors, grâce à Le Gras, l'*hipécacuanha*, une racine d'or qui guérit la dysenterie, et, grâce à Juan de Vega, l'écorce de quinquina, active sur les fièvres.

Sollicité par ses médecins, Louis XIII crée à Paris, en 1635, le Jardin royal des plantes médicinales pour que des études pratiques accompagnent des enseignements livresques. Les directeurs du Jardin, de Daquin à Bernardin de Saint-Pierre et à Buffon, enrichissent la botanique. Ils préparent le travail des taxonomistes, Joseph Pitton de Tournefort à Paris au XVIIᵉ siècle, Hermann Boerhave et Carl von Linne à Leyde et à Uppsala, au XVIIᵉ siècle. La Révolution française épargna le Jardin royal, qui devint le Muséum d'histoire naturelle.

Les premiers apothicaires sont apparus à Venise au XIIIᵉ siècle. Au siècle suivant, fleurissent un peu partout en Europe de nombreuses boutiques où les herbes coupées sont conservées et où sont confectionnés tisanes, sirops et baumes. Les rapports difficiles de la pharmacie et de la médecine sont régis par des arrêtés royaux, le Codex d'Augsbourg (1538), et des traditions comme celle du royaume des Deux-Siciles qui exigent que les médicaments soient préparés devant les médecins qui les ont prescrits, de manière à éviter toute fraude. La découverte de l'imprimerie a aidé considérablement l'essor de la pharmacopée végétale : du *Receptario fiorentino* qui représente la première impression d'une liste de médicaments utiles, publiée à Florence le 10 janvier 1499, au *Dictionnaire des drogues simples* de Nicolas Lemery publié en 1761, on compte au moins une douzaine d'éditions en Europe.

La syphilis, amenée en Europe par les marins et soldats de Colomb, a atteint Paris en 1496. Elle fut d'abord soignée par une plante, le *gaïac*, dans la tradition de l'époque. Pour accroître son efficacité (qui était faible, sinon nulle), on préconisa en vain d'autres plantes : racine de Chine, salsepareille, bois de sassafras de Floride et tisane de fenouil. Une thérapeutique chimique un peu plus efficace à base de mercure, arsenic, antimoine, cuivre, zinc et tartre stibié, initiée par les alchimistes, fut préconisée pendant les deux siècles suivants. La chimie avait timidement fait ses débuts.

2. *La pharmacochimie du XIXe siècle*

La chimie revint en force au XIXe siècle pour complémenter et amplifier en une centaine d'années une pharmacopée végétale qui s'était établie en plusieurs millénaires. En effet, dès la fin du XVIIIe siècle, parmi les principes actifs d'origine naturelle bien connus (c'est-à-dire chimiquement bien définis, et ayant fait la preuve de leur efficacité sur le plan pharmacologique), on peut citer les molécules telles que morphine, quinine, digitaline, colchicine, atropine, strychnine, caféine, émétine, nicotine, théobromine. Tous ces composés étaient connus avant 1840 et, dès 1821, le médecin français François Magendie (1783-1855) put rédiger un recueil de formules contenant uniquement des substances chimiques pures et clairement identifiées. L'analyse chimique fut permise par les travaux de Lavoisier, par ceux de ses confrères chimistes en Europe et à l'Académie des sciences, ainsi que par ceux d'une pléiade de successeurs. La synthèse chimique, découverte par Marcelin Berthelot, qui s'est développée à la fin du siècle, a constitué une étape essentielle de l'histoire du médicament.

Au XIXe siècle, la pharmacognosie fait place à la pharmacochimie. On ne recherche plus tellement de nouvelles propriétés médicinales dans l'immense univers végétal, mais on veut découvrir le principe qui est responsable des vertus thérapeutiques des plantes médicinales, une ou plusieurs molécules, des alcaloïdes le plus souvent. Les découvertes se succèdent. En 1805, le pharmacien allemand Friedrich Wilhelm Sertuner isole la morphine, substance responsable de tous les effets pharmacologiques du pavot. En 1817, le pharmacien français Pierre-Joseph Pelletier extrait l'émétine, le principe vomitif de la racine d'ipéca. Un autre pharmacien français, Joseph Bienaimé Caventou, collabore ensuite à la recherche de Pelletier, et aboutit en 1819 à la purification de la strychnine, de la caféine et de la quinine, puis de la colchicine en 1820. En quelques dizaines d'années, les principaux alcaloïdes végétaux sont identifiés, et chacun d'eux constitue un nouveau médicament. La nicotine est découverte en 1828, la codéine et l'atropine en 1832, la digitaline en 1844 par Homolle et Nativelle. On découvrit par la suite : la cocaïne en 1858, l'ésérine en 1864, l'ergotamine en 1875, la yohimbine en 1877, la spartéine en 1885, l'ouabaïne en 1888.

Le lecteur trouvera dans *La Révolution des médicaments* de Philippe Meyer une histoire détaillée de la découverte de la morphine, de la quinine, de la digitaline et de l'ergotamine.

Les premiers médicaments halogénés organiques étaient essentiellement utilisés pour leur action dépressive sur le système nerveux central : le chloroforme pour l'anesthésie générale, le chloral et le bromural pour leur action sédative ou hypnotique. Tous ces médicaments sont d'origine synthétique.

3. L'industrie pharmaceutique du XXᵉ siècle

Une industrie du médicament est née à la fin du XIXᵉ siècle de la progression de la chimie et de nouvelles découvertes ainsi que de quelques résultats thérapeutiques encourageants. L'ère de l'artisanat est révolue. Dans tout l'Occident, Europe et États-Unis, des industries puissantes naissent de la modernisation d'officines ou de la diversification d'industries textiles et d'industries de colorants situées dans la vallée du Rhin.

a) Les premiers médicaments d'origine synthétique

La fin du siècle voit apparaître les premiers médicaments organiques d'origine purement synthétique. Ainsi, l'acide salicylique, l'acétanilide, l'acide acétylsalicylique et l'aminopyrine sont proposés comme analgésiques, le chloroforme et l'éther comme anesthésiques, l'hydrate de chloral comme hypnotique et le nitrate d'amyl comme vasodilatateur. En 1888, le département pharmaceutique de Bayer lance un médicament fébrifuge très efficace mais toxique, la *phénacétine*, et l'un des premiers somnifères, le *sulfonal*. L'*aspirine* est synthétisée en 1893 par le chimiste Felix Hoffman et commercialisée deux ans plus tard. Viennent ensuite divers dérivés de la morphine conseillés comme antitussifs, des médicaments de la toxicomanie, et des sulfamides telle l'atabrine, remède du paludisme. Paul Ehrlich découvre le *salvarsan*, un produit très actif contre la syphilis qui lui vaut le prix Nobel de médecine en 1908.

La fin du XIXᵉ siècle voit également les premières recherches expérimentales en biologie et pharmacologie grâce aux travaux de Claude Bernard, Louis Pasteur, Robert Koch, Joseph Lister et Paul Erlich. Les études d'Erlich sur la théorie des récepteurs et sur les modifications structurales des composés actifs ouvrent la voie à la pharmacochimie moderne. La prééminence industrielle de la Ruhr ne faiblit pas malgré les vicissitudes de la guerre.

L'industrie pharmaceutique bâloise présente à l'Exposition universelle de Paris, en 1889, ses premiers produits : des antiseptiques, antirhumatismaux, digitaliques et des alcaloïdes dérivés de l'ergot de seigle. Pour la première fois dans l'histoire de la médecine, une recherche industrielle est venue ajouter ses résultats à ceux des laboratoires universitaires et autres institutions de recherche gouvernés par l'État. Elle s'avère d'emblée extrêmement puissante et n'a cessé de croître pendant le XXe siècle avec des succès foudroyants à l'encontre des pathologies de plus en plus lourdes. Ainsi, on vit apparaître des médicaments antiparasitaires entre 1900 et 1935 et l'utilisation des barbituriques comme hypnotiques, des organo-mercuriels comme diurétiques, et des substrats richement iodés comme agents de contraste radiologiques. Presque simultanément, on réussit à isoler et à identifier la structure de composés endogènes tels que les neurotransmetteurs, les vitamines, les hormones stéroïdiennes et peptidiques. Les premières synthèses partielles ou totales d'un certain nombre d'entre elles sont aussi réalisées. La découverte des sulfamides antibactériens en 1933 par Mietsch, Klarer et Domagk marque enfin une étape majeure de la recherche en pharmacochimie. On a pu constater, grâce à ces nouveaux composés, une chute spectaculaire de la mortalité dans les maladies infectieuses.

b) Les antibiotiques

À partir des années 1940, les antibiotiques prennent le relais des sulfamides, après les découvertes majeures de la pénicilline, du chloramphénicol et de la streptomycine. L'industrie pharmaceutique mondiale aboutit, à un rythme encore assez lent, à la découverte de vitamines, de sulfamides, de somnifères, d'analgésiques et de médicaments des parasites. La découverte de la pénicilline, des autres antibiotiques et des antituberculeux, au cours de la Seconde Guerre mondiale et pendant les années suivantes, inaugure une ère de gloire de la pharmacopée. Dans tous les domaines de la pathologie, des médicaments efficaces sont mis à la disposition du prescripteur. De nouveaux antibiotiques défient les résistances bactériennes, les maladies du cœur et des artères sont prévenues et les maladies mentales sont transformées, les cancers souvent enrayés avec une diminution remarquable des effets secondaires de la chimiothérapie anticancéreuse, et la pathologie sanguine allégée. Des progrès substantiels sont acquis à l'encontre des maladies inflammatoires et rhumatismales. Le nombre de médicaments halogénés ne cesse d'augmenter pour connaître une véritable explosion depuis la fin de la Seconde Guerre mondiale.

c) Les psychotropes

Si les années 1940 furent la décennie des antibiotiques, les années 1950 ont été celles des psychotropes. 1950 voit apparaître le premier tranquillisant majeur, la chlorpromazine, suivi de deux tranquillisants mineurs, le méprobamate en 1954 et le chlordiazépoxide en 1960, premier du groupe des benzodiazépines. Il existe déjà deux groupes d'antidépresseurs en 1960, les inhibiteurs de la mono-amino-oxydase et les antidépresseurs tricycliques (imipramine). Pour la première fois, on dispose de médicaments pour traiter la schizophrénie, l'angoisse et la dépression nerveuse profonde. Parallèlement, le traitement des troubles cardiaques a fait aussi des progrès, plus lents mais tout aussi spectaculaires. La réserpine fut découverte en 1952 et la méthyldopa en 1960. Cependant, l'âge d'or du médicament pour les affections cardiaques se situe à la fin des années 1960 et au début des années 1970 (bêtabloquants, antagonistes du calcium, agents hypotenseurs). Le cancer demeure une maladie mortelle, et, malgré des dizaines d'années d'efforts, la chimiothérapie ne connaît que des succès thérapeutiques limités.

d) Succès et limites de la thérapeutique médicamenteuse

Les chiffres de la pharmacopée française témoignent de cette explosion qui complémente les remarquables progrès de la chirurgie, de l'endoscopie et de l'instrumentation. En France, en 1994, des milliers de molécules sont admises à l'usage thérapeutique, elles entrent dans la composition de spécialités. La controverse ouverte en 1975 par Ivan Illich sur l'efficacité de la médecine (et des médicaments) par rapport à l'hygiène dans le nouveau bien-être de l'humanité apparaît aujourd'hui dérisoire. Personne ne conteste désormais que l'extraordinaire augmentation de la longévité humaine qui a presque doublé en cent ans soit grandement due aux médicaments et à ceux qui les ont découverts.

De nos jours, les médicaments nouveaux sont élaborés dans un cadre codifié beaucoup plus strict. Souvent, leur mise au point est destinée à améliorer la (sur)vie en termes de qualité, plutôt qu'à se contenter de la sauvegarder.

Dans ce contexte, l'aspect le plus significatif réside dans le fait que les nouveaux médicaments ne sont pas seulement découverts par les chercheurs : ils sont le fruit d'une esquisse conceptuelle préalable ; celle-ci est basée sur la connaissance des mécanismes biochimiques sur lesquels ils doivent agir. Bien que la conception des médicaments repose encore sur l'intuition du chercheur, les développements de la théorie du récepteur permettent de ne pas se fier à une roulette moléculaire. Cette nouvelle démarche s'accélère dans les années 1970 ; on en constate les résultats dans certaines innovations pharmaceutiques de cette période, puis dans la plupart de celles des années 1980. Cette période embryonnaire représente réellement une deuxième révolution dans le domaine de la chimiothérapie.

De nombreuses maladies graves restent encore difficilement maîtrisables aujourd'hui. (Voir en annexe l'état actuel de certaines pathologies en fonction des possibilités pharmaceutiques.)

La médecine, dépourvue de médications actives, a été autrefois préoccupée de compassion, de diagnostic et d'interprétation des désordres morbides. Les succès de la thérapeutique médicamenteuse du XXᵉ siècle ont eu des conséquences majeures sur l'exercice de la médecine et la formation des médecins. Le praticien est aujourd'hui confronté au choix d'une molécule parmi des dizaines d'autres, à la connaissance d'une nouvelle pharmacopée comportant des inventaires énormes, des mécanismes d'action compliqués, des risques induits par la molécule médicamenteuse elle-même et par son association à d'autres médicaments. Il doit aussi être instruit des problèmes économiques suscités par pareille armada moléculaire. D'autant plus que l'histoire des conditions de la découverte des médicaments au XXᵉ siècle laisse entrevoir d'autres avancées.

B. Préméditation et hasard : les conditions des découvertes

1. La théorie de la signature, l'exemple de l'aspirine

Les premiers médicaments furent les enjeux d'une quête systématique et désespérée des produits environnementaux capables de soigner la maladie. Nombre d'exemples ont été donnés. Dans cette recherche, les hommes crurent à des symboles, à des signatures, aux clins d'œil du milieu en quelque sorte. Le lierre, parce qu'il étreint les arbres et paraît les amincir, pourrait contenir quelque principe actif contre l'obésité, l'artichaut par son amertume combattrait les maladies du foie, le bleuet serait utile à la vue et certaines racines d'aspect phallique – asperges d'Europe, saucissonnier d'Afrique, ginseng de Chine – auraient des propriétés aphrodisiaques.

L'histoire de l'aspirine est le meilleur exemple d'une découverte d'une substance naturelle dont la présence a été suggérée par une impression. Les saules sont des arbres vivant près de l'eau ; leurs branches s'inclinent à la recherche de son contact et leurs racines choisissent des terres humides. Ce sont des arbres hospitaliers ; leur feuillage penché forme des abris naturels ; surtout, les hommes vivant près d'eux ont paru depuis bien longtemps protégés des fièvres sévissant dans les marécages et autres terres inondées. Par analogie, les saules, « croissant les pieds dans l'eau sans souffrir », semblèrent utiles « contre les maladies dues aux pieds mouillés ». La « signature », le présage des saules fit découvrir le médicament le plus utilisé encore de nos jours.

Le 2 juin 1763, un révérend britannique, Edward (ou Edmund) Stone, confirme « l'impression » devant la Royal Society : la tisane d'écorce de saule lui paraît être un bon traitement des fièvres. Sa grande amertume donnant du sérieux à la prédiction. La tisane d'écorce de quinquina, qui venait d'être rapportée du Pérou et qui se montrait si efficace dans certaines fièvres, n'avait-elle pas le même goût ? Les décoctions de saule et de quinquina ne guérissaient pas les mêmes fièvres, le quinquina étant spécifique du paludisme. Mais, à l'époque, paludisme et fièvres de toutes natures étaient confondus, et la communication de Stone ne fut pas oubliée. La « signature » du saule avait d'ailleurs donné une indication supplémentaire : son écorce pouvait être utile contre les rhumatismes, puisqu'elle « provient de branches souples et flexibles se faisant facilement travailler ».

En 1829, H. Leroux, pharmacien à Vitry-le-François, isole le principe actif de l'écorce de saule qu'il dénomme la salicine ; il s'agit d'une molécule dérivée d'un sucre (un glucoside salicylé). La chimie progresse vite ; la salicine est aussi extraite d'une fleur abondante, la reine-des-prés. Pagenstecher en Suisse, Cahours en France, Procter aux États-Unis transforment la salicine en aldéhyde, puis en acide salicylique. En 1853, von Gerhardt à Strasbourg transforme ce composé en acide acétylsalicylique ; son sel, salicylate de sodium, est essayé pour la première fois en 1875 dans le rhumatisme articulaire de l'enfant dont il atténue sans ambiguïté la fièvre et les douleurs articulaires.

La firme pharmaceutique Bayer mobilise sa capacité de recherche, déjà puissante. En 1893, l'acide acétylsalicylique est synthétisé par Hoffmann, il est baptisé Aspirine, « A » pour acétyl et « spir » pour rappeler *spiræ*, nom latin de la famille d'herbacées à laquelle appartient la reine-des-prés. La production industrielle commence. L'aspirine Bayer devient rapidement l'un des tout premiers produits pharmaceutiques. Après la guerre de 1914-1918, les droits de Bayer sont saisis et le mot aspirine tombe dans le domaine public. Trente mille tonnes, soit soixante-quinze milliards de comprimés d'aspirine sont fabriqués dans le monde par an. Les indications de l'aspirine ont été étendues récemment à la prévention de l'artériosclérose.

La découverte de substances naturelles utiles à la thérapeutique, même si elle est aidée par des allégories, procède en réalité le plus souvent d'un examen systématique de l'environnement et du hasard. Son rendement est beaucoup moins élevé que celui d'une prospection ciblée. Mais cette stratégie de recherche n'est pas absolument abandonnée. De plus, l'empirisme et le hasard ont aussi aidé des recherches chimiques. Des médications importantes, dont certaines encore appréciées aujourd'hui, ont été découvertes sans aucune préméditation. Voici quelques exemples de ces molécules du hasard, imprévues.

2. Les médicaments du hasard

Le mélilot est une grande et belle herbe aux fleurs odorantes, sentant le miel lorsqu'elle est fraîche, mais elle est vite fanée. Le bétail qui s'en nourrit meurt de saignements digestifs : la fermentation du fourrage de mélilot produit une substance hémorragique, le *dicoumarol*, qui résulte de la dimérisation de deux molécules de coumarine avec une molécule de formaldéhyde. Elle agit en neutralisant la vitamine K, qui est indispensable à la coagulation du sang. Le *dicoumarol* est devenu l'un des premiers médicaments anticoagulants ; en prévenant et en guérissant les phlébites, il a beaucoup amélioré les suites des interventions chirurgicales et des accouchements.

Pendant la guerre contre le Japon, un bateau américain explosa dans le Pacifique. Les marins qui avaient réchappé à l'accident, mais qui avaient inhalé les gaz toxiques, perdirent leurs défenses naturelles contre les microbes. Les gaz de combat contenus dans le bateau s'étaient transformés en substances diminuant le nombre des globules blancs du sang. Ainsi découvrit-on de nouvelles substances antileucémiques, alcoylant par leur chimie, radiomimétiques pour leur action biologique proche de celle des radiations. Il s'agit de moutardes azotées, analogues de l'ypérite, par référence aux plaines de Flandre de la Première Guerre mondiale.

Enfin, des médicaments sont nés tout à fait fortuitement dans des industries chimiques sans relation avec la pharmacie : dans des industries du caoutchouc, une sensation très inhabituelle apparaît inopinément chez les ouvriers étonnés. Il s'agit d'un grand dégoût pour l'alcool. La cause de ce phénomène singulier est un corps chimique, un antioxydant, le bis-(diéthylcarbamoyl) disulfure, qui pollue l'air et les aliments. On en fera un médicament aidant au sevrage des alcooliques, l'*antabuse*.

3. *Les médicaments imprévus, l'exemple de la pénicilline*

La pénicilline est la meilleure illustration de ces médicaments imprévus découverts au cours de recherches de nature pharmacologique, orientées vers la santé, mais qui ne visaient pas à les obtenir.

Pasteur pensait qu'un « antagonisme » pouvait exister entre deux souches de micro-organismes, de sorte que le développement de l'une inhibait celui de l'autre. Certaines bactéries aérobies non pathogènes, par exemple, arrêtent le développement du staphylocoque doré, agent responsable des infections cutanées.

Vingt ans plus tard, Roux, élève de Pasteur, reprend cette idée et confie l'étude à un jeune médecin de l'École de santé militaire de Lyon, Ernest Duchesne, alors en stage dans son laboratoire et en quête de travail pour soutenir une thèse de doctorat. Le 17 décembre 1897, Duchesne a vingt-trois ans, lorsqu'il soutient sa thèse : *Contribution à l'étude de la concurrence vitale chez les micro-organismes. Antagonisme entre les moisissures et les microbes*. Il y est démontré que, dans certaines conditions expérimentales, des moisissures peuvent inhiber la croissance de certaines bactéries et que « certaines moisissures, telles que le *penicillium glaucum*, inoculées à un animal en même temps que des cultures très virulentes de quelques microbes pathogènes (bacille *coli* et bacille *typhosus d'Eberth*) sont capables d'atténuer dans de très notables proportions la virulence de ces cultures bactériennes ». L'extraordinaire activité antibiotique du *penicillium* venait d'être découverte.

Une nouvelle idée géniale de Pasteur – ou de Roux, comme le disait Duchesne (« c'est M. le professeur agrégé Roux qui en a eu la première idée ») – avait été démontrée. Le travail expérimental avait été mené avec une très grande rigueur. Il devait *en toute logique* aboutir à des expériences confirmant définitivement l'existence et l'activité de la pénicilline. Mais la découverte de l'antibiotique échappe une première fois à la raison. Ernest Duchesne, de santé fragile et pressé par les nécessités de sa carrière de médecin militaire, abandonne ses recherches au lendemain de sa thèse et Roux s'oriente vers d'autres directions de recherche.

Un nouvel épisode de cette aventure, également inachevé, a lieu quelque trente années plus tard à Londres, en septembre 1928. Alexander Fleming est bactériologiste au St Mary's Hospital. La croissance des colonies de microbes y est étudiée dans des boîtes plates en verre contenant quelques millimètres d'épaisseur de gelée nutritive. Discipline et propreté sont indispensables à toute bonne bactériologie : les boîtes de culture, ensemencées des microbes qu'on veut étudier, sont placées dans des étuves à 37°C ; les colonies de germes se développent grâce au milieu nutritif qui les supporte et à la chaleur ; après l'étude de la prolifération microbienne, les boîtes sont lavées et désinfectées. Fleming avait l'habitude, tout à fait singulière, de laisser traîner les boîtes de culture sur la paillasse du laboratoire, et de différer ainsi de quelques heures leur lavage. Certains disent qu'il manquait de soin, d'autres qu'il agissait au contraire par scrupule, pour jeter un dernier regard à ses boîtes avant qu'elles ne soient nettoyées. Cette manie lui permit en tout cas de faire sa découverte. Fleming remarque que, dans les boîtes où des moisissures se développent, les colonies de microbes sont inhibées et détruites jusqu'à disparaître. La lyse est reproduite par le filtrat du bouillon de culture de la moisissure (*mould broth filtrate*) que Fleming dénomme par commodité *pénicilline* en souvenir de *penicillium*, nom d'une des moisissures les plus communes.

La pénicilline lui apparaît active, *in vitro*, contre le staphylocoque doré dans les boîtes de culture, et sans effet secondaire toxique *in vivo*, chez la souris ou le lapin de laboratoire.

Ces résultats sont très clairement indiqués dans la note que Fleming publie en 1929 et auraient pu faire comprendre que la pénicilline avait toutes les qualités d'un nouveau médicament anti-infectieux, beaucoup plus actif que les sulfamides dont on disposait alors. Les analyses permettant de connaître la nature de l'antibiotique, dernière étape avant la fabrication industrielle, auraient dû être entreprises dès la publication de la note. Mais la publication de Fleming ne provoqua pas l'intérêt auquel on aurait dû *logiquement* s'attendre.

André Maurois prétend que Fleming était si timide qu'il ne sut pas convaincre les chimistes d'entreprendre la purification d'une substance dont il avait néanmoins compris le fabuleux intérêt thérapeutique. Ernst Chain, qui saura plus tard découvrir la nature chimique de la pénicilline pour en faire le premier antibiotique, a une explication moins aimable : Fleming n'aurait pas fait les expériences prouvant indiscutablement l'effet antibiotique de la pénicilline *in vivo* ; si ces expériences avaient été faites et rapportées en détail, l'intérêt des chimistes aurait été immanquablement attiré. Ce manque de persévérance serait même dû aux *a priori* que le chef de Fleming, le professeur Almroth Wright, nourrissait sur l'avenir des substances chimiques antimicrobiennes en thérapeutique : « Son chef de service, le professeur Sir Almroth Wright, avait une allure rigide et pour lui, le concept de chimiothérapie était tabou et l'est resté pendant toute sa carrière scientifique. »

La vérité ne sera peut-être jamais connue ; toujours est-il que le mauvais sort continua à s'acharner sur la pénicilline : redécouverte par hasard, elle retomba une deuxième fois dans l'oubli, et cela pour onze années. Fait plus extraordinaire encore, sa troisième découverte, qui fut cette fois la bonne, a résulté aussi pour une grande part d'une démarche fortuite.

Au milieu de l'année 1935, un jeune biochimiste d'origine allemande, Ernst Chain, qui venait de passer deux années heureuses à l'université de Cambridge, décida de poursuivre ses recherches en Grande-Bretagne et rejoignit l'équipe du professeur H.W. Florey, nouveau titulaire d'une chaire de pathologie à Cambridge. Pendant ses études de chimie, travaillant sur les principes du venin de certains serpents, Chain avait acquis une assez bonne connaissance des enzymes. Il avait montré en particulier que la toxicité d'un venin de serpent pour le système nerveux peut être secondaire à l'activité d'une enzyme, une nucléotidase. Ses recherches à Cambridge se portèrent sur une substance récemment individualisée, le *lysozyme*, que l'on trouve dans certains microbes et dans le liquide digestif du duodénum, et qui paraissait agir comme une enzyme. On savait que le lysozyme pouvait tuer certains microbes, mais on s'intéressait surtout à cette substance parce qu'on lui attribuait une possible responsabilité dans certains ulcères du duodénum.

Treize ans plus tôt, Fleming avait lui aussi beaucoup travaillé sur les lysozymes microbiens et avait même découvert un lysozyme au sein d'une bactérie saprophyte assez commune, le *bacillus lysodeicticus*.

Chain fut ainsi conduit à consulter les travaux de Fleming. Il découvrit sa publication sur la pénicilline, complètement oubliée, et se demanda si cette substance et le lysozyme avaient des points communs. Florey et Chain entreprirent de purifier la pénicilline. En août 1940, leur publication, parue dans le grand journal de médecine britannique *Lancet*, précisait les propriétés chimiques essentielles de la pénicilline, démontrant son extraordinaire effet antibiotique chez l'animal et sa bonne tolérance.

L'histoire chaotique de la découverte de la pénicilline se termine ici. S'ensuivirent des travaux qui, menés avec logique et diligence, permirent de mettre définitivement au point le premier antibiotique. La pénicilline se révéla vite aussi efficace et atoxique chez l'homme que chez l'animal ; des infections qui, quelques mois plus tôt seulement, étaient sans espoir furent guéries en quelques jours. La médecine fut bouleversée par cette découverte.

De nombreux laboratoires de l'industrie pharmaceutique s'enthousiasmèrent pour la pénicilline. L'analyse systématique des filtrats de très nombreux champignons leur permit d'isoler une vaste gamme d'antibiotiques naturels, se révélant progressivement efficaces contre tous les microbes connus et remédiant au risque de résistance suivant l'administration trop forte ou trop prolongée d'un antibiotique donné.

La production industrielle des antibiotiques prit alors son plein essor. La connaissance de la constitution chimique des antibiotiques naturels permit de développer leur production par synthèse, et d'assurer un approvisionnement d'antibiotiques adapté au changement de propriétés biologiques des souches microbiennes qu'ils combattent : le développement d'une résistance à un antibiotique donné entraîne immédiatement la série de transformations chimiques qui fait réapparaître une activité antibiotique.

La production industrielle des antibiotiques procède aujourd'hui de la logique et de la méthode ; contrairement à ce que l'on a pu craindre naguère, il ne semble plus, en raison des possibilités infinies de la chimie de synthèse, qu'elle puisse être menacée par l'apparition de résistances irréductibles. Le souvenir des errances précédant la découverte de la pénicilline doit néanmoins inciter à une grande modestie.

4. Autres médications inattendues

Bon nombre de produits pharmaceutiques ont révélé des propriétés que l'on ne prévoyait pas lors de leur fabrication, et leur utilisation s'en est trouvée radicalement changée. Ces effets inattendus ont été observés pour la plupart au cours des essais cliniques précédant la mise sur le marché mais certains d'entre eux ont été constatés plus tardivement encore, après la commercialisation du produit, au cours de la pharmacovigilance.

Les *bêtabloquants*, initialement conçus pour réduire le travail du cœur et soulager les douleurs d'angine de poitrine, se sont montrés aussi, grâce à la perspicacité d'un cardiologue britannique, N.B.S. Pritchard, d'excellents médicaments de l'hypertension artérielle. L'étude de leurs effets cliniques, après cette découverte essentielle, a permis d'élargir encore leur champ d'application : on s'est aperçu de manière tout à fait imprévue que les bêtabloquants, en sus de leur effet antihypertenseur et anti-angineux, avaient aussi une action bénéfique dans certaines migraines (les algies vasculaires), dans le cas de tremblements émotifs et dans la prévention des infarctus du myocarde.

a) La clonidine

La clonidine, qui fut commercialisée sous le nom de *catapressan*, est un autre antihypertenseur majeur qui a été découvert fortuitement. Cette fois, il s'agit non plus d'un bloquant du système nerveux sympathique, mais d'un produit capable, au contraire, d'en produire certains effets, dits *alpha*. Dans les laboratoires de recherche de la firme pharmaceutique allemande Boehringer, la clonidine, conçue par Helmut Stäle, était initialement considérée comme une drogue d'appoint. On la destinait à entrer dans la composition de collyres nasaux ou de savons à barbe, et le brevet initial mentionne ces indications. Les propriétés alpha-adrénergiques du produit expliquaient ces prescriptions : elles contractent les vaisseaux, réduisant ainsi l'écoulement nasal du rhume ; l'activité érectrice du catapressan sur les poils de la barbe permettait aussi de l'inclure dans des savons pour faciliter le rasage.

Les premiers essais de préparations à base de clonidine furent compliqués par de brutales pertes de connaissance, sans aucune mesure avec la bénignité des indications. Elles révélèrent l'action hypotensive de la clonidine, la baisse de tension artérielle étant responsable de ces pertes de connaissance. On en comprit tardivement le mécanisme : un système neuronal adrénergique préside dans le cerveau à la régulation de la pression artérielle ; la stimulation de ses récepteurs alpha, sous l'effet notamment du catapressan, perturbe cette fonction et abaisse la pression artérielle. L'ingrédient du collyre et du savon devint en quelques années un grand hypotenseur et un remarquable outil pharmacologique permettant d'étudier les centres du cerveau qui assurent la régulation de la pression artérielle. La connaissance de leur physiologie a suivi avec dix ans de retard la découverte surprenante de l'effet antihypertenseur de la clonidine.

Comme avec les bêtabloquants, les indications thérapeutiques de la clonidine se sont enrichies au fur et à mesure que l'utilisation du produit s'élargissait. On envisagea de la prescrire pour faciliter le sevrage en cas d'intoxication par la morphine et pour réduire l'appétit dans certaines formes d'obésité : ces deux dernières indications procèdent aussi de l'interaction de la clonidine avec des récepteurs alpha-adrénergétiques cérébraux, car ces sites de reconnaissance président à de multiples fonctions.

b) L'isoniazide

L'origine des premières médications psychiatriques, antidépresseurs et tranquillisants, a été tout aussi fortuite. Une molécule nouvelle, l'hydrazide de l'acide isonicotinique, est synthétisée en 1912. On l'oublie pendant quarante ans. Puis quelques bactériologistes chanceux découvrent qu'elle est un puissant agent antituberculeux. Les cliniciens, inquiets des accidents secondaires de la streptomycine, et surtout du développement d'une résistance bactérienne à cet antibiotique, confirment la remarquable efficacité antituberculeuse du produit auquel on donne le nom d'*isoniazide* ou *rimifon*. En 1955, la tuberculose paraît enfin véritablement vaincue grâce à ce médicament si actif et si dépourvu de toxicité qu'il est prescrit très largement, même dans un but préventif. Des médecins attentifs remarquent néanmoins que certains tuberculeux guérissent avec une jovialité excessive. Les travaux de Jean Delay en France, de Kline aux États-Unis sur l'*iproniazide* (un médicament voisin de l'isoniazide) montrent sans ambiguïté que le *rimifon* et ses congénères modifient l'humeur. Quelques modifications chimiques de leurs molécules font naître les premiers médicaments de la dépression.

c) Le largactil

Bovet en 1937, puis Halpern, constatent que des dérivés du benzodioxane, *antergan*, *néoantergan*, possèdent une activité antihistaminique. On les prescrit avec succès dans certaines maladies allergiques, tels l'asthme et le rhume des foins. Les chimistes poursuivent leurs efforts. Un dérivé du *néoantergan*, le *phénergan*, s'avère sept à huit fois plus actif que la molécule parentale, mais les essais sur le malade révèlent l'existence d'un effet secondaire gênant : à dose élevée, ce médicament est soporifique. Cette conséquence imprévue parut suffisamment intéressante aux chercheurs de Rhône-Poulenc pour qu'ils poursuivent la synthèse et l'étude pharmacologique de nouveaux dérivés chimiques. La *chlorpromazine*, ou *largactil*, est trouvée en 1952 ; les propriétés antihistaminiques ont presque disparu, mais des propriétés antipsychotiques sont apparues. J. Delay et P. Deniker précisent que le largactil est un neuroleptique, c'est-à-dire un tranquillisant majeur, fort utile au traitement de plusieurs syndromes psychiatriques comportant de l'excitation et de l'agitation.

La psychiatrie fut transformée par cette découverte. Avant le largactil, on avait recours, pour calmer les agités, à la camisole de force et aux chaînes ; après cette découverte, naît l'espoir de traiter les maladies de l'esprit par des thérapeutiques chimiques douces. Les recherches continuent et aboutissent à la découverte de multiples antidépresseurs dont la structure rappelle celle de la chlorpromazine et que l'on dénomme *antidépresseurs tricycliques*. On peut estimer à une centaine de mille le nombre de dérivés synthétisés depuis la découverte de la chlorpromazine, dont une quarantaine sont utilisés en thérapeutique.

d) Le pouvoir hypoglycémiant des sulfamides

Le groupe des médications hypoglycémiantes a aussi bénéficié d'une heureuse fortune. En 1942, un médecin traite des malades atteints de typhoïde dans un hôpital de Montpellier. Il a recours à des sulfamides, car les antibiotiques ne sont pas encore utilisés. Des hypoglycémies tout à fait imprévues perturbent le traitement. Le pharmacologue Loubatières, alerté par ces résultats, entreprend alors une investigation systématique sur l'activité hypoglycémiante des sulfamides. Là encore, les recherches déclenchées par l'observation fortuite d'un accident clinique imprévu ont d'heureux résultats : certains sulfamides se sont trouvés dotés d'un tel pouvoir hypoglycémiant qu'ils sont devenus des médications utiles du diabète et agissent par voie buccale. Il a été établi que ces sulfamides abaissent le sucre du sang en activant la sécrétion pancréatique d'insuline.

La recherche de médications hypoglycémiantes a elle-même fait découvrir d'autres médicaments, là encore de manière tout à fait excentrique.

e) Les antileucémiques

Les paysans de la province de Québec avaient l'habitude de donner de la tisane de pervenche à leurs diabétiques. On pensait que la petite plante aux fleurs bleues contenait un principe abaissant le sucre sanguin. Des expériences de contrôle furent entreprises sur des animaux diabétiques et l'on s'aperçut que c'est le taux de globules blancs, et non du sucre sanguin, qu'abaissent les extraits des corolles bleues. Ainsi, de grands médicaments antileucémiques ont été découverts par hasard. Pour être efficaces, les doses doivent être d'une quantité sensiblement différente de celles utilisées pour les tisanes : il faut un quintal de pervenches pour produire la quantité utile au traitement d'une leucémie ; la chimie de synthèse a heureusement pris le relais de la chimie analytique et les cancérologues disposent aujourd'hui, pour soigner leurs malades, de grandes quantités d'alcaloïdes naguère isolés de la pervenche, *vinblastine* et *vincristine* principalement.

f) Les médicaments résultant d'effets secondaires

De nouvelles indications thérapeutiques sont nées d'effets secondaires survenus au cours des essais cliniques. L'aminoglutéthimide, initialement conçu comme un anticonvulsivant, est devenu, à la suite de ses accidents secondaires, un inhibiteur de la production de la sécrétion de cortisol par les glandes surrénales. La même aventure s'est déroulée pour une nouvelle pilule contraceptive des laboratoires Roussel, la *mifépristone* (RU 486), synthétisée comme antagoniste des récepteurs du cortisol, et qui s'est révélée infiniment plus intéressante comme contraceptif inédit, par son activité de blocage des récepteurs de la progestérone. L'urotrate, un antiseptique urinaire qui provoque l'insomnie chez l'homme et l'excitation chez la souris, aidera sans doute à la découverte d'un nouveau médicament stimulant l'activité intellectuelle.

Toutes les observations peuvent être utiles. Constater que l'association du produit antituberculeux *isoniazide* à un autre médicament antituberculeux, la *rifampicine*, potentialise le risque d'accidents toxiques hépatiques peut s'avérer utile dans la mise au point d'antibiotiques dépourvus de toxicité ; de même, découvrir qu'un médicament dilatateur des artères du cœur et régularisateur de son rythme, l'*amiodarone*, modifie l'acuité visuelle est susceptible d'avoir un retentissement considérable.

g) La cyclosporine A

Le dernier succès de la recherche empirique couronne la grande firme pharmaceutique suisse Sandoz. La recherche de nouveaux antibiotiques peut bénéficier de l'analyse des sols et des micro-organismes. Pour augmenter les chances de découverte, Sandoz eut l'idée, tout à fait extraordinaire, de demander à ses chercheurs de ramener à Bâle, à chaque retour de vacances, un échantillon de la terre lointaine qu'ils avaient visitée. Plusieurs milliers de sols différents parvinrent ainsi aux microbiologistes de la firme suisse, sans qu'ils aient à se déplacer.

La terre d'un site sauvage de Norvège, Hardanger Vida, examinée en 1969, se révéla intéressante parce que le champignon qu'elle contient sécrète un polypeptide inconnu. La recherche de son activité antibiotique fut décevante, mais il apparut que le nouveau produit de moisissure était parfaitement toléré par les animaux d'expérience. Ce résultat inhabituel fit poursuivre l'investigation. On rechercha des propriétés anticancéreuses, à nouveau sans succès. En revanche, sans que le moindre indice ait permis de le prévoir, le polypeptide s'avéra capable de diminuer fortement les défenses immunitaires humorales et cellulaires des animaux qui le recevaient. On précisa alors que ce produit, baptisé *cyclosporine A*, « exerçait une action paralysante exclusive – et réversible – sur des cellules particulières, les lymphocytes T, qui représentent l'infanterie du système immunitaire, spécialement chargées d'attaquer les cellules étrangères introduites dans l'organisme (transplantations) et donc l'activité peut devenir anarchique lorsqu'elles s'en prennent aux cellules de l'organisme lui-même (maladie auto-immunitaire) ».

La cyclosporine A, fruit de la chance, mais aussi de l'obstination, est aujourd'hui un médicament qui favorise considérablement la pratique des transplantations d'organes, greffes du rein, de moelle et de cœur. Ces dernières, qui se heurtaient à des obstacles immunologiques apparemment insurmontables, sont même devenues possibles grâce à ce nouveau produit, sans que l'on en connaisse la raison. La cyclosporine A se révèle également efficace pour traiter des maladies que l'on croit d'origine auto-immune, c'est-à-dire secondaires à une attaque des cellules d'un organisme par son système immunitaire qui les considère comme étrangères ; il s'agit, entre autres désordres, du lupus érythémateux, des arthrites rhumatoïdes, d'atteintes oculaires (uvéites), de colites ulcératives, de scléroses en plaques. C'est un pas considérable pour l'immunopharmacologie. Le hasard fait décidément bien les choses : la cyclosporine inhibe plusieurs parasites, en dehors, semble-t-il, de tout mécanisme immunitaire ; les schistosomes et ceux du paludisme ; la cyclosporine inaugure bien une ère nouvelle de la thérapeutique.

Le grand inconvénient de la découverte fortuite de nouveaux médicaments c'est la faiblesse de son rendement. Elle ne sera sans doute jamais abandonnée, mais elle ne peut plus satisfaire les exigences pressantes des thérapeutes en cette fin du XXᵉ siècle. L'enjeu est trop grand pour être laissé au hasard.

C. LA DÉMARCHE ACTUELLE ET LES ESPOIRS

Le but de la médecine des trois derniers siècles, devenue science, a été de connaître la nature, la structure et l'activité des molécules vitales mais défaillantes. De comprendre également les répercussions complexes, la cascade de réseaux, de boucles de rétroaction, de conséquences directes et allostériques qui, à partir de la molécule, se propagent dans l'organisme et affectent le processus vital.

La thérapeutique médicamenteuse fut l'ombre portée de cette clinique. Philosophie hippocratique, méthode anatomoclinique, médecine instrumentale, médecine fonctionnelle, médecine biochimique et médecine moléculaire furent les étapes successives d'une pensée logique visant à comprendre et connaître pour soigner.

1. Le pouvoir de la chimie

Il n'est pas de biologiste aujourd'hui qui puisse s'étonner des prémisses de la philosophie moléculaire : seule la chimie permet de déduire la structure et le fonctionnement d'un être vivant parce qu'ils sont d'essence physico-chimique ; seul l'extraordinaire pouvoir discriminateur de la chimie actuelle permet l'étude de constituants élémentaires de la matière vivante. L'analyse chimique est d'abord une dissection qui fait entrevoir la structure d'un tissu vivant. Elle génère aussi une conception dynamique et fonctionnelle par la découverte des jeux d'animation moléculaire, de nouvelles molécules donc de nouvelles fonctions. À une ontologie matérielle succède une ontologie formelle. La découverte de nouvelles molécules conduit le chimiste à imaginer un modèle abstrait, une théorie de fonctionnement qui, à son tour, exige vérification.

Cet aller et retour entre la matière organique et le chimiste n'est pas menacé d'interruption. Le Vivant s'avère de plus en plus complexe. On peut prédire sans grand risque d'erreur que la chimie moléculaire va continuer son essor avec le rendement que l'on pressent en génétique, cancérologie et virologie. La recherche médicale et thérapeutique va pour longtemps, sans aucune rupture épistémologique avec l'expérience présente, procéder à la fouille d'un univers d'une surprenante complexité, et comprendre les interactions de ses constituants.

Le succès de la thérapeutique médicamenteuse est dû à un changement stratégique de la recherche pharmacologique, à l'aide de machines, à des améliorations de la chimie galénique, à un gain de rigueur dans le développement des nouveaux produits pharmaceutiques et à la prescience de variations de réponses individuelles aux médicaments.

L'informatique a beaucoup aidé l'innovation thérapeutique en indiquant, à partir des propriétés et caractéristiques des substances naturelles, les opérations chimiques qui assurent l'efficacité. Les écrans d'ordinateurs déploient et détendent des molécules selon la composition chimique du milieu qui les entoure, ils indiquent également les changements de structure qui augmenteraient leur puissance dans telle ou telle condition. C'est un *drug design* assisté par l'informatique. La plupart des médications courantes d'aujourd'hui, en tout cas les plus récentes, en dérivent.

À ces thérapeutiques qui modifient une molécule naturelle, qui transforment en quelque sorte le profil dynamique fonctionnel du Vivant, en l'inhibant ou en l'accélérant, il faut aujourd'hui ajouter des thérapies de remplacement ou de réparation qui mettent une molécule saine en place d'une molécule malade. L'exemple le plus concret est la thérapie génique qui peut être appelée à traiter par remplacement d'un gène défectueux des cancers, des diabètes, des maladies de la coagulation sanguine ou des mucoviscidoses. Les conditions d'un traitement sont physiquement beaucoup moins éprouvantes que dans les années 1950, avec une chirurgie peu agressive et des thérapeutiques dépourvues d'effets secondaires. Les malades veulent désormais tout connaître de leur maladie et des traitements. Les médicaments de l'enfance d'Albert Cohen, « l'alcoolat de fioravanti, le baume opodaldoch, l'élixir parégorique, le baume du commandeur ou l'alcoolat de térébenthine, toutes ces " saintes choses " qui ne faisaient rien », ne sont plus que des souvenirs attendrissants.

2. *Les thérapies futures*

Il faut près de dix années de recherche pour finaliser les études précliniques et cliniques de pharmacologie et de toxicologie. Bien plus que pour les efforts consacrés aux innovations chimiques. Ce délai qui sépare la découverte de molécules nouvelles de leurs applications médicales n'établit pas en soi de barrière véritable entre le présent et le futur. Il ne fait aucun doute que les recherches fondamentales conduites aujourd'hui permettent de concevoir, dès à présent, ce que seront les thérapies de demain. L'après-demain, encore inaccessible, relève quant à lui de la pure spéculation.

La recherche et la médecine (qui lui est intimement liée) sont entrées dans l'ère de l'infiniment petit. Il est intéressant de souligner à ce sujet à quel point les prédictions des anciens Ioniens (et précontemporains de Socrate, si l'on se réfère à Leucippe et à Héraclite) se trouvent confirmées quelque deux mille cinq cents ans plus tard !

Dans le domaine de la recherche moléculaire, les travaux actuels se situent immédiatement en amont ou en aval des molécules organiques endogènes. En aval, ils s'orientent vers des processus analytiques et synthétiques adaptés à la modification du comportement et de la fonction de micro-, voire nanocomposants cellulaires. Par neutralisation, inhibition, activation, ou en facilitant l'intervention d'un messager, d'une enzyme, d'un récepteur ou d'un donneur d'énergie, la pharmacologie vise à corriger le trouble cellulaire qui est à l'origine de la pathologie de l'organe.

La recherche en amont s'oriente, quant à elle, vers la synthèse de composants cellulaires endogènes, ce qui implique l'intervention des gènes. Plusieurs stratégies sont actuellement développées à ce niveau.

Le génie génétique consiste à modifier le génome d'un organisme unicellulaire et à le rendre ainsi capable de produire une substance étrangère à vocation thérapeutique ; on peut citer l'insuline ou l'hormone de croissance humaine produites à partir d'*escherichia coli*. Les craintes de prolifération de mutants bactériologiques, naguère exprimées à Asilomar, ne se justifient plus aujourd'hui. La production par cette voie de produit pur, libre de contamination toxique d'origine virale, favorise cette méthodologie.

Par l'utilisation d'un virus porteur, adéno- ou rétrovirus, la thérapie somatogénique introduit un gène sain à la place du gène défectueux responsable d'une pathologie donnée. Des succès ont été obtenus dans des cas de mélanome et il existe déjà de sérieux espoirs pour la plupart des maladies graves, voire mortelles, comme les cancers, le sida ou des défauts de synthèse d'origine génétique (maladies héréditaires du sang). Cette nouvelle thérapie, qui ne soulève aucune question d'ordre éthique, malgré certaines difficultés techniques liées à l'insertion du bon gène et à sa bonne localisation, va certainement connaître une expansion considérable. Il faut distinguer clairement cette approche thérapeutique de la thérapie génique germinale : celle-ci vise le remplacement d'un gène à l'intérieur des gamètes. Ce processus, fortement limité par la gravité des problèmes éthiques et techniques qui peuvent être posés, ne va-t-il pas accélérer des mutations uniquement pour des raisons de commodité ? N'y a-t-il pas risque de déstabilisation du génome dans les gamètes avec danger, entre autres, de mutations cancérigènes ?

L'orientation de la pensée médicale vers la recherche moléculaire permettra, outre les progrès thérapeutiques, une meilleure appréhension du processus de la morbidité. En effet, ramener ce processus du gène aux lésions organiques est bien plus aisé que de débuter par l'inventaire anatomochimique du trouble provoqué par une lésion, entreprise invariablement compliquée par d'imprévisibles interactions moléculaires. Le développement simultané des connaissances fondamentales et de l'arsenal thérapeutique va accélérer les progrès de la médecine de façon inouïe.

Dans les domaines éthique, technique et économique se présenteront, inévitables contreparties de tout progrès, des effets secondaires dont celui pernicieux du couple progrès-recherche. Désormais, l'augmentation du nombre des molécules répertoriées, par exemple dans les sous-classes de récepteurs hormonaux, va plus vite que l'analyse de leur mode d'action. Le phénomène d'une molécule qui en cache une autre peut avoir un effet heureux. Un certain découragement est susceptible de retarder une recherche involontairement orientée vers une nouvelle taxinomie du microscopique plutôt que vers la microphysiologie. En particulier, la multiplication de structures peut, paradoxalement, reconduire vers un certain empirisme, vers l'aléatoire, dans la façon de découvrir des molécules d'intérêt thérapeutique. L'analyse systématique, qui n'a pas totalement disparu de la pharmacologie traditionnelle, ne serait-elle pas en voie d'être adoptée par la recherche moléculaire ?

RÉFÉRENCES

J. Bernard, *L'Espérance*, Paris, Buchet-Chastel, 1978, p. 97.
J.S. Bindra, D. Lednicer, *Chronicles of Drug Design I*, vol. 1, New York, John Wiley & Sons, 1982.

J.S. Bindra, D. Lednicer, *Chronicles of Drug Design II*, vol. 2, New York, John Wiley & Sons, 1983.

J.F. Borel, « The history of Cyclosporin A and its significance », *in* D.J.G. White (ed.), *Cyclosporin A*, Amsterdam, Elsevier, 1982, p. 5-17,

J.F. Borel, « Cyclosporin : Historical perspectives », *Transplantation Procedings*, 1983, 15 (supp. 1), p. 2219-2229.

A. Burger, « Introduction : History and Economics of Medicinal Chemistry », *in* M.E. Wolff (ed.), *The Basis of Medicinal Chemistry-Burger's Medicinal Chemistry*, John Wiley & Sons, New York, 1980, p. 1-54.

E. Chain, « The early years of the penicillin discovery », *Trends in Pharmacological Science*, 1, 6-11, 1979.

A. Cohen, *Carnets*, Paris, Gallimard, 1978, p. 42.

J. Delay, P. Deniker, J.-M. Harl, « Utilisation en thérapeutique psychiatrique d'une phénothiazine d'action centrale élective (4560 R.P.) », *Annales médico-psychologiques*, 1952, 110, p. 112-117.

J. Delay, P. Deniker, J.-M. Harl, « Traitement des états d'excitation et d'agitation par une méthode médicamenteuse dérivée de l'hibernothérapie », *Annales médico-psychologiques*, 1952, 110, p. 267-273.

C. Debru, *Philosophie moléculaire*, Paris, Vrin, 1987, p. 11.

E. Duchesne, *Contribution à l'étude de la concurrence vitale chez les micro-organismes. Antagonisme entre les moisissures et les microbes*, Lyon, éd. Thesis, Alexandre Rey, 1897.

A. Fleming, ***, *British Journal of Experimental Medicine*, 10, 226, 1929.

C.R. Ganellin, S.M. Roberts, *Medicinal Chemistry, the Role of Organic Chemistry in Drug Research*, Londres, Academic Press, 2e éd., 1993.

I. Illich, *Némésis médicale*, Paris, Seuil, 1975.

I.S. Johnson, H.F. Wright, G.H. Svoboda, J. Vlantis, « Antitumour principles derived from *Vinca rosea* (Linn.) I. Vinca Leucoblastine and Leurosine », *Cancer Research*, 1960, 20, p. 1016-1022.

I.S. Johnson, J.G. Armstrong, M. Gorman, J.P.J. Burnett, « The Vinca Alkaloids : a new class of Oncolytics », *Cancer Research*, 1963, 23, p. 1390-1427.

H. Laborit, P. Huguenard, R. Alluaume, « Un nouveau stabilisateur végétatif (le 4560 R.P.) », *Presse médicale*, 1952, 60, p. 206-208.

A. Maurois, *La vie de Sir Alexander Fleming*, Paris, Hachette, 1959.

R.Y. Mauvernay, J. Moleyre, *La seconde révolution thérapeutique*, Paris, éd. du Rocher, 1975.

R.A. Maxwell, S.B. Eckhardt, « Cyclosporine », *in* R.A. Maxwell et S.B. Eckhardt (eds), *Drug Discovery – A casebook and analysis*, Clifton, Humana Press, 1990, p. 95-108.

R.A. Maxwell, S.B. Eckhardt, *Drug Discovery – A casebook and analysis*, Humana Press, Clifton, 1990.

P. Meyer, *La Révolution des médicaments*, Paris, Fayard, 1984, p. 54-72.

R.L. Noble, C.T. Beer, J.H. Cutts, « Role of Chance Observations in Chemotherapy, *Vinca rosea* », *Annals of the Academy of Sciences*, 1958, 76, p. 882-894.

N.B.S. Pritchard, ***, *British Medical Journal*, 1964, 1, p. 1227-1228.

W. Sneader, *Drug Discovery : the Evolution of Modern Medicines*, Chichester, John Wiley & Sons, 1985.

H. Stähle, « Clonidine », *in Chronicles of Drug Discovery*, New York, John
Wiley & Sons, 1982, p. 87-111.

ANNEXE

I – Affections curables

Choléra
Diphtérie
Pneumonie lobaire
Érysipèle
Rougeole
Méningite à méningocoques
Coqueluche
Peste
Poliomyélite
Rhumatisme articulaire aigu
Scarlatine
Variole
Septicémie staphylococcique
Endocardite bactérienne subaiguë
Tuberculose
Fièvre typhoïde
Carence vitaminique

II – Affections sous contrôle thérapeutique

Asthme
Diabète
Cardiopathies
Schizophrénie
Syphilis et autres maladies vénériennes

III – Maladies à pronostic réservé

Sida
Maladie d'Alzheimer
Arthrite
Cancer
Cirrhose
Rhume de cerveau
Maladies génétiques
Herpès génital
Chorée de Huntington
Grippe
Sclérose en plaques
Maladie de Parkinson
Fibrose pulmonaire
Sénilité, problèmes gériatriques

QUATRIÈME PARTIE

LA MÉDECINE DE DEMAIN

Chapitre I

Les neurosciences

Le fonctionnement cérébral est un enjeu majeur de la science contemporaine. Le réductionnisme physico-chimique a permis de connaître l'essentiel de la communication et des localisations neuronales, c'est-à-dire les phénomènes organiques concomitants de la pensée humaine. De nombreuses difficultés contrarient cependant la démarche exploratoire : la complexité du réseau neuronal, les variations individuelles et la difficulté d'établir des rapports de causalité.

A. L'EXCEPTION DU CERVEAU

La pensée humaine fut à l'origine de sa propre histoire tant que les hommes n'ont disposé que de leur imagination pour tenter de comprendre le fonctionnement des cerveaux. Les neurosciences, si actives en cette fin de siècle, construisent désormais le progrès sur des bases objectives et l'histoire du fonctionnement du cerveau, conçue sur des faits, s'est matérialisée. Pour la première fois dans l'Histoire, des explications cohérentes peuvent être trouvées pour interpréter les modes de la pensée, c'est-à-dire l'enchaînement des idées elles-mêmes composées de mots et d'images. Cette formulation eût été impossible il y a peu de temps encore et l'écriture d'un tel sujet, une audace déraisonnable. Des difficultés considérables persistent néanmoins. Elles sont d'un autre ordre que naguère. L'organique est devenu abordable mais le chercheur se heurte à la difficulté, peut-être l'impossibilité, de parvenir à une connaissance absolue, qui s'affirme à la mesure du déchiffrage du réel et donne à l'histoire de la pensée une irrésolution qui, à son tour, nourrit la réflexion philosophique. Le grand progrès de ce siècle aura été de comprendre que la science, la plus raffinée soit-elle – dont les brillants résultats sont exprimés dans les pages suivantes –, ne peut maîtriser ni les *pourquoi*, ni même, ce qui est nouveau, tous les *comment*.

La philosophie antique a été condamnée à des suppositions en raison de la faiblesse de la médecine qui asseyait le fonctionnement cérébral sur des *pneumas*, des changements de consistance tissulaire et des mouvements de fluides. De Platon à Spinoza, l'âme fut séparée du corps et la pensée devint partie de l'âme. Platon l'a dénommée âme pensante et en a considéré deux principes, l'un universel, infime parcelle de l'âme universelle – simple, incorporelle, indivisible, invisible, préexistant au corps et immortelle dans ce qu'elle a de meilleur –, et l'autre une pensée qui agit sur le corps et qui en subit les variations. Aristote a fait de l'âme l'entéléchie d'un corps naturel ayant la vie en puissance et de la pensée une partie de l'âme possédant une forme et ayant des images pour matière. Plotin a fait dépendre l'âme individuelle d'un monde des idées. Descartes s'est fait l'apôtre de la distinction de l'esprit et de la matière, et a situé l'âme, donc la pensée, dans la glande pinéale. Sa critique de la connaissance repose sur les idées claires reçues de Dieu et il a identifié l'être avec la pensée elle-même, ce qui constitue une preuve ontologique de Dieu. Des « esprits animaux », qui sont matière, unissent corps et pensée : en s'infiltrant à partir du sang dans la glande pinéale, ils suscitent perception des corps, mémoire, imagination, habitude et passion. Spinoza, malgré son indignation vis-à-vis de Descartes, sépare aussi la pensée et l'étendue et fait de toutes deux des attributs de Dieu.

Toutes ces philosophies ont ceci en commun d'être dépourvues de toute assise biologique, de faire de la pensée un principe surajouté au cerveau, comme un souffle magique, un *pneuma*, une étincelle, une puissance éthérée, et de lui conférer des attributs de surnaturel et d'éternité. Leurs divergences ne constituent plus aujourd'hui que les détails d'un passé révolu, dépourvu de conséquence épistémologique. Ce spiritualisme s'est évidemment accordé avec les religions monothéistes occidentales qui font de chaque homme un fils de Dieu par son âme éternelle.

Après un certain affaiblissement au XVIIIe siècle, contemporain de découvertes scientifiques significatives, les philosophies spiritualistes sont réactivées, en France au siècle suivant, sous l'influence de Maine de Biran (1766-1824) promoteur d'une psychologie métaphysique qui inspirera l'œuvre de Bergson. Dans un traité intitulé *A Treatise concerning the Principles of Human Knowledge*, l'évêque Berkeley suggère que les idées sont causées par une substance active incorporelle, un esprit, et qu'elles sont imprimées dans notre esprit par la volonté de l'auteur de la Nature. Maine de Biran a recherché un même monisme spiritualiste.

Pendant toute son histoire, la philosophie spiritualiste, qu'elle ait été dualiste ou moniste, est restée une philosophie d'espoir respectant chaque personnalité et apportant une solution à l'angoissante question de la condition humaine, au douloureux paradoxe d'une pensée humaine somptueuse et éphémère. Avec le matérialisme, la science a apporté le pessimisme.

Le matérialisme est sans doute aussi ancien que le spiritualisme. N'est-ce pas au Ve siècle avant notre ère que Démocrite, Empédocle et Anaxagore ont proclamé un monisme matérialiste ? Le biologique et le spirituel sont compris comme des formes particulières de matière, configurations d'atomes parmi les autres. Rien ne se crée, rien ne s'anéantit comme l'avait voulu Parménide. Tout s'unit et se désunit, comme l'avaient voulu les pythagoriciens en parlant de nombres-objets, mais sans dire comment ils se concrétisaient. Toute existence « divine » est retirée au cosmos. Mais ce verbiage ne dure pas. Platon, esprit religieux, le chasse avec véhémence dans *Le Sophiste* ou dans *Gorgias*. La science n'a pas pour objet le monde des phénomènes, incapable de fournir les principes éternels dont la cité philosophique a besoin, mais un autre monde, un monde transcendant, un monde au-dessus des sens, un monde « suprasensible ». Les penseurs de l'Église s'en inspirent, le problème du corps et de l'âme prend la forme d'un conflit entre la chair et l'esprit, entre le biologique méprisable (et transitoire) et la vie spirituelle authentique (et éternelle). Les fidèles suivent, l'esprit impérissable est plus attirant que la matière sujette à une entropie inexorable.

Mais au XVIIIe siècle les progrès des connaissances de la physiologie corporelle conduisent à revoir la politique d'exception accordée pendant les siècles passés au cerveau. Pourquoi son fonctionnement différerait-il en substance des mécanismes physiologiques généraux du corps humain ? Ce sont des événements médicaux « paradigmatiques », la libéralisation de l'autopsie, la circulation du sang, l'application du microscope à la médecine et la respiration, qui firent s'interroger sur la matérialité de la pensée.

Des découvertes importantes, concernant le tissu nerveux, ont en effet permis une approche philosophique neuve.

B. La matérialité de la pensée

1. Les découvertes décisives de la fin du XVIIe et du début du XVIIIe siècle

a) L'anatomie du cerveau

Le cerveau est un organe peu propice à l'étude anatomique sans fixation car il s'affaisse, se déforme et se détériore rapidement. Or, ce n'est qu'en 1785 que Vicq d'Azyr (1748-1794) a introduit la fixation par l'alcool. On reste longtemps sur l'impression première de l'ouverture d'un cerveau, l'importance de ses cavités (ou ventricules) dans lesquelles Galien avait placé de l'air et Descartes un liquide, suivant en cela les anatomistes de la Renaissance. Le fonctionnement est de type hydraulique : une stimulation sensorielle, explique Descartes, ébranle les esprits animaux contenus dans le cœur et les artères ; le cœur les pousse dans les cavités cérébrales comme les soufflets d'orgue poussent l'air dans des contrevents ; « les pores, permettant le passage des esprits animaux, sont ouverts de manière sélective par le stimulus qui a provoqué l'ébranlement et qui agit comme les doigts de l'organiste distribuant l'air des contrevents dans quelques tuyaux à la fois ; les esprits animaux gonflent les cavités et tendent les petits tuyaux qui leur sont attachés, comme le vent peut enfler les voiles d'un navire, et faire tendre toutes les cordes auxquelles elles sont attachées. Cette action des esprits animaux rend les tuyaux perméables ; après la mort, au contraire, le cerveau s'affaisse et plus rien ne peut y circuler ». Les esprits animaux avertissent l'âme dans la glande pinéale de telle ou telle sensation. Elle s'incline du côté opposé, ce qui entraîne une réorganisation du jeu d'ouverture des tuyaux et un mouvement par voie de conséquence.

La publication de Thomas W. Willis (1621-1675) en latin (1664) puis en anglais (1683) attaque pour la première fois le dogme hydraulique. Les ventricules perdent leur position dominante (ce ne sont probablement que des organes d'épuration) et surtout, une localisation des fonctions du cerveau y est proposée, en avance de deux siècles sur la grande mutation qui a placé l'anatomie avant la physiologie. Le cortex cérébral devient impliqué dans la mémoire, le corps calleux, qui unit les deux hémisphères, devient le siège de l'imagination et le cervelet celui des mouvements involontaires. Les impressions issues des organes des sens convergent vers les corps striés, les tubercules quadrijumeaux reçoivent celles du cœur et de viscères.

De cerebri anatome et *Nervorum descriptio et usus* proposent en outre une anatomie nerveuse et non plus cavitaire avec la distinction d'une substance blanche (distributrice) et d'une substance grise (élaboratrice), la description de dix paires de nerfs crâniens et du système nerveux autonome, des plexus cardiaques et abdominaux. Willis a donné toutes les grandes orientations d'une étude matérialiste du fonctionnement cérébral, le trafic sensori-moteur et le siège cérébral des sensations et des ordres.

b) La nature tubulaire des nerfs

C'est la deuxième découverte majeure de la fin du XVIIe siècle, grâce à l'utilisation du microscope. Vers 1674, Van Leeuwenhoek, avide de découvrir le détail de l'Univers, oriente son microscope sur le tissu nerveux et pose le problème de la nature tubulaire des nerfs. Alexander Monro (1697-1767) prouve que les nerfs sont des conduits pleins car aucun liquide ne sourd de leur section et aucun changement de volume ne survient après leur ligature.

c) L'hypothèse électrique

Des interrogations concernant la nature de la transmission nerveuse sont apparues sensiblement à la même époque, et aboutirent à la démonstration qu'elle est électrique.

Monro pensa le premier à l'hypothèse électrique tout en se demandant comment l'isolement des nerfs par rapport aux tissus adjacents pouvait se faire. Francis Glisson (1597-1677) constate qu'un muscle isolé se contracte sous l'influence d'une simple excitation mécanique et que le pincement d'un nerf provoque la contraction du muscle attenant ; il use du terme d'*irritabilité*. Albrecht von Haller (1708-1777), médecin et philosophe d'origine suisse, célèbre dans toute l'Europe par ses livres scientifiques et sa poésie, confirme ce concept en 1753 dans *De partibus corporis humani sensilibus et irritabilibus* : « J'appelle partie irritable du corps humain celle qui devient plus courte quand quelque corps étranger la touche un peu fortement. » Il distingue des nerfs irritables, dont l'excitation chimique ou mécanique produit une contraction musculaire, et les nerfs sensibles dont l'excitation ne produit pas de contraction et qui, pensait-il, transmettent les impressions à l'âme. Et il évoque, avec les mêmes réserves que Monro, la transmission électrique à la base du phénomène d'irritabilité. L'électricité animale sera découverte à la fin du siècle (1791) par L. Galvani, à Bologne.

Celui-ci montre d'abord qu'une patte de grenouille isolée se contracte lorsque le nerf est mis en contact avec l'électricité. Surtout, la patte se contracte aussi lorsque le nerf est mis en contact avec un autre muscle. Le tissu irritable n'est donc pas seulement sensible à l'électricité, mais il en produit. Ces résultats extraordinaires font l'objet d'une longue controverse, en particulier avec Volta ; l'assimilation de la transmission nerveuse et du courant électrique ne sera acquise que dans les années 1850, mais un mécanisme physico-chimique a été évoqué sérieusement à l'origine d'un phénomène vivant.

2. Une nouvelle approche philosophique

De tels progrès ne pouvaient pas laisser indifférents les penseurs de l'époque.

a) La Mettrie (1709-1751)

Il publie une *Histoire naturelle de l'âme* en 1745 et un pamphlet, *L'Homme machine*, en 1747 ; il y critique clairement le dualisme cartésien avec la conviction que la matière est susceptible de penser. Le principe, source de nos sentiments et de nos pensées « existe, il a son siège dans le cerveau à l'origine des nerfs, par lesquels il exerce son empire sur tout le reste du corps... » « Par là, s'explique tout ce qui peut s'expliquer. » La Mettrie ne s'élève pas contre la puissance divine car ce peut être Elle qui a doté la matière de la possibilité de penser mais son ouvrage de 1745 est condamné à être brûlé et son auteur à l'exil. Prétendre que « le cerveau a ses muscles pour penser comme les jambes pour marcher » ne pouvait être du goût de tous à l'époque.

b) Locke (1632-1704)

L'affirmation de l'identité de l'âme, de la pensée et du cerveau va bénéficier de l'empirisme britannique et de la laïcité révolutionnaire française. Pour Locke, la pensée n'est pas innée mais résulte de l'impression de données sensibles produites par le milieu et l'apprentissage. À la naissance d'un homme, sa pensée ne possède pas le caractère implicite que lui accorde le spiritualisme ; elle est vide comme une feuille de papier blanche. Cette philosophie sensualiste vient d'Aristote : « Il n'y a rien dans l'entendement qui n'ait été préalablement dans les sensations. » Il n'existe pas de secteur réservé où la réflexion se trouverait en quelque sorte « déjà là » avant l'arrivée des premières sensations. Locke fait école. Il est suivi par Condillac (1714-1780) qui prétend que « toutes les qualités de l'âme peuvent tirer leur origine de la sensation même, et à travers elle, du monde qui nous entoure » ; par Diderot (1713-1784), « ce que nous appelons liaison d'idées dans notre entendement n'est que la mémoire de la coexistence des phénomènes dans la nature ; et ce que nous appelons dans notre entendement conséquence n'est autre chose qu'un souvenir de l'enchaînement ou de la succession des effets dans la nature » ; par le baron d'Holbach (1723-1789) qui, dans *Le système de la nature*, affirme que « ceux qui ont distingué l'âme du corps ne semblent avoir fait que distinguer son cerveau de lui-même. En effet, le cerveau est le centre commun où viennent aboutir et se confondre tous les nerfs répandus dans toutes les parties du corps humain ; c'est à l'aide de cet organe intérieur que se font toutes les opérations qu'on attribue à l'âme ; ce sont des impressions, des changements, des mouvements communiqués aux nerfs qui modifient le cerveau ; en conséquence, il réagit, ou bien agit sur lui-même et devient capable de produire au-dedans de sa propre enceinte une grande variété de mouvements que l'on a désignés sous le nom de facultés intellectuelles ».

c) Cabanis (1757-1808)

Philosophe, médecin et révolutionnaire, héritier des Lumières, imprégné de laïcité, Cabanis professe que la conscience, niveau supérieur d'activité mentale, dépend du fonctionnement du cerveau, que l'âme ne peut être indépendante du corps. Le système cérébral est « l'organe de la pensée et de la volonté ». Le cerveau n'est rien de plus qu'un organe à faire de la pensée, une fonction qu'il banalise au point de la comparer à celle d'un tissu sécrétoire : « Pour se faire une idée juste des opérations dont résulte la pensée, il faut considérer le cerveau comme un organe particulier, destiné spécialement à la produire ; de même que l'estomac et les intestins contribuent à opérer la digestion [...]. Les impressions, en arrivant au cerveau, le font entrer en activité ; comme les aliments, en tombant dans l'estomac, l'excitent à la sécrétion plus abondante de suc gastrique [...]. La fonction propre de l'un est de percevoir chaque impression particulière [...] comme la fonction de l'autre est d'agir sur les substances nutritives [...]. Nous concluons, avec la même certitude, que le cerveau digère en quelque sorte les impressions ; qu'il fait organiquement la sécrétion de la pensée. » L'ouvrage de Cabanis *Rapports du physique et du moral* a eu une grande influence et le matérialisme diffuse rapidement dans le milieu scientifique.

d) La persistance d'une controverse

Les « forces de la matière » sont honorées par les physiologistes allemands Johannes Müller (1801-1858) et Emil Heinrich Du Bois Reymond (1818-1896). Le naturaliste Karl Vogt (1817-1898) soutient avec force la dépendance de l'esprit vis-à-vis du corps : « Il y a le même rapport entre la pensée et le cerveau qu'entre la bile et le foie ou l'urine et les reins. » Dans *Kraft und Stoff* (Force et matière) (1855), le philosophe Ludwig Büchner (1824-1899) tient un même langage, répété par une vingtaine d'éditions et des traductions en plusieurs langues.

L'Autrichien Franz Gall en son exil parisien avait proposé au début du XIXe siècle que le cerveau fût divisé en zones fonctionnelles possédant chacune une activité propre. Ces « lieux où les instincts, sentiments, volontés, talents et, en général, les forces morales et intellectuelles s'exercent » sont reconnaissables à la forme des cir- convolutions cérébrales. Aucune des localisations placées par Gall sur le cortex ne s'avéra exacte, par manque d'expérimentation bien évi- demment, mais aussi parce que sa liste de fonctions intellectuelles était purement arbitraire. Il n'en reste pas moins que la théorie phrénologique de Gall fut prémonitoire de la conception générale des localisations cérébrales qui fut initiée par les constatations objectives de Broca sur l'aphasie.

Tout au long du XVIIIe siècle, un courant de pensée vitaliste s'est opposé à la philosophie matérialiste. En réaction à l'intégration de l'esprit à la matière. Les tissus vivants, qui sont doués de propriétés frémissantes inconnues dans l'univers organique – excitabilité, sensi- bilité, réactivité et motricité –, ne peuvent pas être assimilés à des usines chimiques. Pour Georg Ernst Stahl (1660-1734), ils sont animés par l'âme qui peut diffuser hors du cerveau. Théophile Bordeu (1722- 1776) et Paul-Joseph Barthez (1734-1806) préfèrent l'intervention d'un « principe vital » tandis que Xavier Bichat (1771-1801) parle de « sensibilités et contractilités locales spécifiques ». Les concepts vitalistes font implicitement de la pensée le produit d'une force vitale particulière du cerveau. Ils ne s'opposent pas à une réalité physico-chimique mais ils visent à comprendre comment celle-ci peut se soumettre à l'âme.

Dans sa formulation primaire, le vitalisme est sérieusement ébranlé en 1809 par la première communication d'un jeune médecin de vingt-quatre ans, François Magendie, qui sans aucune donnée expérimentale récuse le vitalisme absolu de Bichat et propose que les phénomènes vitaux soient réductibles à des réactions physico-chimiques, que la vie est explicable par des mouvements moléculaires. L'instabilité organique chère à Bichat fait place à un déterminisme physico-chimique. Son illustre successeur, Claude Bernard, en fait la pierre angulaire de sa philosophie. « Chaque phénomène vital, comme chaque phénomène physique, est invariablement déterminé par des conditions physico-chimiques qui, lui permettant ou l'empêchant d'apparaître, en deviennent les conditions ou les causes matérielles immédiates ou prochaines. »

C. L'ESSOR DES NEUROSCIENCES

La science du XXᵉ siècle d'une manière générale a accepté ce matérialisme et les neurosciences y ont grandement contribué par quelques découvertes : la confirmation des localisations cérébrales, l'architectonie neuronale, et la nature électrochimique de l'influx nerveux.

1. La neuro-anatomie

La première découverte significative fut, selon la règle générale en médecine, d'ordre anatomique. Des fixatifs permettent de travailler sur un tissu cérébral ferme ayant perdu ses friabilité et mollesse naturelles, les cellules nerveuses et leurs connexions sont repérables par des colorants et l'emploi du microscope. Les observations préliminaires furent celles de Van Leeuwenhoek en 1718 qui, à l'aide du microscope de sa confection, sut reconnaître des fibres nerveuses, et de De Deiters en 1865 qui détaille la morphologie d'une cellule nerveuse. La grande œuvre fut celle de l'Espagnol Santiago Ramón y Cajal (1852-1934) qui précise derrière l'homologie morphologique neuronale (corps cellulaire), dendrites et axones, l'extrême diversité morphologique des cellules cérébrales et de leurs articulations, et la discontinuité du réseau neuronal puisque les connexions neuronales (synapses) sont organisées autour d'un espace vide.

2. La nature électrochimique de la transmission nerveuse

L'essor de la physiologie nerveuse commença avec la démonstration définitive dans les années 1950 de l'excitabilité des nerfs et de la transmission de l'information par une propagation de signaux électriques tout au long de chaque nerf jusqu'aux synapses. Cette découverte est due conjointement à l'utilisation de l'axone géant de calamar comme modèle expérimental (J.Z. Young, 1936), au développement de micropipettes de verre permettant d'enregistrer les variations électriques de la paroi nerveuse (G. Ling, J. Graham, R. Gerard, à la fin des années 1940) et à de remarquables talents de recherche (Kenneth Cole et Howard Curtis au laboratoire de biologie marine de Woods Hole, Massachusetts, ainsi qu'Alan Hodgkin et Andrew Huxley à la station marine de Plymouth en Grande-Bretagne). Les micropipettes sont obtenues après chauffage par étirement qui effile la pointe à un diamètre inférieur à 0,5 micromètre, pouvant ainsi être introduite dans une cellule sans dommage irréparable. Le courant électrique est transmis par une solution saline qui remplit la pipette ; il gagne un amplificateur par un fil. Des signaux électriques de toute nature, grands et petits, longs et courts, simples ou complexes, opposés ou favorables au potentiel électrique de repos de la paroi du nerf, peuvent être enregistrés ; tous témoignent de mouvements d'ions de part et d'autre de la membrane axonique par des changements sélectifs de perméabilité.

a) L'électricité cérébrale

L'intervention de l'électricité en tant qu'influx nerveux a été évoquée dès le XVIIe siècle après que Glisson, professeur de physique à Cambridge, eut démontré que nerfs et muscles sont « excitables », c'est-à-dire qu'ils « répondent » à une intervention extérieure (1654, 1677). La démonstration de Glisson est toute théorique mais elle ébranle le matérialisme cartésien : la force motrice est à l'origine d'une grande variété de mouvements, l'« irritabilité » d'un tissu ou d'un organe est transmise par des « fibres » particulières et les « nerfs » transmettent la sensibilité. L'excitabilité tissulaire est donc le meilleur indice de l'existence de « forces vitales ». Une démonstration expérimentale en sera donnée un siècle plus tard par le Suisse von Haller avec l'application de stimuli variés, mécaniques et chimiques.

La nature des « forces vitales » restera néanmoins obscure jusqu'à la publication en 1791 du livre de Luigi Galvani (1737-1798) intitulé *De viribus electricitatis in motu musculari commentarius*. Les expériences conduites avec sa femme Lucia y sont relatées. L'électricité statique des bouteilles de Leyde s'avère capable d'induire une contraction musculaire ; d'autre part, une patte de grenouille isolée mais reliée à la moelle épinière par du métal se contracte en l'absence d'excitations extérieures ; enfin, l'électricité atmosphérique d'un temps d'orage s'avère un stimulus de la contraction musculaire. Galvani en déduit que de l'« électricité animale » circule le long des nerfs et stimule la contraction des fibres musculaires irritables et que cette électricité est produite par le tissu nerveux. Qu'en d'autres termes, cette électricité correspond aux « esprits animaux ».

Le professeur Alessandro Volta (1745-1827), de l'université de Pavie, s'insurge contre cette hypothèse car, pour lui, l'électricité peut naître du contact cuivre-fer du montage expérimental, et non du corps de la grenouille. Galvani répond en montrant que le contact direct d'une patte et de la moelle épinière provoque une contraction. La controverse entre électricité métallique et électricité animale cesse en 1838 lorsque Matteucci (1811-1868) enregistre le courant électrique produit par un muscle qui apparaît donc conforme à la théorie de Galvani, excitable par l'électricité et capable d'en produire.

Comme ce fut toujours le cas, la découverte d'instruments donna un coup de fouet décisif à la recherche biologique. À Berlin, Du Bois Reymond (1818-1896) montre que l'onde de courant électrique contractile est négative (une dépolarisation) et von Helmholtz (1821-1894) précise que sa vitesse de déplacement le long d'un nerf de grenouille, de 25 à 40 m/seconde, rend compte de la rapidité fonctionnelle du tissu nerveux.

Mais Magendie, Flourens (1794-1867) et L. Matteucci (1811-1868), n'obtenant pas de résultat significatif au niveau du cerveau, relancent sans le vouloir l'hypothèse d'un spiritualisme. L'expérimentation avec une instrumentation précise arrête le débat. Deux jeunes médecins berlinois, Fritsch (1838-1891) et Hitzig (1838-1907), démontrent que la stimulation galvanique de certaines régions du cortex cérébral provoque des contractions musculaires dans la partie opposée du corps dont l'étendue et l'intensité sont fonction de l'intensité du stimulus. Surtout, en 1875, cinq ans après ces expériences, un médecin de la Royal Infirmary de Liverpool, du nom de Caton (1842-1926), apporte une preuve directe de l'électrogenèse cérébrale en enregistrant avec un galvanomètre sensible l'activité électrique d'un cerveau de lapin. Les courants faibles de l'état basal du cortex occipital font place à une ample onde de dépolarisation lorsque l'on illumine brutalement les yeux de l'animal. Caton a donc découvert un « potentiel évoqué », selon la terminologie actuelle.

b) Les neurotransmetteurs

Cependant, la mise en évidence de ces phénomènes n'était pas suffisante pour éliminer irréversiblement les conceptions spiritualistes ; rien ne s'opposait en particulier à l'évocation de quelque mécanisme en sus de l'organique. La découverte de l'électricité cérébrale n'est pas un argument permettant d'éradiquer définitivement les « esprits animaux » ou les concepts d'âme et de pensée. De plus, la découverte d'une électrogenèse cérébrale ne fournit aucune explication aux interrogations concernant la spécificité de chacune des activités du cerveau et elle explique mal la diffusion neuronale. En effet, la propagation du courant électrique est considérablement ralentie, voire freinée, par l'espace extracellulaire, c'est-à-dire le milieu aqueux qui entoure les cellules neuronales et le mécanisme de l'information d'une cellule nerveuse à une autre ou de l'extrémité d'un neurone à son muscle cible ; bref, ce qu'il est convenu d'appeler les traversées synaptiques demeura longtemps mystérieux. Cette incertitude s'avéra propice à la persistance d'hypothèses spiritualistes.

Pourtant, dès 1857, Claude Bernard avait entrevu un début d'explication lors de son travail sur les « substances toxiques et médicamenteuses ». Le mode d'action du curare, un poison dont les Indiens sud-américains enduisent les flèches pour paralyser leurs proies, était le sujet d'étude principal.

Claude Bernard démontre que le curare ne paralyse pas le muscle qui reste sensible au courant électrique en y répondant par une contraction et que le nerf conserve la capacité de véhiculer le courant électrique, mais c'est son collègue Alfred Vulpian (1826-1887) qui donne une réponse presque complète : le curare « interrompt la communication entre les fibres nerveuses et les fibres musculaires ». Le curare devenait un instrument d'étude de la transmission synaptique.

Quelque quarante années plus tard, la situation s'éclaire par la découverte de composés chimiques qui, sécrétés par la terminaison nerveuse, traversent les synapses pour aller exciter la cellule post-synaptique, soit musculaire, soit nerveuse. Ce sont des médiateurs, des transmetteurs, des *neurotransmetteurs*, qui prennent la place du courant électrique là où ce dernier ne peut pas passer. Et le curare agit en s'opposant au médiateur qui va du nerf au muscle. Dans des recherches menées de 1904 à 1914, le physiologiste britannique Thomas Elliot (1877-1961) étudie les actions de l'adrénaline, une substance qui a été isolée et purifiée à partir d'extraits de glandes médullo-surrénales. Il démontre que l'adrénaline reproduit l'effet de certains nerfs et qu'en particulier elle relâche la vessie. Par ailleurs, l'effet nerveux, comme celui de l'adrénaline, est inhibé par des extraits de l'ergot de seigle, et Elliot de conclure que « l'" adrénaline " pourrait être le stimulant chimique libéré à chaque occasion quand l'influx nerveux arrive en périphérie ».

Une dizaine d'années plus tard, des pharmacologues découvrent que l'acétylcholine assure également la transmission à travers certaines synapses : Loewi (1873-1961), Dale (1875-1968) et Feldberg (1900-1965). On va même jusqu'à prétendre que l'acétylcholine est un médiateur universel ! En fait, cette substance s'avère libérée par les extrémités de tous les nerfs commandant des mouvements volontaires. Le curare l'inhibe de manière spécifique au niveau de la plaque motrice du muscle, l'organite qui reçoit l'émission transsynaptique d'acétylcholine. Pendant quelques années ce travail se poursuivit par la caractérisation des médiateurs chimiques adrénergiques, cholinergiques et histaminiques. La physiologie des nerfs périphériques s'éclaire mais celle du cerveau paraît toujours inaccessible.

En 1941 et en 1948, paraissent dans le *Journal of physiology* de Londres deux articles de F. McIntosh et de W. Feldberg montrant que l'acétylcholine peut aussi être détectée dans certains neurones cérébraux, qu'elle y est produite et dégradée. Ces publications, qui ouvrent l'ère de la chimie cérébrale et lèvent un coin du rideau de mystère qui entoure la boîte crânienne, sont, malgré leur importance, souvent ignorées des historiens de la médecine. Elles indiquent pourtant que les neurones cérébraux, comme les neurones périphériques, fonctionnent peut-être avec de l'électricité et des substances chimiques. L'ère chimique du fonctionnement cérébral est définitivement ouverte en 1954 lorsque Vogt montre que la noradrénaline (que von Euler a isolée en périphérie) est également présente dans le tissu cérébral, précisément dans l'hypothalamus. De nos jours, particulièrement grâce aux travaux des années 1970-1980, une cinquantaine de messagers chimiques ont été individualisés dans le tissu cérébral. Les remarquables progrès de la microchimie analytique (en particulier la détection électrochimique), l'histofluorescence (qui repère les corps chimiques par leur fluorescence), l'immunohistochimie (qui détecte les neuromessagers par la fixation d'anticorps spécifiques), et la radio-autographie après capture d'un précurseur ou d'un messager radioactif, ont permis cet inventaire essentiel à la neurophysiologie. Une transmission synaptique rapide, de quelques millisecondes, est assurée par l'acétylcholine, des catécholamines (noradrénaline, adrénaline, dopamine), des amines dites « biogènes » (sérotonine et histamine), des neurotransmetteurs excitateurs (glutamate) et des médiateurs inhibiteurs (glycine, acide γ-aminobutyrique). Ces corps chimiques sont stockés dans des petites vésicules situées au sein des extrémités nerveuses qui, sous l'effet du courant électrique, fusionnent avec la paroi nerveuse et se vident de leur contenu dans la synapse ; les molécules de neuromédiateurs se fixent alors sur des récepteurs spécifiques situés de l'autre côté de la synapse et ceci commande l'ouverture de canaux ioniques.

Les synapses dites lentes fonctionnent selon le même schéma, avec des vésicules de stockage un peu plus grandes, mais avec une lenteur relative tant dans le démarrage de la réponse que dans sa durée. Les récepteurs post-synaptiques ne sont pas directement couplés à des canaux ioniques mais à une protéine intermédiaire. Les messagers chimiques de la transmission lente sont des neuropeptides (voir annexe).

À ce jour, plus de 40 *neuropeptides* ont été identifiés dans les neurones du système nerveux central. Nombre de ces peptides avaient auparavant été identifiés comme messagers chimiques dans d'autres tissus périphériques. Certains, comme le glucagon ou la calcitonine, sont des hormones sécrétées dans la circulation par des glandes endocrines. D'autres, comme l'hormone thyréotrope (TRH), la corticotropine (CRF), la lulibérine (LHRH), ont primitivement été identifiés comme des peptides réglant la libération d'hormones dans l'antéhypophyse. Une troisième classe a été isolée du système digestif dans lequel ils jouent un rôle inhibiteur ou excitateur sur la sécrétion glandulaire et la contraction des muscles lisses. Dans cette classe, on trouve le peptide intestinal vasoactif (VIP), la cholecystokinine (CCK) et la substance P. Un groupe important de peptides, les opiacés, ont été identifiés par leur capacité à se lier aux récepteurs opiacés dans le SNC.

c) La cartographie neuronale

Pendant longtemps, la neuro-anatomie a constitué l'essentiel de la recherche anatomique. On s'est attaché à reconnaître des « noyaux » de cellules nerveuses (c'est-à-dire des amas de corps cellulaires), des projections (soit des regroupements en faisceaux de neurones) et des relais (ou zones de synapses en grande quantité, tant dans la substance blanche que dans la substance grise du cerveau).

La cartographie neuronale est aujourd'hui chimique et fonctionnelle. Les noyaux, les projections des neurones du cerveau sont repérés par les substances chimiques qu'ils synthétisent et sécrètent par leurs terminaisons nerveuses au niveau des synapses. La carte chimique des neurones à noradrénaline, par exemple, a été dressée dès 1964 par Dahlström et Fuxe d'après la fluorescence verte que cette substance provoque après son exposition à des vapeurs de formol : ces neurones naissent de groupes cellulaires situés à la partie supérieure du tronc cérébral et irradient de manière ascendante vers le cortex cérébral.

Des études immunohistochimiques récentes ont néanmoins tempéré le concept d'une organisation neuronale dessinée de manière absolue par les neurotransmetteurs chimiques. Le pharmacologue Dale avait érigé au rang de *principe* la singularité du médiateur dans un neurone donné (« un neurone, un médiateur »). Depuis quelques années, il est établi qu'une cellule nerveuse peut en fait contenir plusieurs messagers chimiques ; peuvent coexister des neuropeptides de structure différente, donc exprimés par des gènes différents, un neuromédiateur micromoléculaire avec des neuropeptides ou même plusieurs neurotransmetteurs classiques. La cartographie chimique n'est permise que par l'abondance de tel ou tel messager. La « co-localisation » de messagers chimiques différents dans la même terminaison nerveuse est un phénomène plus fréquent qu'exceptionnel. Son importance physiologique est apparemment très grande.

d) L'organisation neuronale

Le résultat essentiel des neurosciences du XXe siècle est d'avoir démontré que la propagation de l'influx nerveux associe une dépolarisation électrique suivie d'une transmission chimique qui, sur le neurone post-synaptique, engendre à son tour une dépolarisation électrique. L'organisation fonctionnelle du réseau neuronal électro-chimique est assurée par l'arrangement de neurones en faisceaux et projections stables, par la nature des médiateurs chimiques et leurs stéréocomplémentarités avec des récepteurs en majorité situés sur le neurone post-synaptique. La sécrétion des vésicules et de leurs messagers chimiques d'une terminaison nerveuse vers l'espace synaptique interneuronal est finement ajustée par plusieurs mécanismes faisant intervenir la concentration ionique (en particulier en calcium) des milieux extra- et intracellulaires, et les messagers eux-mêmes qui, après avoir été libérés d'une terminaison nerveuse, peuvent exercer une rétroaction négative sur leur propre sécrétion. La transmission interneuronale est influencée par d'autres phénomènes qui modifient aussi le nombre de molécules de messagers libres présentes dans la synapse ; il s'agit de leur inactivation par destruction ou de leur recapture dans la terminaison nerveuse présynaptique. Ces mécanismes chimiques opèrent de la même façon (mais avec des messagers variables) dans le vaste et complexe ensemble des connexions nerveuses, au nombre de 600 millions/mm³. Ce mode de transmission peut sous-tendre toute l'activité cérébrale, de la plus élaborée et consciente à celle qui préside aux régulations végétatives automatiques. Les pensées et leur enchaînement, la mémoire, les émotions, la cadence des mouvements cardiaques et respiratoires, sont réductibles aux phénomènes physico-chimiques mentionnés. C'est en cela que l'homme est devenu neuronal : l'évocation de phénomènes supra-organiques ne peut être interdite mais elle est devenue inutile. Une confirmation indirecte est fournie par la neuropharmacologie qui, produisant des molécules qui agissent sur la chimie endogène, corrige de mieux en mieux les désordres de l'humeur, du sommeil et de l'attention. Reste évidemment l'exigence capitale d'expliquer par un modèle génétique et universel les innombrables variations individuelles, mais nous verrons que cela est possible sans quitter le domaine de l'organique.

À une conception binaire de la transmission synaptique où les deux extrémités neuronales (celle qui « parle », la présynaptique, et celle qui « écoute », la post-synaptique) communiquent quantitativement par des molécules de messagers chimiques, s'oppose depuis quelque temps une théorie probabiliste. Des micro-enregistrements électriques synaptiques ont en effet montré qu'à l'instar des quanta de transmission de la chimie quantique, la libération des vésicules présynaptiques de médiateurs chimiques pourrait s'accompagner de façon aléatoire et chaotique. Une discussion philosophique en est née, initiée par ceux qui trouvent là une échappatoire à un déterminisme contraignant. La signification physiologique de cette condition d'incertitude est à peine ébauchée : n'est-elle pas à l'origine d'une certaine automaticité cérébrale qui soulage l'activité cognitive consciente ?

3. Les localisations cérébrales

La description d'une dynamique moléculaire des terminaisons nerveuses se double de celle d'une localisation des activités cérébrales qui concourt fortement à démontrer leur matérialité.

a) Les étapes de la découverte des aires du cerveau

La spécialisation fonctionnelle de certaines zones cérébrales annoncée par le médecin allemand Franz-Joseph Gall (1758-1828) est démontrée pour la première fois en 1861 par Broca qui révèle la présence d'une aire motrice du langage dans le cortex frontal gauche. Pendant le siècle qui suivit, les cartographies anatomiques et fonctionnelles du cerveau sont parvenues à une bonne précision tant en ce qui concerne les zones cognitives du cortex que les noyaux de la profondeur du tronc cérébral. Le neurophysiologiste allemand K. Brodmann (1868-1918) décrit une carte architectonique de cinquante-deux aires cérébrales, travail poursuivi par le Suisse Oskar Vogt (1870-1959). Sellier (1898), Wilson (1912), Cannon (1925) ont défini le rôle des noyaux gris centraux et Dempsey (1942) celui des formations réticulées.

La stimulation électrique du tissu cérébral a fourni des résultats remarquables, et le recueil du courant électrique généré par ses cellules complète la cartographie fonctionnelle. En 1929, Hans Berger, appliquant des électrodes à la surface de la peau du crâne, observe des variations de courant électrique et enregistre le premier électroencéphalogramme chez l'homme. Penfield (1891-1976) à Montréal établit une liaison étroite entre les données de la neurophysiologie et celles de la neurochirurgie : en 1957, il décrit, à l'occasion d'observations faites sur des malades épileptiques, des « figurines » à la surface des cortex sensoriels et moteurs qui représentent le corps humain avec d'importantes disproportionnalités. L'« homoncule » sensoriel possède d'énormes lèvres, une main immense, des pieds moins importants, un tronc et un sexe ridiculement petits. L'occupation du cortex est directement proportionnelle à la densité des terminaisons sensorielles présentes à la surface du corps.

Depuis peu, la caméra à positons dévoile une géographie fonctionnelle spontanée suggestive des embrasements et des extensions des diverses « cartes » du cortex au prorata des changements de leur activité. Les aires occipitales s'allument lorsque les yeux s'ouvrent, les aires temporales lorsque le dialogue verbal s'établit, le cortex frontal lorsque la réflexion l'emporte sur la perception. Cette région antérieure du cerveau devient particulièrement active lorsque, à l'occasion du sommeil, les rêves envahissent le cerveau. Cette technologie, malgré sa lourdeur et son coût, dominera la neurophysiologie dans les prochaines années.

Ainsi, grâce à une succession d'explorations anatomiques, électrophysiologiques, et maintenant radioactives, le cerveau apparaît constitué de la juxtaposition de « cartes » douées de fonctions particulières dans les domaines de la perception sensorielle et sensitive, des activités motrices, des émotions, de la mémoire et de l'intelligence.

b) Le cortex frontal

L'ensemble complexe et hétérogène d'aires situées dans la partie la plus antérieure du cerveau, le lobe frontal, est au plus haut de la hiérarchie des fonctions du cortex par une possibilité de synthèse des perceptions sensorielles, de génération d'hypothèses et d'intentions. Ce « cerveau de la civilisation » établit des connexions réciproques avec les aires temporales et pariétales qui reçoivent elles-mêmes des signaux des aires visuelles. Il établit également de riches connexions avec un ensemble sous-jacent de structures et de circuits nerveux appelés *système limbique*, « cerveau des émotions » engagé dans le contrôle des états affectifs. Le cortex frontal, en plus de la fonction de générateur d'hypothèses, de conduites à venir, anticipe les états affectifs ou émotionnels susceptibles d'accompagner la réalisation de ces plans. Le cortex frontal balise le déroulement d'une séquence de représentation (d'un raisonnement), de points de référence affectifs et, de ce fait, contribue à la faculté d'éveil, tant symbolique qu'émotionnelle...

c) Le cortex préfrontal

Écorce du pôle antérieur du cerveau, le cortex préfrontal joue un rôle essentiel dans l'élaboration de ce qu'il est convenu d'appeler les « fonctions mentales supérieures » ou les « hautes fonctions cognitives ». La surface relative de cet ensemble cérébral augmente avec l'évolution et l'on a pu dire qu'il représente le cerveau de l'intelligence : de 3,5 % et 7 % chez le chat et le chien, il atteint 17 % et 29 % chez le chimpanzé et l'homme. Plusieurs scientifiques lui ont attribué une fonction mentale supérieure bien définie, intelligence pour Gratiolet et Hitzig, attention (Bianchi), comportements intentionnels (Bechterew et Pavlov), intelligence (Halstead) et volonté

(Pribram). Le siège de l'intentionnalité, critère de distinction des mondes mental et physique, capacité biologique fondamentale de l'esprit mettant l'organisme en rapport avec le monde (selon Brentano puis Searle), a également été placé au sein du lobe préfrontal.

La neuropsychologie contemporaine ne conteste nullement la participation du cortex préfrontal dans ces activités cognitives élaborées. Mais elle n'accepte plus le concept d'exclusivité fonctionnelle. Elle n'admet pas davantage les systématisations hiérarchiques qui conduisent à définir une aire corticale d'excellence de laquelle dépendraient des zones corticales ayant une activité moins élaborée. « Il n'est plus de mise d'envisager le cerveau comme une superposition de centres anatomiques dont le " supérieur " exercerait son autorité sur les " inférieurs " », explique J.-N. Missa, ce qui signifie que les diverses aires cérébrales participent aux activités cognitives supérieures sans que l'on dénie l'importance de l'aire préfrontale, peut-être comme zone coordinatrice.

Les études de malades au lobe préfrontal détruit (par tumeur ou accident vasculaire) ont démontré son rôle essentiel et isolé dans le processus de l'activité mentale. En effet un « syndrome préfrontal » se manifeste par des troubles du comportement et de la pensée sans le moindre trouble sensitif, sensoriel, moteur, gnosique, praxique ou aplasique. Ses caractéristiques essentielles sont une apathie avec incapacité de prendre une décision, d'avoir une intention, d'entreprendre une action et des déficits de la mémoire à court terme et des désordres de l'attention. Chez le patient frontal, l'expérience et le comportement s'étalent dans un espace de temps restreint : en raison des troubles de la mémoire à court terme et de l'incapacité à programmer et à exécuter de nouveaux comportements intentionnels, la pensée est réduite dans sa dimension temporelle. F. Lhermitte a observé un comportement dit d'utilisation : les malades utilisent les objets qu'on leur présente sans que leur en soit donnée l'instruction.

Le neuropsychologue Tim Shallice a proposé (1989) une explication du comportement intentionnel. Son modèle fonctionnaliste implique quatre composantes, trois d'entre elles intervenant au cours des comportements routiniers et la quatrième pendant des situations singulières. Les patients victimes de lésions frontales auraient conservé le système routinier et perdu celui qui permet une sélection d'actions appropriées.

d) Les spécificités fonctionnelles zonales

La partie postérieure, occipitale, du cerveau est occupée par des aires visuelles multiples qui enregistrent formes et couleurs et qui paraissent douées d'un potentiel d'intégration invariante. Des territoires corticaux distincts des aires visuelles et situés en avant d'elles, dans les régions temporales et pariétales, sont dotés des capacités de reconnaissance et de localisation spatiale ; leur destruction chez l'homme provoque le curieux syndrome de *prosopagnosie* (ou incapacité de reconnaître des visages) par perte sélective des capacités de reconnaissance et de localisation spatiale.

Les mouvements finement coordonnés des doigts sont sous la commande de régions spécialisées du cortex cérébral, dites sensorimotrices, qui envoient leurs ordres (après un relais dans la moelle épinière) aux muscles qui les exécutent ; d'autres régions, situées plus en profondeur (les noyaux gris centraux), commandent les mouvements amples. Le cervelet intervient dans la stabilité du geste. Le cerveau frontal gauche contient l'aire motrice du langage dont la destruction provoque l'aphasie de Broca, une aplasie motrice avec divers troubles de l'élocution sans altération de la compréhension du langage écrit. En arrière, sur le cortex gauche, l'aire de Wernicke dont la lésion provoque un langage rapide avec une syntaxe correcte, mais dépourvu de sens.

Broca a découvert la localisation du langage moteur en recourant en 1848 à la méthode anatomoclinique, à l'autopsie d'un malade privé de parole. Gall avait avancé une théorie excessive mais correcte dans son principe. Les localisations cérébrales font désormais partie de l'Histoire et nul ne les conteste. Les recherches dans ce domaine concernent les associations de cartes neurales du cerveau, l'origine des spécificités fonctionnelles zonales et le développement de l'asymétrie fonctionnelle du cortex cérébral entre les deux hémisphères.

4. *L'asymétrie cérébrale*

Chez un droitier, les aires du langage sont situées dans le cerveau gauche. La destruction de l'aire motrice du lobe frontal gauche (aire de Broca) provoque un défaut de l'expression verbale sans troubles de la compréhension du langage écrit. Celle de l'aire de Wernicke, dans le lobe temporal gauche, retire le sens du langage sans trop altérer l'expression ou la syntaxe. Ces deux aires fonctionnent en liaison et en parallèle, compréhension et expression étant presque simultanées dans le langage normal. Chez un gaucher, les aires du langage sont situées dans le cerveau droit. Elles peuvent y siéger également chez certains gauchers.

L'étude du langage a inauguré le domaine de l'asymétrie cérébrale. Le neurochirurgien américain Sperry a montré que l'asymétrie concerne en réalité de très nombreuses fonctions. Il s'agit là en fait d'une très importante question qui concerne la coordination et la coopération de plusieurs ensembles cérébraux et qui a ainsi trait aux mécanismes de la pensée. Ces études furent menées chez des malades ayant subi une section du *corpus callosum*, formation reliant les deux hémisphères cérébraux, pour limiter l'extension d'une épilepsie. Des psychologues mirent au point des dispositifs permettant d'étudier séparément chaque hémisphère. Sperry conclut que chaque hémisphère possède ses propres sensations, pensées, idées, sa liste de souvenirs et d'expériences d'apprentissage, et son propre esprit.

Le côté gauche du cerveau tient sous sa dépendance le langage, l'analyse, la mémoire verbale, les aspects numériques du calcul, la dissection logique des problèmes. Le côté droit perçoit et comprend les émotions, les relations visuelles, spatiales, il traite les informations de façon globale, synthétique, a une connaissance plus intuitive qu'analytique. Il est aussi sensible, plus que le gauche, à la perception de la musique. Ses moyens sont complémentaires de ceux de l'hémisphère gauche. Il reste à comprendre comment, chez le sujet normal, les deux cerveaux coopèrent pour réaliser un comportement intégré.

5. *Les influences génétiques*

Les homologies structurelles du tissu nerveux, ou tout au moins de certaines de ses parties, que l'on observe entre les différentes espèces et la constance de la morphologie cérébrale au sein d'une espèce donnée démontrent que le cerveau, comme tout autre tissu de l'organisme, exprime l'activité de gènes particuliers. Ce qui signifie que sa fonction est partiellement dictée par un programme héréditaire d'espèce, constat d'évidence que les neurobiologistes eurent cependant du mal à admettre tant il expose à débattre d'eugénisme. Cette aversion passionnelle a désormais beaucoup diminué (devant l'amoncellement des arguments plaidant en faveur de l'importance de la génétique) et il est devenu possible d'exposer les résultats acquis sans fausse hésitation.

a) L'individualisation des neurones

Les deux étapes essentielles du développement du système nerveux concernent l'individualisation des neurones à partir des cellules embryonnaires et la détermination d'un diagramme de connexions, c'est-à-dire des réseaux neuronaux. La difficulté tient au nombre de types cellulaires différents que l'on estime, dans le système nerveux mature, supérieur à celui de tous les autres tissus de l'organisme réunis. La phénoménologie et les mécanismes de la première étape sont en progression rapide mais la complexité est énorme. Des gènes, ou plus exactement une combinaison de gènes, président à la structuration du cerveau à partir d'une plaque de cellules embryonnaires primitives, puis de cellules du tube neural. Cette fabrication de la forme cérébrale fait intervenir plusieurs processus cellulaires : division, migration, adhésion, différenciation et mort. L'individualisation des gènes commandant ces processus a commencé. Entre autres, ceux qui régissent la production de molécules morphorégulatrices qui à leur tour contrôlent les mouvements des cellules et l'adhésion entre elles. Ou encore les gènes que l'on appelle *gènes homéotiques*, qui modifient l'expression d'autres gènes, jouant un rôle essentiel dans la différenciation cellulaire qui est une expression différentielle du génome (puisque le génome entier est présent dans toutes les cellules de l'organisme). Ces gènes homéotiques sont activés par des signaux inductifs produits par les cellules en mouvement.

Malgré ces progrès, de grandes inconnues demeurent et sont désormais au cœur de la recherche neurobiologique. « Quels sont les mécanismes qui contrôlent les *types* de neurones qui naissent dans le système nerveux embryonnaire ? Les neuroblastes en développement choisissent-ils leur destin en fonction de programmes de développement intrinsèques ou sont-ils soumis à des signaux provenant de leur environnement local ? En d'autres termes, quelle est la part de ce qui est reçu et de ce qui est subi ? Si les précurseurs neuronaux ont plusieurs destinées possibles, comment celles-ci sont-elles limitées, et quelles sont les molécules qui contrôlent ces décisions ? Ensuite, quelle influence contrôle le nombre de neurones qui va être produit ? Certains types de neurones sont plus nombreux que d'autres. Des modifications de ces nombres relatifs changeraient profondément le fonctionnement du cerveau et pourraient représenter un mécanisme important d'évolution comportementale. Également, qu'est-ce qui contrôle le *moment* où s'opère la différenciation des neurones ? Des classes différentes de neurones doivent être produites suivant un calendrier précis pour assurer la possibilité d'une connexion appropriée et d'une interaction convenable avec les cellules voisines. Finalement, comment les neurones sont-ils produits à la bonne place et organisés en structures correctes ? Est-ce que des types neuronaux différents possèdent une identité positionnelle qui les aide à reconnaître l'endroit où ils doivent se placer et les cellules avec lesquelles ils doivent entrer en contact ? Quelle est la base moléculaire de cette information positionnelle et comment parvient-elle aux cellules au cours du développement ? »

b) La détermination des réseaux neuronaux

Le tissu cérébral est organisé en un réseau extrêmement complexe soutenu par des connexions neuronales en très grand nombre. Malgré un chiffre très élevé de contacts synaptiques – un seul motoneurone de la moelle épinière de mammifère, par exemple, recevant des messages transmis par quelque dix mille synapses –, les connexions sont très spécifiques et dans l'ensemble reproductibles.

En 1880, Ramón y Cajal décrit une modification morphologique majeure qui initie la croissance des neurones et lui donne le nom de *cône de croissance*. Il s'agit d'une « sorte de massue [...] possédant une certaine force grâce à laquelle il est capable d'avancer et de passer les obstacles [...] jusqu'à sa destination finale », qui conduit toute extension de cytoplasme, que celle-ci devienne une dendrite (petit prolongement cellulaire) ou un axone. L'une des premières hypothèses avancées pour expliquer la confection d'un réseau neuronal donne beaucoup d'importance au hasard : la pousse cellulaire serait d'abord aléatoire, le réseau se constituant dans un deuxième temps, par élimination des connexions neuronales non fonctionnelles, en d'autres termes par perte sélective de connexions fonctionnellement inadéquates. Une mort neuronale considérable survient effectivement au cours du développement, mais la plus grande partie des disparitions neuronales n'est pas due à une correction d'erreurs. Bien qu'il y ait de forts arguments en faveur d'une stabilisation sélective des synapses par l'activité neuronale et la compétition, la croissance axonale primitive n'est pas aléatoire.

À l'opposé, l'hypothèse extrême implique la participation de marqueurs chimiques identifiant chacun des neurones. Mais le nombre de neurones, la multitude de leurs connexions et l'absence de caractéristiques individuelles distinctives ont amené un grand nombre d'investigateurs à écarter l'éventualité d'un système de marquage moléculaire assurant la spécificité.

Dans les années 1960, Roger Sperry démontra dans des expériences conduites sur des neurones de la vision que les axones rétiniens innervaient leurs cibles appropriées dans le cerveau même lorsqu'on leur donne une alternative ou qu'on les oblige à utiliser des trajets différents. Sperry conclut à la présence de molécules complémentaires ou en gradients à la surface des neurones rétiniens et tectaux qui identifient de façon spécifique la position de chacun des neurones dans un espace bidirectionnel correspondant au champ visuel ; de cette manière, la régulation serait assurée par les espaces extra- et intracellulaires et indirectement par les gènes qui y ont exprimé des molécules complémentaires.

L'identification des marqueurs portés par les axones en croissance se poursuit de nos jours, avec succès ; certains possèdent une homologie avec des membres de la superfamille des immunoglobulines des vertébrés. Parmi les signaux extra-cellulaires, un facteur de croissance nerveuse (NGF ou *nerve growth factor*, découvert par Rita Levi-Montalcini dans les années 1970), des facteurs inhibiteurs, lectines, et une *growth associated protein* GAP 43, au total une multitude d'influences dont l'énumération est loin d'être close.

6. Influences épigénétiques et plasticité neuronale

Chez la mouche drosophile, les gènes qui déterminent les coordonnées cartésiennes du corps de l'animal, sa segmentation, l'identification de ses segments et la formation de son système nerveux ont été identifiés et isolés. Des homologues de ces gènes ont été découverts chez des vertébrés supérieurs et chez l'homme. Leur inactivation conduit *in vitro* chez la souris à d'importantes modifications de l'organisation du cortex cérébral. La génétique devrait être l'une des orientations fondamentales des neurosciences du XXIe siècle et enrichir considérablement nos connaissances phylo- et ontogénétiques, notre compréhension des capacités cognitives, sensitives et sensorielles et, sans doute, des mécanismes du vieillissement cérébral.

a) L'épigenèse

Mais les gènes ne peuvent tout expliquer : le nombre de gènes de structure disponibles pour coder une organisation aussi complexe que celle du cerveau humain apparaît d'emblée trop faible ; par ailleurs, inversement, des modifications géniques minimes paraissent capables d'induire des variations énormes qui dépassent celles que l'on constate dans l'évolution.

Des modifications épigénétiques sont impliquées dans le modelage phénotypique, dans la gamme infinie des fonctionnements du cerveau humain. Il s'agit là d'une orientation essentielle des neurosciences contemporaines. Le neurobiologiste J.-P. Changeux s'est illustré dans l'histoire des récepteurs des messagers chimiques du système nerveux central en caractérisant le récepteur de l'acétylcholine. Mais il a aussi beaucoup contribué à l'histoire de l'épigenèse et le lecteur trouvera maintes références sur ce sujet dans ses ouvrages. « L'épigenèse "ouvre" le développement morphologique du cerveau à l'environnement physique, social et culturel au cours d'une période postnatale dont la prolongation, chez l'homme, est unique dans le monde animal. Elle participe à la mise en place d'empreintes indélébiles dans le cerveau de l'enfant : l'acquisition de la langue maternelle, puis de l'écriture, la fixation de croyances qui auront tant d'impact dans les conduites adultes, l'acceptation de normes morales, en un mot, le développement de l'*habitus*, comme le définit Bourdieu. Dans ce contexte, l'éducation prend une dimension considérable. »

L'une des plus grandes découvertes de la neurophysiologie des dix dernières années est l'*épigenèse*, le remodelage et la plasticité des neurones, qui vient en sus du déterminisme génétique.

b) L'adaptation neuronale

Des possibilités de remodelage permanent des prolongements et des connexions neuronaux, qui s'expriment après la naissance sous l'effet de l'apprentissage, de l'expérience, compensent largement les destructions de neurones vieillissants. L'organisation du réseau neuronal est dans ses grandes lignes immuablement fixée par l'hérédité, mais des variations de détail, en particulier des terminaisons neuronales, surviennent ensuite, de façon marquée chez l'enfant, mais aussi chez l'adulte. Deux modes de réarrangement synaptique paraissent devoir être distingués. Le premier, qui survient à court terme, pourrait être dû au fonctionnement des canaux ioniques que provoque l'apprentissage. Quant au second, à long terme, il pourrait être en relation avec des processus de mémorisation à long terme qui impliquent une synthèse protéique.

On peut rapprocher de l'épigenèse par réarrangement morphologique des terminaisons nerveuses trois autres phénomènes, d'essence différente, parce qu'ils concourent aussi, vraisemblablement, aux diversités individuelles. Le premier est ce qu'il est convenu d'appeler une stabilisation fonctionnelle des synapses par laquelle les connexions nerveuses sont établies à la suite de la mise en route d'une fonction ; ce phénomène organise en quelque sorte le hasard des rencontres neuronales pendant le développement.

Le deuxième est représenté par l'association d'une transmission quantique et aléatoire à la transmission déterminée transsynaptique des messagers chimiques. L'importance d'une libération quantique des neurotransmetteurs n'est pas encore comprise ; elle intervient peut-être dans l'activité spontanée de la pensée ; elle intervient sans doute dans la pluralité phénotypique.

La co-localisation dans une même terminaison neuronale de deux messagers chimiques différents paraît enfin avoir aussi une responsabilité dans la plasticité phénotypique. Quelques indications ont été obtenues sur les mécanismes de préférence pour tel ou tel messager, sur l'action de certains stéroïdes en particulier. Les stéroïdes ovariens agissent sur l'expression de l'ocytocine et la vasopressine et l'ocytocine sont régulées de façon opposée par l'œstradiol ; une surrénalectomie provoque une synthèse de vasopressine ; enfin, il est bien établi que les corticoïdes contrôlent non seulement l'expression de l'enzyme synthétisant l'adrénaline dans les cellules de la médullo-surrénale mais aussi le maintien du phénotype glandulaire de ces cellules. En effet, en culture *in vitro* et en présence de NGF, elles prennent un phénotype neuronal et même cholinergique. Réciproquement, des neurones cholinergiques matures injectés dans des embryons au cours de la migration des cellules des crêtes neurales acquièrent des caractéristiques de neurones catécholaminergiques.

Ces exemples, et il en existe bien d'autres, illustrent une remarquable versatilité de l'expression des neurotransmetteurs en fonction de l'environnement et de l'état hormonal. L'importance de l'adaptation neuronale à l'environnement ne peut plus désormais être négligée.

D. LES DIFFÉRENTES APPROCHES DU PROCESSUS MENTAL

Les neurosciences ont fourni des bases très sûres à l'identité du cerveau et de l'esprit. Si un esprit immatériel existe, la pensée humaine peut être expliquée indépendamment de lui par des changements physico-chimiques de la matière cérébrale. Le matérialisme a trouvé une rationalité.

1. Identité de l'esprit et de la matière

Quelques courants d'idées ont pu se faire jour, l'importance du comportement (*behaviorisme* de Watson), la thèse physicaliste (du Cercle de Vienne, Herbert Feigl, 1930), et la philosophie analytique qui préconisent de soumettre la psychologie au langage de la physique et de revoir les catégories conceptuelles. Mais le matérialisme n'est guère ébranlé, le physicalisme, en particulier, qui en est l'expression la plus forte puisqu'il implique un matérialisme méthodologique, domine dans les années 1950 avec U.T. Place (*Is consciousness a brain process*), H. Feigl (*The mental and the physical*) et J. J. C. Smart (*Sensations and brain processes*). Les sensations, les images mentales et la conscience s'identifient aux processus qui se déroulent dans le cerveau.

Pour Place, « la conscience est un processus cérébral » et les observations intérieures rapportées par un sujet devraient pouvoir être traduites en termes de processus physiologiques cérébraux. Les notions de conscience, d'expérience, de sensation et d'image mentale souffrent de lacunes physiologiques.

Dix ans plus tard, les philosophes australiens D.K. Lewis et D.M. Armstrong généralisent l'identification des sensations aux processus cérébraux pour les appliquer à tous les processus mentaux. D'une façon générale, chaque philosophe cherche à s'illustrer par une théorie, une hypothèse qui lui soient propres mais qui restent sans signification pour le biologiste. C'est ce qui conduisit les biologistes à construire leur propre philosophie, une biophilosophie sur les bases de leurs travaux. Feyerabend (1963) a prôné un monisme matérialiste qui rejette l'idée de l'existence de processus mentaux. Donald Davidson a défendu une théorie atténuée de la thèse de l'identité en 1980 : les événements mentaux s'identifient à des événements physiques mais les phénomènes mentaux ne peuvent recevoir une explication purement physique.

2. La résistance du spiritualisme

L'identité de l'esprit et de la matière, quoique ayant fortement pénétré dans les milieux philosophiques et scientifiques, garde cependant ses détracteurs. Il n'est pas simple d'admettre que la pensée n'est que matière et d'imaginer les événements qui animent la matière à penser !

Le fonctionnalisme, initié par Henry Putnam, proposa que les états mentaux fussent des états fonctionnels, réactionnels à un ensemble de relations causales. Certains fonctionnalistes, en particulier Jerry Fodor et Zenon Pylyschyn, ont imaginé que l'ordinateur constitue un bon modèle de fonctionnement de l'esprit ; le mystère de notre vie mentale serait dissipé si l'on parvenait à décomposer l'esprit en une série de processus mentaux très simples pouvant être comparés aux opérations de base d'un ordinateur.

De tous les philosophes qui répugnent au matérialisme absolu – M. Bunge (1980), R. Sperry (1985), T. Nagel (1974), R. Chambon (1974) –, Henri Bergson (1859-1941) est le plus illustre. Bergson veut respecter le principe de Cabanis, c'est-à-dire serrer les faits scientifiques aussi près qu'il est possible, ce que n'ont guère fait les spiritualistes de son siècle. (Taine, Fechner, Th. Ribot, Alexander Bain et William James soutenaient que l'événement cérébral et l'événement mental sont les deux faces du même événement.)

Dans *Matière et mémoire*, Bergson soutient qu'il y a deux formes de mémoire. La mémoire *pure* (ou mémoire de l'esprit) s'oppose à la mémoire-habitude (ou mémoire du corps) qui n'est que l'instrument de la première. Le souvenir pur, manifestation d'ordre spirituel et non pas phénomène nerveux, ne peut se loger dans les cellules corticales. Le cerveau a pour fonction de recevoir et de transmettre du mouvement mais il est incapable de produire ou de conserver une pensée.

Le reproche que Bergson adresse à ses pairs : « Mais c'est de la vieille marchandise... » peut clairement lui être retourné : son spiritualisme ne repose sur aucune donnée objective qui d'ailleurs faisait défaut en son temps.

3. *Les principales hypothèses contemporaines sur le fonctionnement cérébral*

Malgré l'avancée spectaculaire des neurosciences, on ignore toujours le détail de certaines actions cognitives, et surtout la façon dont la matière se traduit en pensée. On a (à peu près) compris comment s'accomplit l'imprégnation d'une plaque photographique mais on ne connaît pas les principes de la révélation. Pourtant, depuis une à deux dizaines d'années, des scientifiques de très grand renom n'ont pas hésité à proposer leur conception de la pensée. Aucune, à l'évidence, n'est convaincante et définitive, mais le fait d'avoir pu les formuler constitue en soi une indication de progrès sensible. Parce qu'elles ont cette valeur épistémologique, ces théories méritent d'être résumées.

a) La conception de G.M. Edelman

La pensée est le double produit d'une réorganisation neuronale par sélection (afin de catégoriser les perceptions) et d'une réentrée (pour établir des comparaisons avec les percepts antérieurs). La théorie d'Edelman est dénommée la « théorie de la sélection des groupes neuronaux ». Cette conception fondée sur la sélection darwinienne « devrait également parvenir à rendre compte de l'émergence du langage lui-même ». Trois principes la composent : sélection lors du développement, sélection par l'expérience et cartographie réentrante.

Pendant le développement du cerveau, des neurones d'une région anatomique déterminée s'organisent en réseaux, que l'on dit *primaires*, constitués d'ensembles de neurones groupés dans une région anatomique donnée. L'anatomie d'un réseau primaire est très différente d'une personne à l'autre car la croissance de la cellule nerveuse est soumise au jeu fluctuant de très nombreuses molécules qui interviennent dans la croissance et la différenciation cellulaire, et aux phénomènes stochastiques que sont les mouvements cellulaires, la croissance des prolongements cellulaires, l'ajustement des connexions neuronales et la mort cellulaire. La différence individuelle commence avec les premiers câblages neuronaux.

Une fois le réseau primaire mis en place, la perception des stimuli du monde extérieur provoque une deuxième diversification qui dépend de la qualité et de la quantité des excitations endogènes. Lors de ce processus, certaines articulations nerveuses sont sélectivement « affaiblies » tandis que d'autres sont « renforcées ». Il s'établit ainsi au sein d'un cerveau une organisation de groupes de neurones en « cartes » qui répondent à des stimuli spécifiques : telle carte du cortex visuel occipital est sensible à la couleur, telle autre, au mouvement. Cette organisation primaire et secondaire que l'on voit se produire chez de jeunes animaux, chez des oiseaux lorsque le chant se développe ou chez la grenouille pendant la métamorphose, taille par « sélection » divers circuits fonctionnels.

Les diverses cartes impliquées dans le même type de perception sont liées par ce qu'Edelman dénomme des processus de réentrée, c'est-à-dire par des connexions réciproques et complexes.

Pour Edelman, la conscience, qui aide grandement à la survie d'une espèce, est un cadeau de la sélection naturelle. Et le langage n'est autre que l'expression d'une conscience supérieure. Le langage de cette « conscience d'être conscient » livre, souvent immédiatement, le résultat d'une pensée qui « modélise le passé, le présent, le futur, la personne et le monde ». C'est le produit unique, particulier à chaque homme, d'influences innées et acquises, de la plasticité fonctionnelle et de la force sélective de l'activité cérébrale.

b) La conception de F. Crick

Crick n'admet qu'un mécanisme neuronal, physico-chimique et déterminé, approchable scientifiquement comme le démontre la connaissance de la perception visuelle. Il ne prétend pas à une explication universelle mais estime que la science peut dominer les grandes inconnues persistantes.

c) La conception de John C. Eccles

Toutes ces hypothèses ont été édifiées sur une même conception de la pensée. Une pensée naît de percepts sensoriels ou sensitifs, de sensations, de souvenirs, d'affects et d'émotions complexes, de concepts et de déductions antérieurs. C'est un état dynamique qui met fin à une période de silence cérébral ou qui remplace une activité antérieure. Il est susceptible de gagner un silo mnésique, de prendre fin sans lendemain ou de susciter une nouvelle réflexion. Ce processus met à l'évidence en jeu l'enregistrement, le transfert d'une information vers des aires cérébrales compétentes capables de dosage, de tri et aptes à entrer en interférence avec d'autres zones complémentaires, enfin capables de construction syntaxique d'un langage intérieur, c'est-à-dire d'une pensée.

Personne ne récuse aujourd'hui la réalité d'une pensée animale (chez des animaux supérieurs) mais elle consiste en une suite d'images mentales perçues en temps réel et non intégrables. Mémoire, conscience de soi et enchaînement déductif et logique qui caractérisent la pensée humaine font défaut.

RÉFÉRENCES

D.J. Anderson, *in* Z.W. Hall, *Introduction à la neurologie moléculaire*, Paris, Flammarion, 1994, p. 355.

J.-P. Changeux, *L'Homme neuronal*, Paris, Fayard, 1983.

F. Crick, *L'hypothèse stupéfiante*, Paris, Plon, 1994.

A.R. Damasio, *L'erreur de Descartes*, Paris, O. Jacob, 1994.

J. Delacour, *Biologie de la conscience*, Paris, PUF, 1994.

W. Feldberg & M. Vogt, « Acetylcholine synthesis in different regions of the central nervous system », *Journal of Physiology*, 1948, 107, p. 372-381.

J.C. Eccles, *Évolution du cerveau et création de la conscience*, Paris, Fayard, 1992.

G.M. Edelman, *Biologie de la conscience*, Paris, O. Jacob, 1992.

M. Jeannerod, *Le cerveau-machine*, Paris, Fayard, 1983.

F. McIntosh, « The distribution of acetylcholine in the peripheral and the central nervous system », *Journal of Physiology*, 1941, 99, p. 436-442.

J.N. Missa, *L'esprit-cerveau*, Paris, J. Vrin, 1993.

ANNEXE

PEPTIDES DANS LE CERVEAU DES MAMMIFÈRES [1]

Hormones de libération hypothalamiques

Thyrotropin-releasing hormone (TRH)
Gonadotropin-releasing hormone
Somatostatine
Corticotropin-releasing hormone (CRF)
Growth-hormone-releasing hormone (GHRH)
Luteinizing-hormone-releasing hormone (LHRH)

Peptides hypophysaires

Adrenocorticotropic hormone (ACTH)
Hormone de croissance (GH), somatotropine
Lipotropine
Alpha-melanocyte-stimulating hormone (α-MSH)
Prolactine
Luteinizing hormone
Thyrotropine

Hormones de la neurohypophyse

Vasopressine
Oxytocine
Neurophysine(s)

Hormones circulantes

Angiotensine
Calcitonine
Glucagon

Peptides intestinaux

Vasoactive intestinal peptide (VIP)
Cholecystokinine (CCK)
Gastrine
Motiline
Pancreatic polypeptide
Secrétine
Substance P
Substance K

---

1. Il s'agit de peptides probablement utilisés comme messagers chimiques dans le cerveau. Nombre d'entre eux ont d'abord été identifiés dans des tissus non nerveux comme l'intestin, avant que leur rôle dans le système nerveux soit suggéré.

Bombésine
Neurotensine
Gastrin-releasing peptide (GRP)

Peptides opiacés

Dynorphine
Bêta-endorphine
Met-enképhaline
Leu-enképhaline

Autres

Bradykinine
Carnosine
Neuropeptide Y
Epidermal growth factor (EGF)
Atrial natriuretic factor (ANF)
Calcitonin gene-related peptide (CGRP)
Calcitonine
Neuromedine K
Galanine

Chapitre II

Les greffes d'organe

Mortelle naguère, la transplantation d'organe (rein, cœur, foie, poumon, pancréas) est devenue un traitement à part entière à la suite des progrès de la chirurgie et de l'immunologie.

A. LES GREFFES RÉNALES

1. L'idée de la greffe

Le véritable précurseur des greffes est le naturaliste genevois Tremblay (1710-1784) qui montra en 1744 que des polypes appartenant à des hydres d'eau douce différentes peuvent, lorsqu'ils sont mis en contact, « se toucher, s'attacher et se réunir aussi facilement que le font ceux des plantes ». On trouve dans cette expérimentation une volonté précise de reproduire dans le monde animal ce qui a été acquis chez le végétal, mais on est encore très loin de la transplantation d'organe et les phantasmes d'hybridation de la mythologie antique sont totalement absents de cette affaire. Au siècle suivant, quelques recherches expérimentales se poursuivent sur divers organes et dans le désordre. Seule la greffe de peau se développe avec des résultats encourageants (Boronio, 1804) et est appliquée à l'homme avec succès en 1869 par le Genevois Jacques-Louis Reverdin (1842-1928).

La transplantation d'un organe implique à vrai dire de réussir plusieurs préalables. Premièrement de maîtriser la technique de prélèvement et d'assurer la survie de l'organe isolé, de réimplanter le greffon en respectant ses connexions, et de bénéficier de bonnes conditions chirurgicales (d'aseptie en particulier). Le rein, en raison de son accessibilité, de la taille de ses vaisseaux et de l'uretère, et de sa dualité, devint le greffon candidat. À la fin du XIXe siècle, de nombreux appareils dotés d'un système de pompe adaptée au sang, d'oxygénation et de chauffage furent mis au point et Locke (en 1890) et Ringer (en 1895) conçurent des milieux nutritifs artificiels de l'organisme donneur. La première condition était acquise.

La deuxième fut le résultat de recherches en chirurgie expérimentale et vasculaire que menèrent à Vienne Emerich Ullmann (1861-1937), à Lyon, puis à New York, Alexis Carrel (1873-1944), à Berlin, Unger (1875-1938) et à Lyon (au départ de Carrel), Matthieu Jaboulay. Ces chirurgiens, Carrel en tête, au début de leurs recherches, eurent autant la préoccupation de réussir leurs anastomoses vasculaires que d'obtenir un transplant fonctionnel. Mais assez rapidement la transplantation en soi devint un but d'étude : A. Carrel et C. C. Guthrie de Chicago l'étendent à presque tous les organes (en particulier à une patte de chien) dans un climat d'intérêt généralisé.

2. *Les premières transplantations*

Il devint certain, grâce à une parfaite maîtrise opératoire, qu'un rein pouvait être implanté et revascularisé, qu'un certain degré de fonctionnalité réapparaissait malgré la section nerveuse. Mais il devint aussi évident que la fonction du greffon dépendait étroitement du degré de parenté entre donneur et receveur : un rein greffé ne fonctionne de manière satisfaisante que s'il a été prélevé sur le même animal ; s'il provient d'un autre animal ou d'une espèce étrangère, c'est l'échec, plus rapide dans l'hétéro- que dans l'homotransplantation. L'avenir de la greffe n'est plus chirurgical, il réside dans la compréhension des réactions de l'organisme vis-à-vis du tissu étranger.

Entre 1912 et 1914 au Rockefeller Institute de New York, J. M. Murphy démontre que le rejet n'existe pas chez l'embryon, que le système réticulo-endothélial et les petits lymphocytes sont impliqués dans la réaction de rejet et que les rayons X et le benzol amendent les manifestations d'intolérance.

Mais l'immunologie est encore balbutiante et toutes les intrépides tentatives d'homotransplantation rénale se terminent constamment par un échec (voir en annexe l'énumération de ces premières transplantations malheureuses). Plusieurs commentaires doivent être faits à propos de cette première dizaine d'homotransplantations rénales.

a) L'indication thérapeutique fluctue du remplacement d'un organe définitivement défaillant à l'assistance d'une maladie rénale à évolution chronique et relativement lente (maladie polykystique des reins) ou d'une affection aiguë à évolution potentiellement favorable (anurie *post abortum*).

b) Les indications sont renouvelées avec insistance, surtout à Paris en 1951, malgré l'inefficacité et le danger du procédé, malgré aussi la connaissance des différences biologiques interindividuelles. Certains auteurs ont été jusqu'à négliger l'homologie des groupes érythrocytaires du donneur et du receveur.

c) La technique opératoire est peu réglée, mis à part les procédés de suture vasculaire, et des différences importantes d'ischénie s'observent entre chaque tentative. On peut être assuré que si la transplantation rénale avait eu à subir les conditions et les contraintes de l'éthique contemporaine, ces balbutiements eussent été interdits et sans suite et les malades privés d'une thérapeutique désormais merveilleusement efficace et sans risque.

3. Les causes d'échec

Des tentatives d'homogreffes rénales sont poursuivies en Europe et aux États-Unis avec la même constance d'échec. Le développement du rein artificiel limite leur indication aux maladies rénales chroniques. Une amélioration de la technique opératoire est l'unique résultat de ces nouvelles tentatives. Une tentative de greffe entre mère et fils est faite à Paris à l'hôpital Necker, en 1952, dans le groupe de J. Hamburger, la mère étant volontaire. L'échec de cette transplantation effectuée entre personnes génétiquement proches doit être comparée au succès de la greffe entre individus génétiquement identiques réalisée à Boston en 1954 par Moore, Murray, Merrill et Harrison. L'homozygotie avait été préalablement affirmée sur la tolérance de greffes de peau. Ce succès de l'homozygotie fut confirmé sur d'autres jumeaux vrais tant en Europe qu'aux États-Unis. Le mécanisme immunologique du rejet des homogreffes était clairement démontré mais la pratique de l'homotransplantation n'en était pas facilitée pour autant.

4. Les progrès de l'immunologie

La transplantation rénale donna un remarquable coup de fouet à la recherche immunologique, jusque-là cantonnée dans des mécanismes de défense anti-infectieuse.

Parmi les découvertes immunologiques importantes, trois méritent d'être mises en exergue. Premièrement, la démonstration que des cellules lymphoïdes peuvent « attaquer » le greffon et qu'elles portent en elles l'information de l'état immunitaire (Mitchison ; Chase ; Billingham, Brent, Medawar ; 1954). Deuxièmement, l'identification d'antigènes stimulant le rejet, le complexe majeur d'histocompatibilité de J. Dausset (1952). Troisièmement, l'induction d'une tolérance immunitaire par transfert précoce de cellules porteuses d'antigènes d'histocompatibilité (Owen, Burnett et Fenner). Ainsi la fin des années 1950 voit alterner échecs et succès.

1958 : Première transplantation après irradiation suivie de greffe de moelle (Boston, Peter Bent, Brigham Hospital, G. Thorn, F. Moore). Échec.

1959 : Transplantation après irradiation entre jumeaux dizygotes

(Boston, Peter Bent, Brigham Hospital, Murray, Merrill, Harrison). Succès.

1959 : *Idem* (Paris, hôpital Necker, Hamburger). Succès.

1960 : Transplantation après irradiation entre frère et sœur non-jumeaux (Paris, hôpital Foch, Küss, Legrain). Échec.

1961 : Transplantation après irradiation entre donneur et receveur non apparentés (Paris, hôpital Foch, Küss, Legrain). Échec.

À partir de 1960, les néphrologues se tournent progressivement vers les médications immunodépressives par lassitude de la toxicité de l'irradiation totale. W.E. Goodwin obtient une survie de quelques mois avec le méthotrexate et la cyclophosphamine, jusque-là utilisés dans le traitement des affections malignes du sang. L'azathioprine s'avère de maniement relativement facile, dans tous les centres de transplantation elle est utilisée seule ou en association avec d'autres produits (actinomycine, azaserine, cyclophosphamide, methotrexate, cortisone, etc.).

En 1963, 244 greffes de rein ont été réalisées dont 216 homogreffes. Les résultats sont encore épouvantables, seulement 9 greffons ont fonctionné plus d'un an (3 hors parenté ; dont les greffés vont mourir au cours de l'année suivante).

Les cinq années suivantes seront celles de tous les progrès qui feront taire les interrogations sur l'éthique de la transplantation rénale : d'abord l'amélioration de la technique du rein artificiel qui permet aux patients d'attendre un transplant approprié ; puis celle de la qualité des greffons prélevés chez des sujets décédés maintenus en survie artificielle ; enfin, le progrès de l'immunologie clinique dans le maniement des produits immunosuppresseurs et la recherche de méthodes d'appariement donneur-receveur par les tests d'histocompatibilité.

5. L'avancée technologique et la réflexion éthique

On assiste alors à une véritable banalisation de la transplantation rénale. Les progrès susmentionnés assurent une double chance aux malades. « Le soi-disant conflit dans le traitement de l'insuffisance rénale terminale, ou la compétition entre dialyse chronique et homo-transplantation rénale, n'existe pas et n'a jamais existé. Au contraire, ces deux modes de traitement sont complémentaires et constituent tous deux un besoin absolu pour les milliers de malades qui mourront sans eux », écrit Scribner, un néphrologue américain. Quant au prélèvement des greffons, il est codifié non seulement par des améliorations opératoires mais aussi par une redéfinition de la mort clinique basée sur une platitude de l'électroencéphalogramme indépendamment des fonctions somatiques, cardiaques en particulier.

Jamais, sans doute, la médecine ne s'est trouvée en face d'interrogations éthiques aussi vives suscitées par une avancée technologique extrêmement forte. La morale a quitté le champ de la décision individuelle, celle du dialogue hippocratique singulier entre le médecin et son malade, pour 'concerner celui de l'action de l'ensemble du plateau technique de transplantation. Et il est devenu clair en retour que la médecine a grandement bénéficié de la réflexion éthique. Certains pays, le Royaume-Uni en tête, ont longuement hésité à admettre que la mort est définie par le tracé électroencéphalographique et que l'on peut prélever les reins d'un « cadavre » dont le cœur bat. Mais en 1976 la conférence des collèges royaux et facultés publie son diagnostic de la mort cérébrale qui s'aligne sur celui des autres pays, ce qui permet d'étendre la greffe aux autres organes.

Un événement majeur survient en 1967, la démonstration de l'intérêt du groupe tissulaire HLA pour établir la compatibilité donneur-receveur. La survie du greffon est nettement améliorée lorsque les systèmes HLA sont voisins ; une corrélation satisfaisante est établie entre le typage HLA et l'évolution clinique surtout lorsqu'il s'agit de greffes dans la parenté, moins nettement lorsqu'il s'agit de cadavres. Par ailleurs, de nouvelles améliorations sont obtenues concernant la conservation des reins et le temps d'ischémie lors du prélèvement du transplant.

La transplantation rénale est devenue réalisable. Un réseau européen de repérage des donneurs et d'acheminement des greffons est créé sous le nom d'« Euro Transplant ». En 1976, l'Américain Paul Terasaki, qui a préalablement défendu l'organisation de la transplantation rénale en de grands sites médicaux et simplifié le groupage tissulaire avec un test de microlymphotoxicité, prétend que des stimulations du système immunitaire du receveur par des transfusions sanguines répétées avant la greffe améliorent la tolérance de cette dernière. Des discussions alimentent les congrès médicaux sans résultats bien probants : la transplantation est entrée dans une période de « normalité » aux effets acceptables par médecins et malades.

Un progrès stupéfiant, « paradigmatique », marque les années 1980. Il émane de l'industrie pharmaceutique Sandoz où Jean-François Borel a démontré en 1971 les propriétés immunosuppressives de la cyclosporine, produit d'un champignon (*Tolyppocladium inflatum*) collecté par hasard. La cyclosporine, introduite en 1982 dans les protocoles immunosuppresseurs à l'échelle mondiale, bouleverse la pratique de la transplantation : sa prescription augmente considérablement la survie du greffé et diminue les rejets en fréquence et en intensité. Ce médicament a fait entrer la transplantation en général (car il a été étendu aux autres greffes d'organes) dans une nouvelle ère de réussite qui rend obsolètes les interrogations et les hésitations du passé. En même temps que le médicament guérit, il est souvent instrument de compréhension : la cyclosporine s'est avérée capable d'inhiber la production des lymphokines, particulièrement d'interleukine 2 qui stimule la prolifération des cellules actives dans le processus de rejet.

B. Les greffes de foie

Après le rein, en même temps que le poumon et le pancréas, mais quelques années avant le cœur, la transplantation hépatique allait connaître une destinée identique, composée de trois périodes, échecs, espoirs raisonnables, succès, étroitement liées aux progrès de la technique chirurgicale et aux traitements anti-rejet. Dans les années 1950, personne ne pensait que la greffe de foie puisse avoir un avenir. Pendant les treize années suivantes Claude Welch et Francis Moore à Boston et Thomas Starzl à Chicago étudient chez le chien la technique chirurgicale et les procédés d'immunosuppression. Wadell et Starzl, associés à Denver, bénéficient beaucoup à cet égard d'une vaste expérience de transplantation rénale.

La première greffe du foie, le 1er mars 1963, est un échec ; la seconde, le 5 mai 1963, un succès, même si le transplanté décède d'une embolie pulmonaire au vingt-deuxième jour post-opératoire, car le foie est normal.

De 1963 à 1967, une dizaine de greffes hépatiques sont réalisées de par le monde pour atrésie des voies biliaires ou carcinome ; on ne compte aucun survivant après 12 mois. En 1969, 23 équipes dans le monde ont réalisé 109 greffes de foie, la survie maximale est allongée à 26 mois. Les transplantations augmentent progressivement en nombre et en qualité et plusieurs faits d'importance sont apparus en 10 années ; la cirrhose, éthylique et virale, est une mauvaise indication ; le rejet est moins sérieux qu'avec le rein : des crises de rejet peuvent s'amender spontanément sans augmentation des immunosuppresseurs ; les véritables problèmes concernent l'efficacité du drainage biliaire du greffon et l'infection ; l'état général du patient compte pour beaucoup : si le patient est en bon état et capable de quitter l'hôpital dans les trois mois suivant la greffe, on peut espérer une vie prolongée et même une vie de qualité. Ce dernier point encourage les chirurgiens : aux États-Unis, Starzl, Bartley Griffith, Byers Shaw ; en Europe, Roy Calne (qui introduit la cyclosporine), Ruud Krom, Rudolf Pilchmayr, et les chirurgiens français proposent de couvrir deux greffes avec un seul foie. Les audaces chirurgicales ne faiblissent pas avec, en particulier, le prélèvement d'autres organes abdominaux en même temps que celui du foie, également à des fins de transplantation. Les résultats de la transplantation hépatique en 1990 étaient les suivants.

– Survie des greffés

	à 1 an	à 3 ans
1968-1987	54 %	45 %
1988-1990	69 %	62 %

– Nombre et indication de la transplantation hépatique en 1990 et en Europe

Affections hépatocellulaires : 2 058
Affections cholestatiques : 1 679
Cancers du foie : 1 067
Insuffisances hépatiques aiguës : 674
Autres indications : 602

C. LES GREFFES DU CŒUR

La première greffe du cœur a été réalisée le 3 décembre 1967 à l'hôpital Groote Schuur de Cape Town en Afrique du Sud par le docteur Christian Neethling Barnard. Cet événement extraordinaire est le fruit de trois circonstances principales : a) La mise au point d'un appareillage assurant une circulation extra-corporelle et permettant donc d'intervenir sur un cœur exsangue ; b) L'acquisition d'une compétence en immunologie clinique par des greffes rénales qui se multiplient ; c) Une pléiade de chirurgiens cardiaques enhardis par le succès d'interventions sur cœur fermé, et avides de s'attaquer à une chirurgie précise à cœur ouvert.

En 1953, le chirurgien John H. Gibbon produit la première machine assurant l'oxygénation et la circulation du sang capable donc d'accomplir la fonction d'un cœur que l'acte chirurgical immobilise. Trois à cinq ans plus tard, on dénombre plusieurs dizaines de patients chez lesquels ce procédé a été utilisé avec succès pour corriger une cardiopathie. Des améliorations techniques se font jour à chaque nouvel essai qui concernent, entre autres, la qualité de l'oxygénation, l'introduction de l'hypothermie pour réduire le métabolisme du cœur, la maîtrise des battements du cœur réparé par le potassium (qui provoque leur arrêt) et la stimulation électrique (pour les faire repartir).

Dans les années 1960, de nombreux travaux expérimentaux ont précisé les modalités opératoires de la greffe cardiaque, la simplification des anastomoses et la conservation du cœur greffé pendant la confection de ces anastomoses. En janvier 1964, James D. Haddy, de l'Université de Jackson, s'apprête à effectuer la première transplantation cardiaque d'homme à homme mais des difficultés techniques l'obligent à finir en catastrophe par une xénogreffe (cœur de chimpanzé) qui ne tient pas. Malgré cet échec, la transplantation cardiaque reste d'actualité. Qui l'accomplira en premier ? Norman Shumway à Palo Alto ? Denton A. Cooley à Houston ? Haddy Richard Lower à Richmond ?

La première transplantation sera en fait effectuée en Afrique du Sud. Le receveur, Louis Washkansky, est un épicier blanc de cinquante-quatre ans, insuffisant cardiaque par des infarctus itératifs. Le donneur est une jeune femme, Denise Darvall, en état de mort apparente après un accident de voiture. Barnard est un excellent chirurgien qui s'est formé dans la plupart des centres de chirurgie cardiaque et de transplantation américains, Hume à Richmond, Starzl à Denver, et Shumway en Californie. Le premier transplanté cardiaque rejette le cœur greffé dans les deux jours suivant l'opération (traitement par radiothérapie au cobalt avec immunosuppression chimique par l'azathioprine [imuran] et la cortisone). L'état de l'opéré s'améliore, lui permettant de quitter le lit. Une pneumopathie bilatérale, complication de l'immunosuppression, l'emporte dix-sept jours après la transplantation.

Mais l'intervention de Cape Town a été un formidable catalyseur de la transplantation cardiaque, aidée par un retentissement médiatique jusque-là inconnu en médecine. Les autorités morales et éthiques qui, aux États-Unis, s'inquiétaient que l'on puisse prélever un cœur « battant », même si l'électrocardiogramme du donneur est « plat », durent accepter une nouvelle définition de la mort. Les chirurgiens 9cardiaques s'activèrent. Cinq transplantations cardiaques sont faites aux États-Unis dans les jours suivant la mort de Washkansky. Puis la transplantation cardiaque gagne le continent nord-américain dans son entier, Londres, Montréal, Paris (C. Dubost, J.-P. Cachera), Bombay et Sapporo. Dans les douze mois qui ont suivi la première transplantation, 102 greffes cardiaques ont été réalisées. La technique opératoire est définitivement maîtrisée mais la transplantation cardiaque apparaît en 1968 comme une entreprise limitée par les réactions immunitaires : en 1968, 60 % des greffés meurent par rejet dans la première année post-opératoire ; huit ans après la première de Cape Town, en 1975, 263 transplantations cardiaques ont été réalisées par 64 équipes chirurgicales dans 22 pays du monde, dont 82 à Stanford. Le taux de survie pour l'ensemble de la série réalisée à Stanford est de 48 % à 1 an et de 25 % à 3 ans. Quelques chirurgiens, pourtant, menés par Shumway, ne désespèrent pas. Ils ont appris à sélectionner les receveurs et à perfectionner l'immunosuppression pour obtenir le meilleur résultat possible. Leurs efforts et leur persévérance ont permis à la transplantation cardiaque d'attendre les années 1980, et la métamorphose de l'immunosuppression par la cyclosporine.

En 1992, quelque 20 000 greffes cardiaques ont été faites dans le monde, permettant aux greffés de vivre : le record de la durée d'une transplantation cardiaque, cette année-là, est celui d'un patient de Shumway avec 22 ans de survie après l'opération. De nos jours, en France, la moitié des greffés cardiaques a repris une vie professionnelle normale.

D. L'EXTENSION DE LA PRATIQUE DE LA GREFFE

La pratique des greffes a été étendue à plusieurs viscères avec le même cycle de difficultés chirurgicales et techniques, de problèmes immunologiques et de réhabilitation post-opératoire. Leur indication doit aussi tenir compte du gain qu'apporte la transplantation par rapport à d'autres thérapeutiques, d'une possibilité de suppléance par un appareillage (le recours à l'hémodialyse chronique a transformé l'attitude médicale au cours de l'indication de la greffe d'un rein), des résultats acquis sur le plan clinique et immunologique, sur le plan de la qualité de vie et, enfin, doit prendre en compte des considérations économiques.

Ainsi les greffes de pancréas, initialement compliquées par des raisons techniques, peu appréciées des diabétologues qui s'avéraient incapables de se prononcer en faveur de leur supériorité sur l'administration continue et adaptée à la glycémie d'insuline exogène, sont devenues presque banales. Ce sont, depuis 1990, des actes chirurgicaux répétés plus de mille fois par an.

Les greffes intestinales ont progressé de manière beaucoup plus lente à cause de l'intensité de la réaction immunologique et des difficultés locales. Elles encouragent la greffe simultanée d'un foie qui allège la réaction de rejet.

Les transplantations pulmonaires furent également décevantes, principalement en raison du contenu pulmonaire en éléments microbiens dont la virulence augmente après immunosuppression du receveur. La transplantation du bloc cœur-poumons dans les années 1980 constitue un progrès. Celui-ci, grâce à la cyclosporine, s'affirme dans la décennie suivante. Le syndrome d'Eisenmerger, la mucoviscidose et l'hypertension artérielle pulmonaire primitive deviennent des indications indiscutables. En 1990, la survie de la greffe pulmonaire unilatérale, comme celle du bloc cœur-poumons, est de 65 % à 1 an, de 54 % à 2 ans.

RÉFÉRENCE

R. Küss, P. Bourget, *Une histoire illustrée de la greffe d'organes*, Sandoz, 1992.

ANNEXE

PREMIÈRES HOMOTRANSPLANTATIONS RÉNALES CHEZ L'HOMME

Greffon	Année	Chirurgien	Hôpital	Greffé
rein de cadavre	1933	Voronoy	Kherson (URSS)	intoxication par le mercure
rein de cadavre	1947	D. M. Hume Hufnagel	Peter Bent Brigham, Boston	anurie *post abortum*
rein de cadavre	1950	Lawler	Presbyterian Hospital, Chicago	polykystose rénale
rein de supplicié prélevé immédiatement après la mort	1951	C. Dubost et N. Œconomos	Broussais, Paris	mal de Bright
rein de cadavre	1951	M. Servelle et Rougeulle		mal de Bright
rein de donneur vivant	1951*	R. Küss, Teinturier et P. Milliez	Broussais, Paris	mal de Bright

* Le nombre total de transplantations est ici de 8, toutes mortelles, bien que la majorité d'entre elles ait été faite avec des reins de donneurs vivants.

Chapitre III

La prévention et la prédiction

Prévenir c'est empêcher que la maladie ne s'installe. Prédire, c'est pouvoir différer les chances de survenue d'une maladie pour entreprendre une prévention rationnelle et personnalisée.

A. La prévention scientifique

Éviter la maladie, écarter le mal, ces préoccupations ont toujours compté, autant que les méthodes curatives proprement dites. Hippocrate a souligné le danger que font courir certains airs et certaines eaux. L'isolement par la mise à feu de brasiers et par la quarantaine a prévenu la transmission de maladies infectieuses. L'éloignement des marécages a toujours permis de réduire le risque de paludisme. La consommation d'agrumes a évité la survenue du scorbut dans la navigation au long cours. Mais ces mesures préventives, aussi anciennes et aussi efficaces fussent-elles, s'apparentent à l'hygiène, elles furent mises au point de manière empirique et non rationnelle. La prévention scientifique est issue de l'étude expérimentale d'un mécanisme contrariant une maladie ou s'opposant même à son apparition. Elle implique les différentes étapes de la démarche expérimentale, observation, raisonnement et hypothèse, vérification et optimisation de l'application du procédé retenu.

La découverte du principe prévenant peut s'inscrire dans une étude rigoureuse des conditions de survenue d'une maladie mais elle peut aussi être fortuite. L'histoire des vaccinations illustre cette double éventualité. En effet, la découverte d'une immunité croisée entre la variole et la vaccine est empirique et accidentelle, mais la démarche pasteurienne de la vaccination active s'inscrit dans une réflexion logique. La virulence du micro-organisme infectant est atténuée pour faciliter la tolérance sans diminuer la réaction immunitaire. Tout le problème de la réussite de la vaccination pasteurienne tient dans cet équilibre.

1. Les vaccinations

Une excellente prévention, désormais en vigueur sur une grande partie de la planète, a été acquise par la mise au point de vaccinations antimicrobiennes (tétanos, diphtérie, typhoïde, etc.) et antivirales (rougeole, poliomyélite, virus des hépatites B, grippe, etc.). La pathologie infectieuse en Occident pendant la deuxième moitié du XXe siècle a acquis des caractéristiques tout à fait inédites qui sont en rapport avec la vaccination, au moins dans une large mesure. a) Diminution de la mortalité infantile et augmentation de la longévité humaine. b) Diminution du coût affectif, physique et budgétaire de la pathologie infectieuse. c) Espoir qu'en prévenant l'infestation d'un micro-organisme, on pèse sur ses possibilités de reproduction – particulièrement dans les cas des virus qui ont besoin du génome de leur hôte. La disparition de la variole de la planète, enregistrée par l'OMS depuis une vingtaine d'années, paraît donner raison à cette hypothèse. d) Les échecs de la vaccination comportent des indications intéressantes, naguère insoupçonnées. Un virus comme celui du sida doit peut-être donner lieu à des révisions technologiques majeures ; par ailleurs, la difficulté de la mise au point de certaines vaccinations antivirales fait recommander la recherche d'un vaccin dès l'identification d'un nouveau virus, ceci pour limiter la possibilité d'une expansion virale.

2. La vitaminothérapie

Une deuxième forme de prévention scientifique, conçue à partir de l'inventaire des dégâts morbides, consiste à réparer une déficience, le manque d'un constituant organique endogène, ou à prescrire un composé capable d'éviter une pathologie. La vitaminothérapie, l'apport de minéraux en cas de carence alimentaire, la prescription de quinine ou d'antipaludéens de synthèse en zone impaludée, sont des exemples de prévention scientifique réussie.

3. La prévention secondaire

Une troisième catégorie de prévention rationnelle consiste à éviter la greffe de certaines pathologies sur une maladie qui les favorise. C'est ce que l'on appelle parfois une *prévention secondaire* qui dépend étroitement des progrès de la compréhension des mécanismes pathologiques et de la mise au point de nouveaux médicaments. L'hypertension artérielle essentielle, par exemple, est souvent compliquée d'artériosclérose et des accidents propres à cette maladie, cardiaques en particulier. L'athérome artériel, c'est-à-dire une plaque endartérielle fibrolipidique, fréquent, ne paraît pas être une simple complication hémodynamique. La mise en évidence d'une hypertension artérielle implique que l'on tente d'éviter des complications cardiaques. Il est apparu récemment que des bêtabloquants cardiosélectifs et dépourvus d'activité intrinsèque peuvent, au moins dans une certaine mesure, assurer cette prévention secondaire.

4. La prévention nutritionnelle

Enfin, s'est développée au XXe siècle, grâce à l'épidémiologie, une prévention *nutritionnelle*. On a en effet constaté que certaines habitudes alimentaires conduisaient à certaines pathologies. Les exemples les plus nets concernent la pathologie artérielle. Une abondance de sel alimentaire (15 à 20 g de chlorure de sodium par jour alors que 1 à 2 g suffisent à un organisme actif) est une indiscutable cause d'hypertension artérielle, de même l'abondance de lipides alimentaires provoque l'artériosclérose. À partir de ces constatations, les médecins ont proposé de réduire la consommation à des valeurs moyennes proches de ce que l'on croit être le « besoin vital ». Une amélioration nette a été enregistrée, c'est-à-dire une régression de la fréquence de l'hypertension et de l'athérosclérose. Certains médecins et épidémiologistes ont proposé d'étendre ces restrictions à des circonstances moyennes, par exemple dans le cas d'alimentations apportant 5 à 8 g de chlorure de sodium par jour. Ici les résultats sont moins clairs et ne paraissent concerner que quelques sujets, en raison de sensibilités individuelles. Par ailleurs, des perturbations alimentaires drastiques posent des problèmes techniques difficiles et ne sont pas facilement acceptées. Il paraît donc inutile de nos jours de chercher à accomplir une prévention appuyée sur des mesures collectives et massives. Il est préférable de se limiter à des conseils de modération.

B. La prévention individuelle

L'un des comportements les plus caractéristiques de la fin du XXe siècle est la recherche du bien-être à la fois physique et intellectuel. Une religion de la forme est née. La transition maladie-santé est médicalisée, c'est à ce niveau que le médecin intervient, et la transition santé-bien-être appartient à chacun.

La mode, l'hygiène, des informations médicales véridiques ou erronées et des impressions ou sensations non fondées scientifiquement se mêlent et, amplifiées par les médias, dictent des conduites. Des restrictions alimentaires caloriques ou spécifiques sont pratiquées en même temps qu'un abus d'exercice sportif. L'automédication contre la fatigue n'agit bien souvent que par un effet *placebo* mais rejoint parfois la prévention traditionnelle (vitaminothérapie par exemple). L'évaluation de l'effet de ces pratiques est difficile. Certains, comme la prévention de l'obésité, ont reçu l'aval des épidémiologistes, mais la plupart reposent sur des bases incertaines. Il n'y a pas lieu de dresser dans ce manuel un bilan objectif de cette prévention individuelle spontanée. Elle n'a été mentionnée que pour soulever une question de nature véritablement épistémologique, la prise en main d'une partie de la prévention par un pouvoir démédicalisé.

C. La médecine prédictive

L'expression « médecine prédictive » a été introduite en France dans les années 1990, sous l'impulsion de J. Dausset et de J. Ruffié. Cette nouvelle forme de prévention consiste à déterminer les caractéristiques indiquant une propension individuelle à être atteint par une maladie donnée, de manière à pouvoir soustraire spécifiquement chaque individu au(x) risque(s) qu'il encourt. Il s'agit d'une démarche bien distincte d'un « dépistage précoce » puisqu'elle prétend porter un diagnostic de sensibilité avant l'éclosion des symptômes cliniques.

La « médecine prédictive » est née d'un concept et d'une technologie moléculaires. La plupart des maladies relèvent de facteurs multiples et non d'une causalité unique. En effet, la pathologie infectieuse a été source d'une pensée monofactorielle : un germe infectant donné provoque des symptômes précis qui sont amendés par un traitement particulier. Des variations individuelles liées à celles de la virulence microbienne ou à la réactivité du système immunitaire n'entravèrent pas l'expansion de la conception monofactorielle à l'ensemble de la pathologie. Ce fut l'ère de la recherche de *la* cause des maladies les plus graves et les plus fréquentes, cancers et pathologie artérielle.

Dans les années 1970-1980, il fut établi que les équilibres physiologiques comme les déséquilibres pathologiques relèvent de causes multiples et diverses. Les unes sont héréditaires, en rapport avec une particularité du génome qui confère une sensibilité à telle ou telle pathologie, et les autres sont acquises, ce sont des éléments pathogènes de l'environnement. Ainsi un cancer peut être le double produit d'une vulnérabilité innée à un virus, une hypertension artérielle d'une sensibilité individuelle héréditaire à un excès de sodium alimentaire, une athéromathose artérielle d'un défaut génétique de structures réceptrices de l'endothélium artériel et d'un excès de l'apport alimentaire de certains lipides. Une médecine prédictive peut dès lors être conçue, elle repose sur la preuve de l'existence d'une capacité innée à être spontanément malade ou à le devenir sous l'effet d'une « résonance » des facteurs innés avec des conditions exogènes, qu'elles soient connues ou non déterminées. Aussi envisagerons-nous successivement la prédiction (et la prévention secondaire) des maladies héréditaires et la prédiction de maladies polyfactorielles par repérage de « marqueurs » évocateurs d'une sensibilité à ces maladies.

1. La prédiction des maladies héréditaires

Les anomalies géniques sont repérables sur des cellules fœtales, ce qui permet de réaliser un diagnostic prénatal et de mettre fin à une grossesse pathologique dans des conditions légales.

Jusqu'à présent, les maladies génétiques graves, anomalies majeures du programme héréditaire, étaient diagnostiquées par des examens chimiques, cytologiques ou radiologiques sur un fœtus en début de grossesse. Le repérage de l'erreur héréditaire est particulièrement vigilant dans les familles que l'on sait touchées sur plusieurs générations. L'avortement, s'il est réclamé par les parents, est licite, dans les limites de la loi.

Un extraordinaire progrès bouleverse aujourd'hui cette pratique, quelques années seulement après son acceptation. Il s'agit de la « cartographie du génome humain », un procédé automatisé de repérage de tous les éléments dictant le programme de l'espèce humaine et nos destins biologiques personnels. Cette nouvelle technique est si perfectionnée qu'elle donne des résultats interprétables sur un nombre extrêmement restreint de cellules, une, deux ou quatre. D'où l'idée de transférer le diagnostic génétique prénatal *in utero* sur l'œuf fécondé *in vitro* avant qu'il ne soit implanté dans l'utérus maternel, et d'où le nom de diagnostic préimplantatoire. Cette méthode découle elle-même de la fécondation *in vitro* qui permet désormais de fertiliser dans un tube plusieurs ovocytes par le sperme d'un homme, puis de conserver les embryons congelés au grand froid.

Un diagnostic génétique sur un fœtus de quelques semaines s'inscrit dans un processus de soumission à la loterie de l'hérédité. En revanche, le diagnostic préimplantatoire a une nouvelle dimension, active, puisqu'il implique un choix d'embryons, éventuellement le retrait de celui dont on ne veut pas, un tri de futurs êtres humains en fonction de leur hérédité. La menace d'un eugénisme plane à nouveau sur l'humanité, interpellant philosophes, médecins et hommes politiques.

La cartographie du génome humain, c'est-à-dire la découverte de l'ordre des trois milliards de bases azotées qui entrent dans la constitution de la centaine de milliers de gènes de l'espèce humaine, est, comme tout progrès scientifique majeur, prodigieuse et terrifiante.

La connaissance, au niveau le plus fin, de la molécule de l'hérédité démontre de façon spectaculaire l'efficacité de la démarche réductionniste suivie par la biologie contemporaine et couplée à d'autres disciplines scientifiques : chimie, informatique et électronique. Le succès scientifique est devenu le produit d'une spécialisation moléculaire et d'une ouverture sur des sciences et des spécialités complémentaires. Pour la première fois dans l'histoire de la médecine, une découverte mène à la fois à un enrichissement des connaissances, à des espoirs thérapeutiques à l'encontre de maladies encore mortelles, cancer et sida, et à des possibilités de prédiction et de prévention qui posent une interrogation éthique tout à fait inédite.

La thérapie génique germinale concerne soit les cellules de la reproduction, soit les cellules d'un œuf aux tout premiers stades de son développement. Il ne s'agit plus de réparer un gène malade au sein d'un organe différencié, mais de changer un gène avant la constitution d'une personne, de changer une partie du programme héréditaire de l'homme. Pour que les problèmes posés par cette nouvelle application de la science soient clairs, il importe de distinguer les conditions *prénatales* des conditions *préimplantatoires*. Dans le premier cas, l'œuf est implanté dans un utérus et y subit les étapes du développement embryonnaire. Dans le second cas, l'œuf, formé par une réunion *in vitro* des cellules parentales, est maintenu hors de l'organisme maternel dans des conditions artificielles qui permettent une implantation différée.

Depuis plusieurs dizaines d'années, les médecins ont cherché à prédire la survenue d'une maladie génétique par des examens biologiques. La recherche d'une trisomie 21 s'est avérée particulièrement utile pour prédire le mongolisme. L'élévation de la créatinine-kinase dans le sang maternel fit redouter avec raison une grossesse d'enfant myopathe. Le diagnostic anténatal a bénéficié depuis une dizaine d'années de deux progrès décisifs. Les gènes sont clairement détectables par des sondes d'ADN complémentaires de la structure du gène, possédant un indicateur radioactif ou lumineux. En outre, l'ADN fœtal est aisément identifiable sur des cellules appartenant au fœtus, mais qui lui sont extérieures parce qu'elles l'aident à se nourrir, les cellules trophoblastiques. Le nombre annuel d'actes à visée diagnostique effectués en France en pathologie prénatale fut, en 1970, de l'ordre d'une vingtaine. Il atteint aujourd'hui plusieurs milliers. La démonstration d'une anomalie du génome chez un fœtus conduit à l'avortement ; les parents ont réclamé un geste diagnostique rare parce qu'ils connaissent le risque héréditaire familial ou parce qu'ils ont déjà souffert de la survenue du trait génétique chez un enfant antérieur. La loi autorise l'avortement. Le débat dans cette circonstance est moral : seul compte le choix parental, que la chirurgie, capable de corriger de nombreuses malformations, a rendu souvent difficile et douloureux.

Les interventions sur l'embryon avant son implantation dans

l'utérus posent des questions éthiques encore plus ardues. Le faible rendement d'une fécondation *in vitro* conduit à implanter en même temps plusieurs ovocytes fécondés, c'est-à-dire plusieurs embryons d'une dizaine de cellules préalablement conservés au grand froid de l'azote liquide. Il est parfaitement possible, dès aujourd'hui, de reconnaître les gènes portés par ces petits amas cellulaires, et de dépister l'embryon équipé d'un trait non désiré pour en choisir un autre. Au sacrifice d'un être en puissance s'ajoutent la possibilité de manipulations génétiques (d'une thérapie génique *germinale*) et surtout celle d'un tri des enfants. La biologie moléculaire côtoie ici le danger de l'eugénisme.

2. Les indicateurs et marqueurs cellulaires

a) Maladies ayant un lien avec le complexe majeur d'histocompatibilité HLA.

Ce complexe (qui est le produit d'un gène du petit bras du chromosome 6) intervient dans les mécanismes de reconnaissance du soi et du non-soi.

Une grande similitude entre donneur et receveur est indispensable à la tolérance d'une greffe. Certaines maladies sont liées à certains groupes HLA. Ces deux découvertes majeures de la médecine du XXe siècle ont valu le prix Nobel de médecine à Jean Dausset, leur auteur. Les complexes HLA expriment l'activité de 4 gènes fondamentaux A, B, C, D avec des dizaines de variations (provenant de l'expression de gènes dits allèles), ce qui entraîne un nombre de combinaisons extrêmement élevé. Le polymorphisme extrême du HLA témoigne de variations individuelles subtiles dans la production des antigènes tissulaires et l'apparition d'antigènes de membrane dans certaines cellules (certains lymphocytes, monocytes, spermatozoïdes) et intervient dans la genèse des maladies auto-immunes et les défenses immunitaires. Jean Dausset a découvert que quelques maladies, assez rares pour que l'association soit signifiante, sont liées à des groupes HLA particuliers. Jusqu'à présent 36 maladies, toutes sévères, ont été dénombrées. La spondylarthrite ankylosante est liée au groupe HLAB27, un trouble du métabolisme du fer à A_3, l'auto-immunité à DR_3, le psoriasis à CW_6, le diabète juvénile par destruction auto-immune des îlots pancréatiques de Langerhans à DR_3-DR_4, la sclérose en plaques à DR_2, le rhumatisme chronique à DR_4.

À lui seul, le groupe HLA est nécessaire à l'apparition de la maladie mais n'est pas suffisant, car de nombreux individus possédant un groupe HLA potentiellement dangereux échappent à la maladie redoutée : tous les sujets DR_3-DR_4, par exemple, ne sont pas diabétiques. À un groupe HLA indiquant des réponses immunitaires d'un certain type, doivent donc être associés d'autres facteurs concourant à l'expression de la maladie ; les maladies accompagnées d'un groupe HLA particulier sont des maladies polyfactorielles. Des affections dues à la convergence de plusieurs mécanismes, mais sans participation du système HLA, existent aussi.

b) Prédiction du cancer

La découverte des anomalies moléculaires du cancer donne lieu à une stratégie de prévention. En ce qui concerne le cancer du sein, le gène BCRA 1 a été localisé sur le bras long du chromosome 17 ; son altération confère une forte prédisposition au cancer du sein et aussi, de manière plus discrète, au cancer de l'ovaire. Dans les grandes familles où ce type de cancer a été observé, il a été possible de faire un diagnostic présymptomatique de prédisposition. Plusieurs autres gènes confèrent une susceptibilité au cancer mammaire, mutation de p53 en 17 p ou hétérozygotie pour le gène de l'ataxie-angiotélectasie en 11q. Un gène nouveau, BCRA 2, localisé en 13q 12-13, est indicateur d'un haut risque de cancer du sein, mais, à la différence de BCRA 1, le danger concerne aussi les hommes. La polypose adénomateuse colique familiale est sous la dépendance d'un gène dit APC (*Adenomatus polyposis coli*) localisé sur le bras long du chromosome 5 et transmis à la descendance de manière dominante et indépendante du sexe. On a pu mettre en évidence une association de certaines des mutations de ce gène avec tel ou tel signe clinique. Ainsi en est-il de l'hypertrophie de la couche pigmentaire de la rétine, visible au fond de l'œil. De plus, on a caractérisé des zones de mutation accompagnant des symptomatologies sévères et d'autres semblant correspondre à une évolution moins rapide. En analysant les protéines produites par ce gène, il fut possible de dépister 80 % des sujets atteints d'une polypose cancéreuse. Le gène CD 44 exprimant une protéine de même nom serait un indice de l'évolutivité des cancers primitifs du foie, c'est-à-dire de leur puissance métastasique et récidivante. CD 44 serait aussi impliqué dans le pronostic des lymphomes diffus à grandes cellules. En sus des gènes, les cancérologues disposent aujourd'hui de dosages chimiques détectant certains constituants d'un cancer ou les anticorps qu'il suscite, CA 15-3 et CA 125 dans les cancers du sein et de l'ovaire, Psa dans le cancer de la prostate. Un diagnostic précoce de la mutation cancéreuse est envisageable, permettant une thérapeutique efficace ainsi que l'étude des facteurs, alimentaires ou autres, responsables de ce cancer. On a identifié récemment quatre nouvelles mutations pour une forme mineure de la polypose familiale ainsi que deux nouveaux gènes, Msh2 et Mlh1, respectivement localisés sur les chromosomes 2 et 3, dont l'altération prédispose au cancer du côlon.

Bert Vogelstein, de l'Université John Hopkins de Baltimore, a montré qu'en insérant un gène baptisé p53 dans des cultures de cellules provenant d'un cancer du côlon, il était possible d'arrêter leur prolifération. Ce chercheur a précisé que le gène, repéré chez l'homme sur le bras court du chromosome 17, ne fonctionne pas dans d'autres types de tumeurs (sein, poumon). Deux gènes cibles du p53 ont été repérés dernièrement : p53 est classé parmi les anti-oncogènes.

Ces découvertes nourrissent l'espoir d'un dépistage précoce de nombreux cancers, ceux qui comportent une anomalie du chromosome 17 et un défaut du p53. Des résultats allant dans ce sens ont déjà été obtenus dans le cancer du sein et le cancer de l'ovaire. Plusieurs maladies héréditaires prédisposant au cancer (maladie de von Hippel-Landau, neurofibromatoses, néoplasies familiales multiples) ont été répertoriées et leurs gènes responsables localisés sur les chromosomes.

Des marqueurs de l'évolution des cancers invasifs de l'évolution des cancers du col de l'utérus sont aussi à l'étude, le gène c-myc tout particulièrement.

c) Prédiction du diabète

L'activité de l'insuline, l'hormone qui digère le glucose alimentaire, dépend de la qualité de la glande qui la sécrète (le pancréas), de sa composition et des récepteurs cellulaires sur lesquels elle agit pour faire pénétrer le sucre dans les cellules. Un diabète, une augmentation de glucose dans le sang et dans les urines, avec un cortège d'infirmités vasculaires, témoigne d'une insuffisance ou d'une absence d'insuline. Un régime sans sucre peut suffire dans la première éventualité. Dans la seconde, il faut administrer au malade l'insuline qui manque, sinon survient un coma acidosique. Limitons-nous ici à celle-ci, une maladie de l'homme jeune, car elle illustre à nouveau très clairement une pathogénie multifactorielle.

L'hérédité paraît doublement impliquée. Par l'intermédiaire de gènes de sensibilité au diabète avec peut-être aussi un polymorphisme concernant les gènes de l'insuline et de son récepteur ; également par une anomalie génétiquement transmise de certaines réponses immunitaires. Celle-ci se reconnaît à une particularité du complexe majeur d'histocompatibilité HLA, les groupes DR3 et DR4 étant particulièrement fréquents : un sujet porteur des antigènes D_3 et D_4 a un risque de diabète 40 fois plus élevé que dans une population témoin, et un seul antigène porte ce risque à 7 fois.

L'agression extérieure la plus fréquente semble d'origine virale, provoquée par des virus qui affectent le pancréas. Lésant le pancréas, ce qui n'est ni immédiatement ni aisément reconnu, ils libèrent dans le sang circulant des protéines en provenance des îlots du pancréas dont les cellules sécrètent l'insuline. Il se produit alors progressivement un phénomène insolite : des protéines pancréatiques, libérées elles aussi, se comportent comme étrangères à leur organisme et déclenchent la fabrication d'anticorps que l'on peut appeler des « auto-anticorps ». Ces anticorps dirigés contre les cellules sécrétrices empêchent ou ralentissent la production d'insuline et le diabète apparaît.

Dans cette affection qui concerne quelque 120 000 Français, interviennent donc aussi des forces acquises et des forces innées, maintenant détectables, ce qui permet d'entreprendre à temps une thérapeutique efficace.

La médecine tient désormais compte de la pluralité des facteurs étiologiques. Il est devenu possible d'éradiquer les causes morbides exogènes mais il est également concevable de prévenir une pathologie en décelant les facteurs de sensibilité individuelle, génétiquement transmis, pour soustraire le sujet qui les porte aux agressions de son milieu.

RÉFÉRENCE

Jacques Ruffié, *Naissance de la médecine prédictive*, Paris, Odile Jacob, 1993.

Index des noms

Index des matières

Table des matières

DEUXIÈME PARTIE

LA MÉDECINE CHINOISE

TROISIÈME PARTIE

LA MÉDECINE CONTEMPORAINE

QUATRIÈME PARTIE

LA MÉDECINE DE DEMAIN

Dépôt légal : janvier 1996.

9 782738 103673